《基层合理用药指导》丛书

中国药学会医院药学专业委员会基层药学学组　组织编写

中药注射剂
合理应用手册

U0301246

总主编　陈世财　纪智

主　编　阿颖利　陈世财

副主编　何光明　寸玉芳

编　者（以姓氏笔画为序）

马　妮　刘正求　李永志　杨　骅

邱　逊　何桂林　邹　毅　张立平

张耀东　陈佳音　林意菊　赵爱梅

袁劲松　董　坤　韩志云　黑娥杏

人民卫生出版社

·北　京·

图书在版编目（CIP）数据

中药注射剂合理应用手册 / 阿颖利，陈世财主编
. —北京：人民卫生出版社，2022.1
（《基层合理用药指导》丛书）
ISBN 978-7-117-31918-8

I. ①中… II. ①阿…②陈… III. ①中草药—注射
剂—用药法—手册 IV. ①R283.61-62

中国版本图书馆 CIP 数据核字（2021）第 161204 号

人卫智网	www.ipmph.com	医学教育、学术、考试、健康，购书智慧智能综合服务平台
人卫官网	www.pmph.com	人卫官方资讯发布平台

《基层合理用药指导》丛书
中药注射剂合理应用手册
《Jiceng Heli Yongyao Zhidao》Congshu
Zhongyao Zhusheji Heli Yingyong Shouce

主　　编：阿颖利　陈世财
出版发行：人民卫生出版社（中继线 010-59780011）
地　　址：北京市朝阳区潘家园南里 19 号
邮　　编：100021
E - mail：pmph @ pmph.com
购书热线：010-59787592　010-59787584　010-65264830
印　　刷：人卫印务（北京）有限公司
经　　销：新华书店
开　　本：850×1168　1/32　印张：10
字　　数：269 千字
版　　次：2022 年 1 月第 1 版
印　　次：2022 年 2 月第 1 次印刷
标准书号：ISBN 978-7-117-31918-8
定　　价：45.00 元

打击盗版举报电话：010-59787491　E-mail：WQ @ pmph.com
质量问题联系电话：010-59787234　E-mail：zhiliang @ pmph.com

《基层合理用药指导》丛书
编委会

主任委员：陈世财　纪智礼

顾　　问：李大魁（北京协和医院）

　　　　　朱　珠（北京协和医院）

　　　　　张　玉（华中科技大学同济医学院附属协和医院）

委　　员（以姓氏汉语拼音为序）：

　　　　　阿颖利（大理白族自治州人民医院）

　　　　　白　慧（宁夏医科大学总医院）

　　　　　包健安（苏州大学附属第一医院）

　　　　　卞兰芳（天津市黄河医院）

　　　　　官真水（四川省成都市双流区第一人民医院）

　　　　　侯改灵（通辽市医院）

　　　　　姜　哲（延边大学附属医院）

　　　　　李澎灏（深圳市第二人民医院）

　　　　　李燕林（巴音郭楞蒙古自治州人民医院）

　　　　　刘建锋（湖南医药学院第一附属医院）

　　　　　刘如品（信阳市中心医院）

　　　　　聂松柳（六安市人民医院）

　　　　　茹爱忠（酒泉市人民医院）

　　　　　夏文斌（北京市垂杨柳医院）

　　　　　肖　萍（柳州市妇幼保健院）

　　　　　许鲁宁（三明市第一医院）

　　　　　闫美兴（青岛妇女儿童医院）

　　　　　张力华（佳木斯市中心医院）

　　　　　张美祥（黄冈市中心医院）

序

目前,国家大力推进分级诊疗制度,对基层医疗卫生工作高度重视,以农村基层和城镇社区医疗机构为核心的基层医疗卫生体系建设正成为我国医药卫生体制改革的重点。为了让老百姓放心到基层就医,基层医务人员具备较高的合理用药水平是分级诊疗模式顺利落地的一大关键。尽管国家卫生行政管理部门近年来出台了一系列有关合理用药的政策、规章和指南,如《抗菌药物临床应用指导原则(2015 年版)》《处方管理办法》《医院处方点评管理规范(试行)》《医疗机构药事管理规定》《抗菌药物临床应用管理办法》《医院机构处方审核规范》等,各级医疗机构合理用药能力有了明显提高,但是与三级医院相比,基层医疗机构在治疗常见病、慢性病的临床用药过程中,仍存在诸多问题,以注射剂过度使用、抗菌药物过度使用、中成药过度使用、无适应证用药、重复用药等方面最为典型。因此,不合理用药已成为基层医疗机构的一个亟待解决的问题。

为全面提升我国基层医疗机构药学服务能力和临床合理用药水平,切实解决临床工作中存在的用药不规范、不合理的问题,中国药学会医院药学专业委员会基层药学学组组织我国长期工作在临床一线的二、三级医院的临床和药学专家,共同编写了《基层合理用药指导》丛书。这些编者具有多年的临床用药工作实践和丰富的临床合理用药经验。本套丛书有如下三点特色:

1. 定位清晰、准确　目前，我国医药图书市场上关于合理用药的图书甚多，涉及不同层级、不同形式。本套丛书不同于既往出版的各类图书，清晰、准确地将读者定位在基层医务工作者，结合基层医师、药师、护士在临床工作中面临的各种用药问题、需要提升的用药能力而系统编撰。

2. 内容简明、实用　本套丛书关注临床上出现用药问题较多的大类药物，从临床工作实际出发，结合我国各类疾病治疗指南，选取在药物应用过程中应当特别注意的问题，包括作用特点、用法用量、配伍禁忌、特别警示等，侧重对同类不同种药物进行总结和比较，重点突出无赘述、贴近临床更实用。

3. 形式新颖、生动　该套丛书的编写形式力求新颖，采用问题导入形式，以例释理。以临床中经常遇到的用药问题作为切入点，以权威媒体报道、专业杂志刊登或亲身经历的典型用药案例阐释内容。既有合理用药案例，也有不合理用药案例，从正、反两个方面对药物临床合理应用进行阐述，具有鲜活的基层合理用药指导意义。

本套丛书在编写过程中，得到了中国药学会医院药学专业委员会原主任委员李大魁、名誉主任委员朱珠和主任委员张玉的大力支持和指导，得到了许多二、三级医院的临床专家和药学同仁的无私帮助，在此一并表示衷心的感谢，也向参与编辑工作及在其他方面提供帮助的人员表示由衷的谢意。

鉴于现代临床医药学发展日新月异，尽管本套丛书编者努力使编写内容准确和完整，并对其中的案例进行了认真的挑选和分析，但也难免有疏漏或不当之处，恳请广大医药同仁批评指正，以便我们不断完善。

陈世财

2021 年 1 月

中药注射剂是中药现代化的产物,是在中药制剂的基础上发展起来的我国独创的新剂型。中药注射剂从 20 世纪 30 年代开始创制研究,到 1963 年版《中华人民共和国药典》第一次记载了中药注射剂,再到今天中医药迎来了"天时地利人和"的发展时期,中药注射剂一直在防病治病过程中起着积极的作用,肩负着促进中医药振兴和发展的使命。但是,随着临床应用的广泛推广,其不良反应也时有发生,其过敏反应有时可以造成休克甚至死亡等严重后果。发生不良反应的原因除了中药注射剂本身尚需要进一步研究和改进外,与临床应用不规范或不合理也有一定关系。如不适当的联合用药、无适应证用药、没有在中医药理论指导下用药等。因此,编写《中药注射剂合理应用手册》一书具有重要的临床意义。

本书以指导基层医务工作者合理使用中药注射剂为目的,为基层医务人员合理用药培训和考核提供参考。从科学的视觉来观察分析临床中存在的用药不规范 / 不合理的问题。从问题入手,以例释理,通过对各大医院编者亲身经历或权威刊物报道的典型用药案例进行分析,对中药注射剂的合理使用进行阐述。

本书介绍清热解毒、活血化瘀、补益、抗肿瘤、祛风、其他等 6 类中药注射剂,涉及 101 个品种。对每种中药注射剂在临床应用中应注意的问题,包括作用特点、用法用量、配伍禁忌等进行详细讨论,能帮助读者借助本书全面掌握中药注射剂的合理使用。

中国药学会医院药学专业委员会基层药学学组组织全国部分省份药学专家、中医药专家编写《中药注射剂合理应用手册》是一件不容易的事。由于中药注射剂情况较为复杂,有的研究得比较深入,有的尚需要进一步研究和改进;有的使用得较广泛,有的使用得不多,这给我们在病例收集、药理作用分析等方面带来很大困难。由于编者水平有限,错误和缺点在所难免,敬请广大读者提出宝贵意见,以便今后再版时改正。书中用法用量仅供临床参考,最终应以生产厂家的药品说明书为准。

编写组

2021 年 10 月

目 录

第一章 中药注射剂临床使用基本原则及注意事项 ········1

第一节 中药注射剂临床使用基本原则 ·············1

第二节 中药注射剂临床使用注意事项 ·············2

一、辨证施药,严格掌握功能主治 ············2

二、严格掌握用法用量 ·····················3

三、合理选择给药途径 ·····················3

四、严禁混合配伍,谨慎联合用药 ···········4

五、现配现用,避免提前配药 ···············4

六、重视患者个体差异 ·····················4

七、加强用药监护 ·························5

八、发挥临床药师的作用,做好药学服务工作·····5

第二章 中药注射剂的不良反应 ···············7

第一节 中药注射剂的不良反应概述 ···········7

一、中药注射剂不良反应与不良事件的区别····7

二、中药注射剂安全性问题 ·················9

三、中药注射剂常见不良反应的临床表现及发生的
主要原因 ····························10

第二节 中药注射剂不良反应的处理 ···········16

一、中药注射剂不良反应的预防 ···········16

二、中药注射剂不良反应的治疗 ···········18

第三节 中药注射剂不良反应的报告方法与程序·····22

第三章　清热解毒类中药注射剂的合理应用 ……26

一、双黄连注射液(注射用双黄连) ……26
案例一:注射用双黄连导致严重过敏反应 ……29
案例二:双黄连注射液配伍禁忌导致死亡 ……29

二、肿节风注射液 ……30
案例:肿节风注射液导致过敏反应 ……31

三、柴胡注射液 ……32
案例一:柴胡注射液引起头晕、恶心、自汗等不适 ……33
案例二:注射柴胡注射液致急性肾衰竭 ……33

四、肝炎灵注射液 ……34
案例:肝炎灵注射液致腱鞘炎 ……35

五、银黄注射液 ……36
案例:银黄注射液致双手双足皮肤手套袜套样过敏 ……36

六、苦木注射液 ……37
案例:苦木注射液致过敏性休克 ……38

七、抗腮腺炎注射液 ……38
案例:抗腮腺炎注射液引起皮疹、颜面潮红 ……39

八、茵栀黄注射液 ……40
案例:茵栀黄注射液致躁动、胸闷及瘙痒过敏反应 ……42

九、清开灵注射液(注射用清开灵) ……43
案例一:静脉滴注清开灵注射液出现过敏性休克 ……45
案例二:清开灵注射液出现严重过敏致死亡 ……46

十、白花蛇舌草注射液 ……46
案例:白花蛇舌草注射液致过敏性休克 ……47

十一、清热解毒注射液 ……48
案例:清热解毒注射液致严重不良反应 ……49

十二、穿心莲注射液 ……50
案例一:穿心莲注射液引起血小板减少 ……51
案例二:穿心莲注射液引起过敏性休克 ……51

十三、板蓝根注射液 ……52
案例一:板蓝根注射液致过敏性休克 ……53

　　案例二：板蓝根注射液与聚肌胞注射液合用致
　　　　　　过敏性休克 ···54
　　案例三：板蓝根注射液引起下肢麻木疼痛 ·············54
十四、退热解毒注射液 ···55
十五、热可平注射液 ···56
　　案例一：热可平注射液肌内注射引起过敏反应 ·······57
　　案例二：热可平注射液致皮疹、颜面水肿 ·············57
十六、舒肝宁注射液 ···58
　　案例：舒肝宁注射液致过敏反应 ···························59
十七、苦黄注射液 ···60
　　案例一：苦黄注射液致意识模糊 ···························61
　　案例二：苦黄注射液致腮腺肿大 ···························62
　　案例三：苦黄注射液致过敏反应 ···························62
十八、清肝注射液 ···63
十九、胆木注射液 ···64
　　案例：胆木注射液致过敏反应 ·······························65
二十、热毒宁注射液 ···65
　　案例一：热毒宁注射液致畏寒发热 ·······················66
　　案例二：热毒宁注射液致胸闷、皮疹 ···················67
二十一、去感热注射液 ···68
　　案例一：去感热注射液致儿童过敏性休克 ···········69
　　案例二：去感热注射液致过敏性休克 ···················70
二十二、岩黄连注射液 ···70
　　案例：岩黄连注射液致寒战、高热 ·······················71
二十三、野菊花注射液 ···72
　　案例：野菊花注射液雾化吸入致气促 ···················72
二十四、桑姜感冒注射液 ···74
二十五、醒脑静注射液 ···75
　　案例一：醒脑静注射液致红色丘疹 ·······················76
　　案例二：醒脑静注射液致严重过敏反应 ···············77
　　案例三：小儿静脉注射醒脑静注射液致过敏反应 ···78

二十六、复方大青叶注射液·······78
案例：混合肌内注射复方大青叶、复方氨林巴比妥
引起脓肿·······80
二十七、射干抗病毒注射液·······80
案例一：射干抗病毒注射液致过敏性皮疹·······81
案例二：射干抗病毒注射液致双眼刺痒、结膜充血······82
二十八、莲必治注射液·······82
案例一：莲必治注射液致急性肾功能衰竭·······84
案例二：莲必治注射液致急性肾损伤·······84
二十九、喜炎平注射液·······85
案例：喜炎平注射液引起严重呼吸困难·······87
三十、痰热清注射液·······87
案例一：痰热清注射液引起过敏性休克·······89
案例二：痰热清注射液致心、肾功能异常·······89
三十一、黄藤素注射液·······90
案例一：黄藤素注射液静脉滴注致唾液腺肿大·······91
案例二：黄藤素注射液致过敏性休克·······91

第四章　活血化瘀类中药注射剂的合理应用·······97
一、脉络宁注射液·······97
案例一：脉络宁注射液致严重过敏反应·······99
案例二：脉络宁注射液致喉头水肿痉挛·······100
二、香丹注射液·······101
案例一：香丹注射液致患者寒战反应一例·······103
案例二：香丹注射液致过敏反应·······104
三、血栓通注射液（注射用血栓通）·······105
案例一：血栓通注射液致过敏性休克·······106
案例二：血栓通注射液引起严重血小板减少·······107
案例三：血栓通注射液致双眼球结膜充血·······107
四、血塞通注射液（注射用血塞通）·······108
案例一：血塞通注射液致全身皮肤斑丘疹、
双上肢水疱·······110

案例二：血塞通注射液致寒战 ················ 111

案例三：静脉滴注注射用血塞通（冻干）致支气管

哮喘发作 ·························· 112

五、红花注射液 ······························ 112

案例一：丹参注射液与红花注射液联用诱发多脏器

损伤 ···························· 115

案例二：红花注射液致血尿 ··············· 116

案例三：红花注射液致发热 ··············· 116

六、苦碟子注射液 ···························· 117

案例一：盐酸普罗帕酮与苦碟子注射液存在配伍

禁忌 ···························· 119

案例二：苦碟子注射液致血压升高 ·········· 119

七、丹参注射液 ······························ 120

案例一：丹参注射液溶媒使用不当致过敏反应 ··· 122

案例二：右旋糖酐40葡萄糖注射液配伍丹参

注射液静脉滴注致过敏性休克 ······· 123

附：注射用丹参（冻干） ·············· 124

八、灯盏花素注射液（注射用灯盏花素） ········ 125

案例一：注射用灯盏花素与呋塞米注射液存在

配伍禁忌 ························ 127

案例二：灯盏花素注射液致过敏反应 ········ 128

附1：灯盏花素氯化钠注射液 ········· 128

附2：灯盏花素葡萄糖注射液 ········· 129

九、灯盏细辛注射液 ························· 130

案例一：灯盏细辛注射液与氨茶碱存在配伍禁忌 ·· 131

案例二：灯盏细辛注射液连续应用致过敏性休克 ··· 132

案例三：灯盏细辛注射液致过敏性哮喘 ······· 133

十、冠心宁注射液 ··························· 134

案例一：冠心宁注射液致严重不良反应 ······ 136

案例二：冠心宁注射液致高热 ············· 136

十一、舒血宁注射液 ···137
　　案例一：舒血宁注射液致过敏反应 ··················140
　　案例二：舒血宁注射液致发热 ·······················141
十二、疏血通注射液 ···141
　　案例一：疏血通注射液致过敏性休克合并过敏性
　　　　　　肺水肿 ···143
　　案例二：疏血通注射液致严重腹泻 ··················144
十三、丹红注射液 ···145
　　案例一：丹红注射液致药物性肝损伤 ···············147
　　案例二：丹红注射液致喉头水肿 ·····················148
十四、注射用红花黄色素 ··149
　　案例一：静脉滴注注射用红花黄色素致面部血管
　　　　　　神经性水肿 ·······································150
　　案例二：注射用红花黄色素引起发热反应 ·········151
　　案例三：注射用红花黄色素致过敏性紫癜 ·········151
　　　附：红花黄色素氯化钠注射液 ·····················152
　　案例一：红花黄色素氯化钠注射液致呼吸困难
　　　　　　视物不清 ··153
　　案例二：红花黄色素氯化钠注射液致迟发型
　　　　　　过敏性休克 ·······································154
十五、丹香冠心注射液 ···154
　　案例一：丹香冠心注射液致严重过敏反应 ·········156
　　案例二：丹香冠心注射液致血压升高 ···············157
十六、注射用丹参多酚酸盐 ·······································158
　　案例一：注射用丹参多酚酸盐致不良反应 ·········160
　　案例二：注射用丹参多酚酸盐致过敏性休克 ······161
十七、毛冬青注射液 ···163
　　案例：毛冬青注射液致过敏 ··························163
十八、川参通注射液 ···164
十九、瓜蒌皮注射液 ···165
　　案例：瓜蒌皮注射液致皮疹一例 ····················167

二十、大株红景天注射液 ···································· 168
　　案例：大株红景天注射液致过敏性休克 ············ 169
二十一、血必净注射液 ···································· 170
　　案例一：血必净注射液致过敏性休克 ············ 172
　　案例二：血必净注射液致胸闷、头痛、咳嗽 ······· 173
　　案例三：血必净注射液致速发型过敏反应 ········· 173

第五章　补益类中药注射剂的合理应用 ············ 181
一、黄芪注射液 ·· 181
　　案例一：丹参注射液与黄芪注射液配伍输液致输液
　　　　　　反应 ······································· 184
　　案例二：黄芪注射液引起不良反应 ··············· 184
　　案例三：黄芪注射液致寒战 ····················· 185
二、注射用黄芪多糖 ······································ 186
三、骨痨敌注射液 ··· 187
　　案例：骨痨敌注射液致皮疹 ····················· 188
四、鹿茸精注射液 ··· 189
　　案例：鹿茸精注射液致肌肉、骨关节痛 ··········· 190
五、生脉注射液 ·· 190
　　案例一：生脉注射液致皮肤瘙痒 ················· 192
　　案例二：生脉注射液致寒战 ····················· 192
　　案例三：生脉注射液致呼吸困难 ················· 193
　　案例四：生脉注射液致全身乏力 ················· 194
六、参芪扶正注射液 ······································ 194
　　案例：参芪扶正注射液致胸闷 ··················· 196
七、参麦注射液 ·· 197
　　案例一：参麦注射液致心慌、胸闷 ··············· 198
　　案例二：参麦注射液致过敏反应 ················· 199
　　案例三：参麦注射液致咽部不适 ················· 199
八、人参糖肽注射液 ······································ 200
九、薄芝菌注射液 ··· 201
十、参附注射液 ·· 201

案例一：参附注射液致心悸、胸闷、呼吸困难 ……………204

案例二：参附注射液致过敏性休克…………………………204

案例三：参附注射液致头痛、头胀…………………………206

十一、肾康注射液 ………………………………………………206

案例一：肾康注射液致严重过敏反应………………………208

案例二：肾康注射液致胸骨柄处疼痛不适 ………………208

案例三：肾康注射液致头晕…………………………………209

第六章　抗肿瘤类中药注射剂的合理应用 …………213

一、艾迪注射液 …………………………………………………213

案例一：艾迪注射液致过敏反应……………………………215

案例二：艾迪注射液致静脉炎………………………………215

二、蟾酥注射液 …………………………………………………216

案例一：蟾酥注射液致过敏反应……………………………217

案例二：蟾酥注射液致血管红肿……………………………218

三、复方苦参注射液 ……………………………………………219

案例一：复方苦参注射液致过敏反应………………………220

案例二：复方苦参注射液致胃肠道反应 …………………221

四、华蟾素注射液 ………………………………………………221

案例一：华蟾素注射液致过敏性休克………………………222

案例二：华蟾素注射液致寒战………………………………223

五、康艾注射液 …………………………………………………223

案例一：康艾注射液致过敏反应……………………………224

案例二：康艾注射液致四肢麻木……………………………225

六、康莱特注射液 ………………………………………………226

案例一：康莱特注射液致皮肤过敏反应 …………………227

案例二：康莱特注射液致过敏反应…………………………228

七、乳腺康注射液 ………………………………………………228

案例：乳腺康注射液致局部炎症……………………………229

八、消癌平注射液（通关藤注射液）…………………………230

案例一：消癌平注射液致腹泻………………………………230

　　案例二：消癌平注射液致眼睑血管神经性水肿 …………231
　九、鸦胆子油乳注射液 …………………………………232
　　案例一：鸦胆子油乳注射液致严重心律失常死亡 ……233
　　案例二：鸦胆子油乳注射液致过敏性休克 ……………233
　十、猪苓多糖注射液 …………………………………234
　　案例一：猪苓多糖注射液致关节疼痛 …………………234
　　案例二：猪苓多糖注射液致消化道反应 ………………235

第七章　祛风类中药注射剂的合理应用 ………………237
　一、正清风痛宁注射液 …………………………………237
　　案例：正清风痛宁注射液致过敏性休克 ………………239
　二、当归寄生注射液 …………………………………239
　　案例：当归寄生注射液致过敏性休克 …………………240
　三、夏天无注射液 ……………………………………241
　　案例：夏天无注射液致皮肤过敏反应 …………………242
　四、黄瑞香注射液（祖师麻注射液）……………………242
　　案例：黄瑞香提取制剂祖师麻注射液致一例
　　　　　过敏性休克 ……………………………………243
　五、红茴香注射液 ……………………………………243
　　案例：红茴香注射液致心律失常 ………………………244
　六、健骨注射液 ………………………………………244
　七、伊痛舒注射液 ……………………………………245
　　案例：伊痛舒注射液致呼吸、心搏骤停 ………………246
　八、雪莲注射液 ………………………………………247
　　案例：雪莲注射液致眼、鼻黏膜、全身皮肤过敏反应 …248
　九、复方风湿宁注射液 …………………………………248
　　案例：肌内注射风湿宁注射液致过敏性休克 …………249
　十、鸡矢藤注射液 ……………………………………250
　　案例：鸡矢藤注射液致过敏性休克 ……………………251
　十一、野木瓜注射液 …………………………………252
　　案例：野木瓜注射液致急性左心衰 ……………………252
　十二、丁公藤注射液 …………………………………253

案例一：丁公藤注射液致剥脱性皮炎 ················· 253

案例二：丁公藤注射液致过敏性休克 ················· 254

第八章　其他类中药注射剂的合理应用 ············· 258

一、补骨脂注射液 ····································· 258

案例一：补骨脂注射液致头昏、头痛和严重消化道

反应 ······································ 259

案例二：补骨脂注射液致过敏反应 ··············· 260

二、羚羊角注射液 ····································· 260

案例：羚羊角注射液致过敏性休克 ··············· 261

三、复方蛤青注射液 ··································· 262

四、刺五加注射液 ····································· 263

案例：刺五加注射液致严重过敏性休克 ··········· 264

五、消痔灵注射液 ····································· 265

案例：消痔灵注射液致严重过敏性休克 ··········· 267

六、复方当归注射液 ··································· 268

案例一：复方当归注射液致过敏反应 ············· 269

案例二：复方当归注射液致肝损伤 ··············· 269

七、地龙注射液 ······································· 271

案例：地龙注射液致过敏性休克 ················· 271

八、驱虫斑鸠菊注射液 ································· 272

案例：驱虫斑鸠菊注射液致过敏反应 ············· 273

九、益母草注射液 ····································· 274

十、止喘灵注射液 ····································· 275

案例：止喘灵注射液引起尿量增多 ··············· 276

十一、复方半边莲注射液 ······························· 277

案例：复方半边莲注射液致过敏性休克 ··········· 277

十二、复方麝香注射液 ································· 278

案例一：复方麝香注射液致过敏性休克 ··········· 280

案例二：复方麝香注射液致呼吸困难 ············· 280

十三、芍倍注射液 ····································· 281

十四、矾藤痔注射液 ··································· 283

十五、喘可治注射液 ……………………………………… 283
十六、薏苡仁油注射液 …………………………………… 284
　　案例:薏苡仁油注射液致发冷、寒战、大汗淋漓等
　　过敏反应 ……………………………………………… 286

附:思考题参考答案 ……………………………………… 289

第一章

中药注射剂临床使用基本原则及注意事项

第一节 中药注射剂临床使用基本原则

为保障医疗安全和患者用药安全,中华人民共和国卫生部、国家食品药品监督管理局、国家中医药管理局于 2008 年发布了《关于进一步加强中药注射剂生产和临床使用管理的通知》(卫医政发〔2008〕71 号),要求加强对中药注射剂不良反应的监测工作、强化监测系统的应急反应功能、提高药品安全性突发事件的预警和应急处理能力、切实保障患者用药安全。要求在使用中药注射剂时,应参照《中药注射剂临床使用基本原则》,其具体内容如下[1-3]:

1. 选用中药注射剂应严格掌握适应证,合理选择给药途径。能口服给药的,不选用注射给药;能肌内注射给药的,不选用静脉注射或滴注给药。必须选用静脉注射或滴注给药的应加强监测。

2. 辨证施药,严格掌握功能主治。临床使用应辨证用药,严格按照药品说明书规定的功能主治使用,禁止超功能主治用药。

3. 严格掌握用法用量及疗程。按照药品说明书推荐剂量、调配要求、给药速度、疗程使用药品。不超剂量、过快滴注和长期连续用药。

4. 严禁混合配伍,谨慎联合用药。中药注射剂应单独使用,禁忌与其他药品混合配伍使用。谨慎联合用药,如确需联合使用其他药品时,应谨慎考虑与中药注射剂的间隔时间以及药物相互作用等问题。

5. 用药前应仔细询问过敏史,对过敏体质者应慎用。

6. 对老人、儿童、肝肾功能异常患者等特殊人群和初次使用中药注射剂的患者应慎重使用,加强监测。对长期使用的在每疗程间要有一定的时间间隔。

7. 加强用药监护。用药过程中,应密切观察用药反应,特别是开始30分钟。发现异常,立即停药,采用积极救治措施,救治患者。

第二节　中药注射剂临床使用注意事项

合理用药是指以当代药物和疾病系统知识和理论为基础,安全、有效、经济、适当地使用药物。用药包括诊断、处方、标示、包装、分发以及患者遵医嘱治疗的整个过程[4-9]。

中药注射剂的合理使用不仅关系到药品疗效,更关系到患者的用药安全。为了更好地发挥中药注射剂的作用,中华人民共和国卫生部、国家食品药品监督管理局、国家中医药管理局于2008年发布了《关于进一步加强中药注射剂生产和临床使用管理的通知》(卫医政发〔2008〕71号)和《中药注射剂临床使用基本原则》。在此基础上,于2013年公布了《中药注射剂临床合理使用技术规范(征求意见稿)》,旨在规定中药注射剂合理应用的技术规范,用于临床医生合理使用中药注射剂。本征求意见稿详细地介绍了临床医生及护士安全、合理使用中药注射剂的原则及操作规范,能为医护人员安全、合理使用中药注射剂提供有实际意义的指导。

一、辨证施药,严格掌握功能主治

中医注重辨证施治原则,使用中药注射剂的医师应具有一定的中医学基础及辨证能力,做到辨证施药、因人制宜。同时,严格按照药品说明书规定的功能主治使用,禁止超功能主治用药。据文献分析,综合性医院中 75% 的中药注射剂是由西医医生开具的处方,中医医院中也有 50% 的中药注射剂由西医医生使用[10]。由于西医医生不熟悉中医药理论,使用中药注射剂因缺乏中医辨证施治的治疗原则,容易出现"对病不对证"的情况,不仅起不到应有的疗效,反而加剧了不良反应的发生,所以中药注射剂的应用应依据中医药理论进行辨证施治。如:川芎嗪注射液对于心脉痹阻型的心脑血管疾病疗效较佳,但对痰浊壅塞型的疗效则差些。

二、严格掌握用法用量

在中药注射剂使用过程中,选择合适的溶媒是相当重要的。中药注射剂是从中药材中提取的,除中药有效成分(生物碱、黄酮、内酯、萜类等)外,还含木脂素、鞣质、多肽、蛋白质等多种成分,而有些中药注射剂的有效成分本身也较多,成分比较复杂,且有些蛋白质等大分子物质难以除去,残留在药液中作为抗原,在输注时易引起过敏反应。由于溶媒中 pH 的改变,药物在溶媒中的溶解度下降,造成输液中不溶性微粒增加或变大,生物碱、皂苷、氨基酸等成分也可能因 pH 的改变而发生氧化、水解、缩合等反应,并出现混浊、沉淀、变色或产生气泡等现象,导致不良反应的发生率也增加。如:复方丹参注射液分别用 5% 葡萄糖注射液和 0.9% 氯化钠注射液稀释,后者可引起不溶性微粒明显增加,不符合《中华人民共和国药典》对不溶性微粒的规定。故在使用中药注射剂时应严格按照药品说明书推荐剂量、调配要求及给药速度、疗程要求等使用药品,而不能超剂量、过快滴注和长期连续用药。

三、合理选择给药途径

静脉给药与口服给药安全性相差较大,采用静脉给药方式,药物不经过人体胃肠屏障而直接进入血管,被迅速运送到人体各部位,包括中枢神经系统,若含有毒物质,很快即能产生致命的急性、毒性反应。此外,药物最后经肝脏代谢和肾脏排泄,一旦超过了肝、肾的解毒和排毒能力,就有可能产生慢性蓄积中毒。中药注射剂应归为注射剂大类,一旦静脉给药,同样存在不经过胃肠屏障、可蓄积中毒等问题,其安全性不能说就比西药注射剂安全,也容易出现注射剂的不良反应。故临床用药应遵循能口服给药的,不选用注射给药;能肌内注射给药的,不选用静脉注射或静脉滴注给药;必须选用静脉注射或静脉滴注给药的,应加强监测。

四、严禁混合配伍,谨慎联合用药

中药注射剂应单独使用,忌与其他药品混合配伍或静脉续滴时建议用 0.9% 氯化钠注射液或 5% 葡萄糖注射液冲管。中药注射剂的成分比较复杂,一种中药注射剂本身就是由多种成分组成的,再与其他药物配伍,可能发生的反应往往难以预测,如复方丹参注射液与肌苷更换输液组时,发现输液管内出现黑绿色改变,故中药注射剂应单独使用,谨慎联合用药。如确需联合使用其他药品,应谨慎考虑与中药注射剂的间隔时间以及药物相互作用等问题。

五、现配现用,避免提前配药

注射液中的某些成分发生肉眼看不见的分解、聚合反应,为避免中药注射剂药物配制后放置时间过长造成不良反应的发生,应现配现用。注射前,护士应对光仔细观察配制好的中药注射剂溶液有无不溶性微粒、沉淀、混浊等异常现象,如发现异常,严禁使用。

六、重视患者个体差异

中药注射剂成分复杂,在人体代谢过程中较难预测,不同个体由于遗传基因、体内代谢酶、免疫系统及健康状况等差异,对药物反应也不尽相同。故应重视患者的个体差异,辨证施药。特别是脏器功能不健全或处于特殊生理状态下的患者,如儿童、老人和孕妇,因体质问题更容易出现不良反应。过敏体质者使用中药注射剂时易发生各种过敏反应,用药时空腹、饥饿、精神紧张、过度疲倦也易发生不良反应。

七、加强用药监护

儿童、老人、肝肾功能异常患者等特殊人群和初次使用中药注射剂的患者,应慎重使用中药注射剂,并加强监测。长期使用的患者,在每个疗程间要有一定的时间间隔。用药过程中,应密切观察用药反应,特别是用药初 30 分钟,发现异常时应立即停药,采取积极的救治措施,救治患者。

八、发挥临床药师的作用,做好药学服务工作

药学服务的核心是促进临床合理用药、保障临床用药安全。临床药师作为药学服务的主体,应掌握药理学、药代动力学、药剂学及药品不良反应等方面的知识,为患者提供直接、全面、安全、有效的药学服务。加强中药注射剂与西药注射剂配伍的医嘱审核,正确指导中药注射剂的临床应用,确保用药安全。同时,应加强不良反应的监测工作,健全药品不良反应监测机制,发动医护人员和患者积极参与药品不良反应(adverse drug reaction,ADR)的监测与报告,形成预警机制及反馈机制,防止药品不良反应/事件的发生。

参考文献

[1] 谢雁鸣,黎明全,张允岭,等. 中药注射剂临床合理使用技术规范(征求意见稿)[J]. 中国中药杂志, 2013, 38 (18): 2930-2932.
[2] 田月洁,李泮海,李彩利. 中药注射剂在临床应用中的配伍禁忌概况 [J]. 中国药物警戒, 2010, 7 (02): 105-108.
[3] 中华人民共和国卫生部,国家食品药品监督管理局,国家中医药管理局.关于进一步加强中药注射剂生产和临床使用管理的通知:卫医政发〔2008〕71号[A/OL].(2009-01-21)[2020-06-19]. http://www. nhc. gov. cn/wjw/gfxwj/201304/1b6b913ef85a447bb7e83728d0aed087. shtml.
[4] 谢惠民. 合理用药 [M]. 5 版. 北京:人民卫生出版社, 2010.

［5］苗明三，李艳，祝侠丽，等.中药注射剂临床应用中存在的问题及安全应用策略［J］.中药临床药学专栏，2015，18 (10): 1739-1743, 1746.

［6］孙丽，曲兆明.中药注射剂安全性问题及解决方法［J］.山东中医杂志，2014，33 (08): 674-676.

［7］梅全喜，曾聪彦.中药注射剂安全合理使用之道［J］.药品评价，2010，7 (14): 10+12-14.

［8］肖保国.安全合理应用中药注射剂经验总结［J］.光明中医，2015，30 (07): 1569-1570.

［9］邹晓蕾，杨旭，王少华，等.临床药师在中药注射剂合理使用中的作用［J］，中国药房，2012，23 (23): 2199-2201.

［10］程心玲，吴学辉.中药注射剂的安全合理应用［J］.福建中医药，2008，39 (06): 50-51.

第二章

中药注射剂的不良反应

第一节 中药注射剂的不良反应概述

中药为中国的传统医药,中成药及中药注射剂广泛应用于临床。但近年来,中药注射剂的不良反应报道数量急剧增多及频繁发生的"中药注射剂安全性事件",在一定程度上抹杀了中药注射剂所取得的成就,给一向有"中药现代化之光"的中药注射剂带来了极大的挑战。

区分中药注射剂使用过程中的不良事件与不良反应,有利于解决中药注射剂的安全性问题,可以确定不良反应/事件是药物本身引起的还是其他原因导致的,以便合理制定安全防范措施,指导临床用药安全[1-7]。

一、中药注射剂不良反应与不良事件的区别

中药注射剂的不良反应与不良事件在社会上常被混淆,以致夸大了中药注射剂的不良反应。近年来发生的"鱼腥草注射液紧急停用事件""刺五加注射液事件"等中药注射剂安全性事件多为不良事件;国家药品不良反应监测中心收到的不良反应报告,也存在许多药品不良事件误报为不良反应的情况。因此,我们必须正确区分不良反应与不良事件,有利于解决中药注射剂的安全性

问题。

不良事件(adverse event, AE)是病人或临床试验受试者接受一种药品后出现的任何不利的医疗事件,不一定与所用药物有因果关系。如果出现死亡、致癌、致畸、致出生缺陷、危及生命或能致人体永久或显著伤残、对器官功能产生永久损伤或导致住院或延长住院时间者,则称为严重不良事件(serious adverse event, SAE)。根据世界卫生组织国际药物监测合作中心的定义,药品不良反应(ADR)是指为了预防、诊断或治疗人的疾病、改善人的生理功能,给予正常剂量药品时所出现的任何有害且非预期的反应。我国《药品临床试验管理规范》中将药品不良反应定义为:一种新药或一种药物的新用法,在获批准前尤其是在治疗剂量尚未建立时与任何剂量的药物有关的有害且非期望的反应。我国《药品不良反应报告和监测管理办法》(卫生部令第 81 号)中药品不良反应的定义为:合格药品在正常用法用量下出现的与用药目的无关或意外的有害反应。这一概念被用于已上市的医药产品,当使用正常剂量时发生的有害或不期望的药物反应亦称为药品不良反应。药品不良反应主要包括副反应、毒性反应、后遗效应、过敏反应、继发反应、特异质反应、药物依赖性以及致癌、致突变、致畸作用等。

界定药品不良反应的两个重要因素是:合格药品和正常/规定用法用量。发生不良反应的原因可能与药物本身特性及患者体质因素等密切相关。即药品不良反应跟药品本身的结构、药理作用、原理都有关系,是它本身的一个属性。就是无论报告或者不报告,不良反应都是存在的。因不合格药品,或非正常用法用量使用情况下出现的有害或不期望的药物反应不属于药品不良反应,而属于药品不良事件。在中药注射剂安全性报告中将两者混淆,相对夸大了中药注射剂的不良反应。目前,国家药品不良反应监测中心的部分通告中亦没有明确区分 ADR 和 AE。当然,不论是 ADR 还是 AE,患者、医生、生产厂家乃至公众都"不希望"发生,都应避免。但从专业角度,明确"ADR"与"AE",有利于及时发现不良反应是药物本身引起的还是其他原因导致的,利于防范。理论上讲,预防 ADR 应从药品的早期研发入手,探明药品可能引发的 ADR,并以此作为药品审批的衡量指标。在临床使用过程中,使用者应依据药物使用的功能主治,按正常用法用量,在充分考虑患者体质因素与疾病因素的前提下,恰当使用,防止发生 ADR。必须说明的是,即使如此,部分 ADR 仍难预测,如一些药物引起的过敏反应等。建议:在文献报告中应明确区分 ADR 与 AE,对暂时无法区分的应予以说明。

二、中药注射剂安全性问题[18]

2018 年 10 月 18 日发布的《国家药品不良反应监测年度报告(2018 年)》显示:2018 年药品不良反应 / 事件报告按怀疑药品类别统计,化学药品占 83.9%、中药占 14.6%、生物制品占 1.5%;按照给药途径分布,静脉注射给药占 60.0%,其他注射给药占 4.2%、口服给药占 32.2%,其他给药途径占 3.6%。

2020 年 4 月 13 日发布的《国家药品不良反应监测年度报告(2019 年)》显示:2019 年药品不良反应 / 事件报告按怀疑药品类别统计,化学药品占 84.9%、中药占 12.7%、生物制品占 1.6%、无法分类者占 0.8%;按照给药途径分布,注射给药占 62.8%,口服给药占 32.5%,其他给药途径占 4.7%。注射给药中,静脉注射给药占 92.5%,其他注射给药占 7.5%。

2021 年 3 月 26 日发布的《国家药品不良反应监测年度报告(2020 年)》显示:2020 年药品不良反应 / 事件报告按怀疑药品类别统计,化学药品占 83.0%、中药占 13.4%、生物制品占 1.1%、无法分类者占 2.5%;按照给药途径分布,注射给药占 56.7%,口服给药占 38.1%,其他给药途径占 5.2%,注射给药中,静脉注射给药占 91.1%,其他注射给药占 8.9%。

从上述数据可知,不良反应发生类别中,中药发生不良反应的比例较高,可达 12% 以上,而按照给药途径分布,注射给药所占比例较高,故在临床使用中药注射剂中,应加以注意。为确保中药注射剂的安全性和有效性,全面提高中药注射剂的安全性、有效性和质量可控性,国家食品药品监督管理局于 2007 年和 2009 年分别颁布了《中药、天然药物注射剂的基本技术要求》和《中药注射剂安全性再评价工作方案》;2009 年国家食品药品监督管理局下发了《关于开展中药注射剂安全性再评价工作的通知》,全面开展生产及质量控制环节的风险排查,切实控制中药注射剂安全隐患,组织综合评价,保证中药注射剂安全有效质量可控;2010 年国家食品药品监督管理局公布了关于中药注射剂安全性再评价的 7 个技术指导原则,并在 2011 年公布了《中药注射剂安全性再评价临床研究评价技术原则(试行)》,规范和指导中药注射剂安全性再评价。相关政策法规的颁布体现了国家对保证人民用药安全的决心,对质量控制、生产工艺、临床反应监测等方面的进一步严格规定也在极大程度上提高了中药注射剂的安全性研究技术水平。中药注射剂不良反应仍有发生,面对中药注射剂的不良反应,应本着实事求是的科学态度,将用药风险降到最低。

三、中药注射剂常见不良反应的临床表现及发生的主要原因

(一) 中药注射剂常见不良反应的临床表现

中药注射剂引起的不良反应具有多发性、普遍性和临床表现多样性的特点。药品采收时机不同、批次间不良反应差异性大以及药品具有不可预知性和不确定性等特点,导致中药注射剂的不良反应表现为多种多样。

主要临床表现为全身性损伤如发热、寒战、胸闷、感冒样症状、一般过敏反应、过敏性休克等;心血管系统损伤如心绞痛、心动过速、心律失常、心房纤颤、血管神经性水肿、房室传导阻滞、血压升高或降低、静脉炎等症状;血液系统损伤如白细胞减少、紫癜、再生障碍性贫血、弥散性血管内凝血、粒细胞减少、多脏器出血等症状;呼吸系统损伤如哮喘、呼吸抑制、急性肺水肿等症状;消化系统损伤如呕吐、腹泻、腹痛、肠梗阻、肠痉挛、黄疸及肝损伤等;皮肤及附件损伤如全身或局部皮疹、丘疹、瘙痒、荨麻疹等;神经系统损伤如头晕、头痛、癫痫、精神异常、惊厥等;泌尿生殖系统损伤如血尿、少

尿、无尿、蛋白尿、肾功能异常等;用药局部反应会出现注射部位红肿、过敏等。

（二）中药注射剂常见不良反应发生的主要原因

出现中药注射剂不良反应的原因很多,如中药注射剂的原料因素、制剂因素、药效物质基础研究不完善、质量标准不严格、缺乏完整全面的临床前研究及临床研究评价、制备工艺过于简单、新药临床试验局限性、上市后再评价跟踪研究不足等。

1. 对中药注射剂安全性认识的误区

（1）对中药注射剂安全性的认识不足:在人们的普遍观念中,中药是纯天然药物制品,认为其安全、有效、无毒。正是由于人们对中药注射剂安全性问题存在片面认识,中药注射剂的毒副反应往往容易被忽视,长期、过量或者不恰当使用中药注射剂的情况时有发生,必然会引发中药注射剂的安全性问题。

（2）过度夸大中药注射剂的毒副反应:近年来,随着中药注射剂安全性事件接二连三地发生,社会上部分不明真相者盲目夸大事实,从"中药安全无毒"的思想认识中走向"中药是毒药"的另一极端。不少人撰写文章,大谈中药注射剂毒副反应之广泛及严重、中药注射剂如何不安全,报刊上、网络里、广播电视中类似《中药注射剂警钟再响》《夺命中药注射剂再惹祸》这类的文章、报道等铺天盖地,从部分中药注射剂扩大到所有中药注射剂。正确的做法应该是,让人们正确认识中药注射剂的安全性,避免过度夸大其毒副反应的报道。

2. 中药注射剂本身的因素

（1）中药注射剂研发时,处方药物选择的误区:我国中药注射剂研发时突出的两种现象是复方制剂多,非药典法定品种作为原料使用多。有的复方注射剂所含 6 味原料药中,就有 4 味属于非药典法定品种。中药注射剂的原料药味数越多,制备工艺难度就越大。非药典法定品种原料的质量标准、化学成分、毒性大小等少有参考资料或标准可依,大量使用这种原料制成的中药注射剂可直接影响其质量稳定性和使用的安全性,增加了中药注射剂不良反应的发生率。

(2)生产中药注射剂的原料药材质量的差异

1)中药材的质量受产地、采收季节影响很大。产地不同、生长环境不同、采摘时间不同、存放时间长短不同等导致同种药材的有效成分或有毒成分含量不同,原料药材质量参差不齐、缺乏严格的质量控制,其制备而成的中药注射剂,容易出现安全性隐患。如参芪扶正注射液由人参、黄芪两味药材组成,主要用于治疗冠心病和肿瘤术后等,白雪媛等[9]对不同产地人参进行研究,发现不同产地人参的总糖和还原糖含量、可溶性多糖含量存在一定差别,由此再来制备制剂必然会导致质量的明显差异。

2)中药成分复杂:中药注射剂通常是由多种药材组成的复方制剂,每味中药成分也多样而复杂,部分中药药效物质基础还未明确。

3)处方组成复杂:处方组成除包括植物药材以外,还包括水牛角、珍珠母(珍珠粉)、麝香、山羊角、地龙(一种环节动物)、明矾、水蛭、没药(一种树脂)、斑蝥等动物或矿物药材,其所含蛋白、多肽类成分大多数具有致敏性,如清开灵注射液中的水牛角提取物含有的蛋白质在体内会激发某些敏感抗体引起过敏。中药材中含有的蛋白质、多肽、多糖、鞣质、色素等大分子物质,在制备过程中难以彻底除去,均有可能成为潜在抗原,导致过敏反应发生,产生一系列安全性问题。

4)活性成分的稳定性受多种因素影响:影响中药活性成分稳定性的因素主要分为物理因素、化学因素两大类,包括温度、光线、空气中的氧气、金属离子、空气湿度和包装材料等。中药注射剂中主要药效活性物质受到一个或者几个因素的影响,都可能发生氧化、缩合、水解等反应,导致其降解形成杂质、有关物质,或者发生变质、发霉,从而产生过敏反应、呼吸系统损伤、消化系统损伤等不良反应。复方蛤青注射液和止喘灵注射液中都含有苦杏仁,苦杏仁中含有氰苷,氰苷水解后可析出氢氰酸,能迅速与细胞线粒体中氧化型细胞色素酶的三价铁结合,阻止细胞的氧化反应,导致头

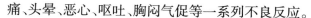

痛、头晕、恶心、呕吐、胸闷气促等一系列不良反应。

（3）中药注射剂生产工艺的不同

1）制备工艺：现阶段中药注射剂的制备工艺水平低、制备工艺不完善，多种中药注射剂品种的生产工艺标准化有待加强，导致其工艺技术的控制方面也具有波动性。不同的生产工艺所产出的制剂，其毒性成分和有效成分均存在一定差异。这些差异不仅影响到注射液的疗效，也可能导致不良反应的发生。程芳等对 12 个厂家的双黄连注射液进行了质量研究，不同厂家间的主要质量控制指标成分绿原酸和连翘苷含量差距较大；同一厂家不同批号注射液的绿原酸、连翘苷、黄芩苷含量也不同[10]。此外，现有中药注射剂部分制备工艺相对落后，如制备过程中蛋白质和鞣质去除不完全，易引起不良反应。

2）中药注射剂质量控制水平：中药注射剂质量控制水平较低，与其药效物质基础不明确有关，缺乏严格质量控制标准难以保障中药注射剂的安全性。清开灵注射液由胆酸、珍珠母、栀子、水牛角等 8 味药组成，所含药效成分复杂。但目前，《中华人民共和国药典》2020 年版中只以胆酸、栀子、黄芩苷、总氮量作为测定标准，而研究表明其中所含的水牛角提取物可能会激发敏感抗体引起过敏，而对相应指标的质量控制方法仍是空白。中药注射剂质量控制标准的制定难度较大，建立严格、统一、全面的质量标准势在必行。因此，2007 年 12 月 SFDA 发布了《中药、天然药物注射剂基本技术要求》[11]，明确规定中药注射剂总固体中结构明确成分的定量成分应不少于 60%；所测成分应大于总固体量的 80%；经质量研究明确结构的成分，应当在指纹图谱中得到体现，一般不低于已明确成分的 90%。

3）添加剂[12-14]：在中药注射剂的生产过程中，为了优化有效成分的溶解性和稳定性等属性，制剂处方中常包含渗透压调节剂、pH 调节剂、稳定剂、着色剂、稀释剂、增溶剂、乳化剂、冻干粉填充剂等辅料。目前常添加的注射剂辅料有聚山梨酯 80、羟丙基 -β- 环糊精（HP-β-CD）、聚氧乙烯蓖麻油（cremophor EL）、聚醚

（polyether）188 等。大量文献报道中药注射剂的安全隐患是由添加剂引起的。罗霞等通过观察含不同浓度聚山梨酯 80 的中药注射剂对 RBL-2H3 细胞脱颗粒的影响,发现聚山梨酯 80 可引起 RBL-2H3 细胞脱颗粒释放炎症介质,提示中药注射剂中所含的聚山梨酯 80 可能与过敏反应的发生有关。鱼腥草双蒸馏液无明显的毒副反应,主要致敏物质为增溶剂聚山梨酯 80;β- 环糊精（β-CD）静脉给药后会产生肾毒性和造成溶血等不良反应;pH 调节剂枸橼酸能与血液或血浆中的钙离子结合,成为难解离的枸橼酸钙,血液中钙离子减少,从而产生抗凝作用;常用抗氧化剂亚硫酸盐能延长部分活化凝血活酶和凝血酶原时间,而且浓度极低的亚硫酸氢钠就具有完全阻碍尿激素酶溶解纤维蛋白的作用。

4）其他方面:制剂因素中,包装材料及生产过程洁净度不合格,也易导致中药注射剂中引入异物、纤维等本该除去的物质。而这些物质在静脉注射时会引起刺激性炎症、微血管堵塞等。

（4）中药注射剂临床使用的因素[15-18]

1）药证不符:中药注射剂虽然不像中药汤剂一样具有随证加减的灵活性,但每种中药注射剂都有其针对性较强的功能主治,决不可滥用。中药注射剂是以中医药理论为指导的,所以在临床用药时应该遵循辨证论治的原则。临床上,参麦注射液治疗高血压,在使用过程中出现窦性心律不齐甚至血压升高的不良反应。研究发现,参麦注射液虽对血压有双向调节作用,但临床辨证其禁用于肝阳上亢或痰浊壅塞的高血压患者,否则极易发生以上不良反应症状。

2）溶媒及配伍因素:中药注射剂的组成复杂,某些成分的稳定性相对较差,溶于输液基质时易出现混浊、产生微粒等,为减少不良反应的发生,在输液时应该按照药物的理化特点来选择溶媒的种类。有些中药注射剂如参麦、复方丹参、华蟾素等 pH 为 4~6.5,属偏酸性,与 0.9% 氯化钠注射液配伍后会产生不溶性微粒易引起不良反应,建议使用 5% 或 10% 葡萄糖注射液稀释后注射。中药注射剂成分复杂,若不遵循中医配伍原则,与其他种类的药物配伍使用时发生混浊、沉淀、变色、微粒增加或产生气泡等现象,不良反应的概率会明显提高。林艳发现单一用药发生的不良反应例数只有 50 例,占 15.87%,而其他案例都涉及两种或两种以上联合用药。故在使用中药注射剂时应避免联合用药。

3）给药剂量及给药速度:研究表明,中药注射剂引发的过敏反应理论上与给药剂量关系不大,但血细胞中白细胞的破坏、内源性热原(endogenous pyrogen, EP)的释放等与血液中药物的浓度有紧密联系。李悦等研究发现,活血化瘀类注射剂超剂量使用会引起凝血酶原增加和出血。另外,给药速度过快时,某些药物也易于引起静脉炎等不良反应。所以医护人员应根据给药类型和患者的具体情况调节滴注速度。

4）配药或续滴操作不规范:有些医务工作者在临床输液配药时不严格执行无菌操作规程,有的基层医护人员甚至将药瓶打开后直接向输液瓶内倾倒,有些护士非法执业到患者家中输液,这些行为必然增加用药的不安全因素。对确实需要两组或两组以上液体治疗的情况,组间应使用中性液体冲洗输液管,且中间需适当间隔一定时间,以防两种药物在血液中混合发生反应,进而引起不良反应的发生。如梁智明等报道广东省佛山市中医院由于临床应用中药注射剂不当致 86 例不良反应中,就有 33 例(占 38.37%)为多组合并用药而没有使用中性液体冲洗输液管所致。

3. 使用中药注射剂患者的个体差异

(1)特殊人群:老年人、体弱者对药物的耐受、代谢、排泄等功能降低;婴幼儿、小儿为稚阴、稚阳之体,发育尚未成熟,肝、肾功能和神经系统的不完善均有可能导致不良反应的发生;中药注射剂对孕妇、哺乳期妇女的研究尚不完善,应慎用或禁用。孔翔瑜等对柴胡注射液的不良反应或不良事件进行系统评价,研究发现,儿童与老年人重型病例构成比高于其他年龄段。

(2)年龄、性别的差异:陈晓红总结 266 例葛根素注射液不良反应病例特点,发现葛根素注射液不良反应在大于 65 岁的高龄人群中易于发生,且与患者体质差异有关[19]。国内有文献报道,鱼腥草注射液、参麦注射液不良反应的女性患者占比明显高于男性；而双黄连注射液、香丹注射液不良反应病例中，男性占比高于女性。此外，原患疾病与不良反应的发生有关[20-23]。

第二节　中药注射剂不良反应的处理

中药注射剂不良反应的处理包括不良反应的防治和上报两方面内容。在中药注射剂不良反应防治方面，由于中药注射剂不良反应类型众多、临床表现各异、严重程度不一，加之患者的体质、用药情况和具体病情都不相同，其预防和治疗也应根据发生的具体不良反应情况，结合患者的病史、症状、体征及引起不良反应的药物特性，对症处理。而中药注射剂不良反应上报则应根据《药品不良反应报告和监测管理办法》（卫生部令第 81 号）有关规定执行。

一、中药注射剂不良反应的预防

1. 辨证给药　中医注重辨证施治原则，使用中药注射剂的医师应具有一定的中医学基础及辨证能力，做到辨证施药、因人制宜。不对证的治疗反而会加重病情或增加不良反应。如丹参注射液所治疗的疾病应具有瘀血阻络证且偏热证之特性；湿热遏阻中焦，浊痰凝结而为积聚癥瘕，对于阳气虚衰如面白乏力、唇色舌质淡白者不宜单独使用，有出血倾向者慎用。若用于偏寒体质的患者将导致病情加重，故在使用中药注射剂时应加强辨证。

2. 合理的给药剂量及给药速度　要考虑患者的个体差异，严格按照说明书给药剂量适当加减。给药速度过快时，某些药物也易于引起静脉炎等不良反应。有研究报道：发现活血化瘀类注射剂超剂量使用会引起凝血酶原增加和出血，故在使用中药注射剂时应严格按说明书及个体差异情况给予合理的剂量，在滴注前30分钟应严密加强用药监护。

3. 合理选择给药途径　能口服给药的，不选用注射给药；能

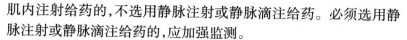

肌内注射给药的,不选用静脉注射或静脉滴注给药。必须选用静脉注射或静脉滴注给药的,应加强监测。

4. 用药前应仔细询问患者过敏史　包括药物过敏史、食物过敏史,如对鱼、虾等海产品和花粉、灰尘物质过敏史,以及过敏性疾病史等,这对防止过敏反应是有必要的。有过敏体质的患者或药物过敏史的患者接触药品时可出现局部或者全身的过敏反应,表现为皮疹、瘙痒、局部红肿、过敏性休克。特别是花类过敏史,应避免使用由花类提取的注射液,如红花注射液等。对于蛋白质过敏的,应避免使用由动物提取的注射液,如地龙注射液等。对于有过敏体质的患者应预先提醒,并加强用药监测。

5. 选择规定的溶媒,单独使用中药注射剂　中药注射剂成分复杂,应严格按说明书要求及规定选择溶媒,严禁与其他药物混合配伍使用,宜单独配制,如需联合其他药物,应考虑给药间隔及药物相互作用等问题。此外,对连续静脉滴注的两组药物,在输注前后必须先用少量的中性液体冲洗输液管。

6. 注意输注剂量、浓度和滴速　使用中药注射剂时宜从小剂量、低浓度、慢滴速开始,待机体适应后,再逐渐增加剂量、滴速。用药前 10 分钟内滴速宜控制在 15~20 滴 /min,并对患者进行密切观察;10 分钟后若无不良反应再将滴速调至 40 滴 /min。一般来说,输液速度成人 60 滴 /min,老年者、体弱者、婴幼儿、心肺疾病患者输液均宜以缓慢的速度滴入。

7. 核对药品信息　使用前应检查药品包装是否完整、标签是否清晰,并对其进行对光检查,观察药品性状是否与说明书一致,药品是否变色,注射液液体是否混浊、出现沉淀或絮状物及粉针剂是否出现结块、融化等非正常现象。一旦发现须禁止使用,以免发生严重不良反应。

8. 早期发现中药不良反应　早期发现中药不良反应,对于减轻损伤程度、防止严重后果的发生和挽救患者生命具有重要意义。因此,用药期间要加强患者的巡视,密切观察患者的用药反应,一旦发现异常,立即停药并采取积极的救治措施,救治患者。

二、中药注射剂不良反应的治疗

当发生中药注射剂不良反应时,应立即停止用药,并对不良反应进行诊断,明确是药物引起的还是疾病本身所致,一旦怀疑或确定是由药物引起的不良反应,在停用可疑的药物的同时,结合患者症状,对症支持治疗。

中药注射剂不良反应可涉及人体多个器官、系统,具有多发性、普遍性、临床表现多样性以及批次间不良反应差异性大、不可预知性和不确定性等特点。常见的不良反应主要有过敏反应、呼吸系统损伤、消化系统损伤、心血管系统损伤、神经系统损伤、泌尿系统损伤、血液系统损伤、运动系统损伤和用药局部反应等。治疗不良反应时,应根据不良反应的类型,结合患者的症状、体征及引起不良反应的药物特性等具体情况,采取有针对性的治疗措施。以下列举几种常见不良反应的处理办法。

1. 发热　大多数表现为低热,体温一般在 37.5~38℃,也有表现为 38.5℃以上的高热。主要措施有:①减慢滴速或停止静脉滴注。②在体温低于 38℃时可给予物理降温,酌情使用温水擦浴;当体温继续升高,病情加重时给予酒精擦浴、冰袋降温,必要时采用药物降温措施。③采用补液有利于药物的排泄和退热,症状较重者可应用肾上腺皮质激素,如地塞米松 5mg 肌内注射,或给予抗过敏和退热处理,如肌内注射异丙嗪 25mg 和肌内注射柴胡注射液 4ml。④若表现为恶寒发热、寒热往来的症状,应在恶寒时适当增加衣被,注意保暖。发热严重时不宜用冰敷、擦浴等物理降温,可用发汗法帮助退热。

2. 疼痛　中药注射剂成分复杂,注射后,有时会出现穿刺部位周围或沿静脉走向出现针刺样疼痛,或出现静脉滴注的一侧肢体胀痛或痹痛,建议调慢滴速;不能缓解者,可以一边静脉滴注一边用热水袋(或热毛巾)热敷;若仍不缓解,应调整医嘱换药。

3. 过敏反应

(1)一般过敏反应:一般在用药后 3~30 分钟出现,表现为胸

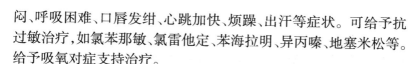

闷、呼吸困难、口唇发绀、心跳加快、烦躁、出汗等症状。可给予抗过敏治疗,如氯苯那敏、氯雷他定、苯海拉明、异丙嗪、地塞米松等。给予吸氧对症支持治疗。

(2)严重过敏反应:患者会出现呼吸急促、四肢发冷、面色苍白、低血压、突然昏倒等过敏性休克反应,建议积极抢救,给予升压、吸氧、呼吸三联等对症支持治疗。

(3)皮肤及附件损伤:此不良反应较为常见,主要表现为过敏性药疹,可出现于局部或全身,具体包括皮肤瘙痒、潮红、风团、红斑、水疱、丘疹、荨麻疹、多形性红斑型药疹等。主要的治疗措施包括:减慢滴速或立即停止药液输入;在停药后症状仍不缓解,可口服及外搽抗过敏药物治疗;症状严重者,可使用异丙嗪 25mg 肌内注射或苯海拉明 20mg 加胶性钙 2ml 肌内注射。累及黏膜者应特别注意对眼睛的保护,需定期冲洗以减少感染及防止眼睑黏膜粘连,闭眼困难者可用油纱布覆盖以防角膜长久暴露而损伤。

4. 消化系统反应　临床主要表现为腹胀、腹痛、腹泻、恶心、呕吐、便秘等,应减慢滴速,注意观察,必要时停止输液。症状不缓解或严重者,可以加用止呕、补液、止泻、改善便秘、调整胃肠道菌群等对症支持治疗。但便秘患者应辨证,区分是药物引起还是患者本身疾病引起。若由药物引起,建议患者多食含膳食纤维的食物、多饮水、多运动等,慎用泻药。

5. 循环系统反应　常见胸闷、心区不适、心悸、心慌、烦躁、心律不齐和血压升高等。主要的治疗措施:减慢滴速或立即停止输液;在停药后症状仍不缓解者或加重者,可给予对症支持治疗。

6. 静脉炎　临床主要表现为沿线静脉走行部位的红、肿、热、痛,有条索状物或硬结节,触痛明显。主要预防措施:置深静脉或中央静脉置管,可预防或减少静脉炎的产生;静脉滴注应小心,冬季可用温水预热,以免除物理性刺激,防止渗漏血管外而引起疼痛;若发生药液外渗或栓塞性静脉炎,应立即停止输液,限动肢体,回抽外渗药物,拔针,外渗部位避免施压;可采用局部冷敷或热敷,适当抬高患肢,50% 硫酸镁、芒硝、四黄水蜜、银丹膏、三黄膏等外敷。

7. 光过敏反应 若出现光过敏反应,患者外出时应做好遮阳措施,避免长时间暴露于阳光下,必要时使用工具遮阳。

8. 溶血反应 药物进入血液后,与红细胞膜结合,可形成一种异己的新抗原,刺激机体免疫系统,使敏感型个体产生相应的药物性抗体,引起红细胞大量破坏,出现酱油色尿,且血常规、尿常规、总胆红素、直接胆红素呈现异常,若出现溶血反应,应立即停止可疑药物。轻症病例以口服泼尼松、维生素和辅助药物进行治疗;重症患者可先静脉使用地塞米松冲击治疗并预防并发症。对于使用肾上腺皮质激素无效的严重病例,可选用血浆置换术。

9. 药物性肝损伤[24-26] 药物性肝损伤(drug-induced liver injury,DILI)是指由各类处方或非处方的化学药物、生物制剂、传统中药(traditional Chinese medicine,TCM)、天然药物(natural medicine,NM)、保健品(health product,HP)、膳食补充剂(dietary supplement,DS)及其代谢产物乃至药物所含辅料等所诱发的肝损伤。主要表现为乏力、食欲缺乏、腹胀、恶心、呕吐、尿黄、黄疸等,有些患者可同时出现皮疹、肾损伤及其他脏器损伤的表现。药物性肝损伤在临床上以急性肝损伤最为常见,占报告比例数的90%以上,少数患者可发生威胁生命的暴发性肝衰竭。出现疑似药物性肝损伤的患者如能得到及时处理,预后良好。主要防止措施有:

(1)立即停止使用疑似药物,且应尽量避免使用化学结构或药理作用与该类药物相同或相似的药物。

(2)药物治疗:重型患者可选用 N-乙酰半胱氨酸(NAC)。NAC 可清除多种自由基。临床越早应用效果越好。成人一般用法:50~150mg/(kg·d),总疗程不低于 3 日。治疗过程中应严格控制给药速度,以防不良反应;糖皮质激素对 DILI 的疗效尚缺乏随机对照研究,应严格掌握治疗的适应证,宜用于超敏或自身免疫征象明显且停用肝损伤药物后生化指标改善不明显甚或继续恶化的患者,并应充分权衡治疗收益和可能的不良反应;异甘草酸镁可用于治疗 GPT 明显升高的急性肝细胞型或混合型 DILI;轻至中度肝细胞损伤型和混合型 DILI,炎症较重者可试用双环醇和甘草酸制剂;炎症较轻者可试用水飞蓟素;胆汁淤积型 DILI 可选用熊脱氧胆酸(UDCA);有报道表明,腺苷甲硫氨酸(SAMe)治疗胆汁淤积型 DILI 有效。

(3)部分患者应采取血液透析、腹膜透析、血液灌流、血浆置换等方法。

10. **药物性肾损伤**　药物性肾损伤是由于给药导致新出现的肾脏损伤或现有肾脏损伤恶化。早期药物性肾损伤无特异性症状,之后可出现少尿、多尿期,常见药物性肾损伤有急性间质性肾炎、急性肾小管坏死、慢性间质性肾炎等。中药注射剂引起的严重肾损伤偶有报道,主要以急性肾衰竭为主,若发生急性肾衰竭,应立即停用影响肾灌注及有直接肾毒性的药物,同时根据患者肾功能情况调整其他正在使用的药物剂量。主要治疗措施有:

(1)一般治疗:在少尿或无尿期均应绝对卧床休息;多尿期需注意保护性隔离,加强室内通风;恢复期可适当运动,但仍应避免疲劳。对于未接受透析治疗的患者,应给予低蛋白饮食;对于不能口服的患者,可采用鼻饲、胃肠外营养以及全静脉营养疗法等。

(2)少尿期的治疗:首先应维持水平衡,必须严格控制 24 小时的出入量,"量出为入,宁少不多"的补液原则非常重要;其次,应维持电解质平衡和酸碱平衡。

(3)多尿期的治疗:多尿期开始后,威胁生命的并发症依然存在,仍应严格控制 24 小时出入量,积极补液以维持水、电解质及酸碱平衡,控制氮质血症,预防感染。如每日尿量达 4L 以上,补充液体量应逐渐减少,并尽可能从胃肠道补充。

(4)恢复期的治疗:一般无须特殊处理,定期随访肾功能,避免使用对肾功能有损伤的药物。

(5)药物相关的措施:对药物相关性急性间质性肾炎患者,如停用可疑药物后仍存在肾功能障碍,可以考虑使用类固醇治疗;肾功能减退患者药物治疗应考虑改变用药方案(比如减少剂量或者增加给药间隔)。

第三节　中药注射剂不良反应的报告方法与程序

为加强药品上市后监管,规范药品不良反应报告和监测,及时、有效控制药品风险,保障公众用药安全,原卫生部颁布了《药品不良反应报告和监测管理办法》(卫生部令第81号)。该办法规定:药品生产、经营企业和医疗机构应当主动收集药品不良反应,获知或者发现药品不良反应后应当详细记录、分析和处理,填写《药品不良反应/事件报告表》,并通过国家药品不良反应监测信息网络上报。

新药监测期内的国产药品应当报告该药品的所有不良反应;其他国产药品,报告新的和严重的不良反应。进口药品自首次获准进口之日起5年内,报告该进口药品的所有不良反应;满5年的,报告新的和严重的不良反应。药品生产、经营企业和医疗机构发现或者获知新的、严重的药品不良反应应当在15日内报告,其中死亡病例须立即报告;其他药品不良反应应当在30日内报告。有随访信息的,应当及时报告。药品生产企业应当对获知的死亡病例进行调查,详细了解死亡病例的基本信息、药品使用情况、不良反应发生及诊治情况等,并在15日内完成调查报告,报药品生产企业所在地的省级药品不良反应监测机构。个人发现新的或者严重的药品不良反应,可以向经治医师报告,也可以向药品生产、经营企业或者当地的药品不良反应监测机构报告,必要时提供相关的病历资料。

设区的市级、县级药品不良反应监测机构应当对收到的药品不良反应报告的真实性、完整性和准确性进行审核。严重药品不良反应报告的审核和评价应当自收到报告之日起3个工作日内完成,其他报告的审核和评价应当在15个工作日内完成。设区的市级、县级药品不良反应监测机构应当对死亡病例进行调查,详细了解死亡病例的基本信息、药品使用情况、不良反应发生及诊治情况等,自收到报告之日起 15 个工作日内完成调查报告,报同级药品监督管理部门和卫生行政部门,以及上一级药品不良反应监测机构。

省级药品不良反应监测机构应当在收到下一级药品不良反应监测机构提交的严重药品不良反应评价意见之日起 7 个工作日内完成评价工作。对死亡病例,事件发生地和药品生产企业所在地的省级药品不良反应监测机构均应当及时根据调查报告进行分析、评价,必要时进行现场调查,并将评价结果报省级药品监督管理部门和卫生行政部门,以及国家药品不良反应监测中心。

国家药品不良反应监测中心应当及时对死亡病例进行分析、评价,并将评价结果报国家药品监管部门和卫生主管部门。

参考文献

［1］刁燕春,宋世刚.中药注射剂安全性问题的研讨及防范 [J].中医中药,2012,10 (26):248-249.

［2］卞兆祥,商洪才,吴泰相,等.中药注射剂不良反应 / 不良事件的反思 [J].中国循证医学杂志,2010,10 (02):116-121.

［3］谭乐俊,王萌,朱彦.中药注射剂的不良反应研究进展 [J].中国中药杂志,2014,39 (20):3889-3998.

［4］JI K, CHEN J, LI M, et al. Comments on serious anaphylaxis caused by nine Chinese herbal injections used to treat common colds and upper respiratory tract infections [J]. Regul Toxicol Pharmacol. 2009, 55 (02): 134-138.

［5］国家食品药品监督管理局.关于鱼腥草注射液等 7 个注射剂有关处理决定的通知:国食药监办〔2006〕461 号 [A/OL].(2006-09-05)[2020-06-19]. http://www. nmpa. gov. cn/WS04/CL2196/323574. html.

［6］张海霞.172 例中药注射剂不良反应分析与原因探讨 [J].中华中医药杂志,2013,28 (02):367-370.

［7］李荣,蒋英蓝,曾敬怀,等.中药注射剂发生不良反应的相关性研究进展 [J].中成药,2013,35 (05):1059-1061.

［8］罗沛,钟振国.中药毒理学研究进展 [J].现代医药卫生,2008,24 (02):

222-224.

［9］ 白雪媛，赵雨，刘海龙，等．不同产地人参中的总糖、还原糖和可溶性多糖含量的比较研究［J］．中国现代应用药学，2012, 029 (001): 39-42.

［10］ 程芳，刘兆平．中药注射剂安全性评价与关键技术的研究［J］．中国中药杂志，2009, 34 (08): 1052-1054.

［11］ 国家食品药品监督管理总局．中药、天然药物注射剂基本技术要求［S］．国食药监注〔2007〕743 号.(2007-12-06)[2020-03-11]. https://www. nmpa. gov. cn/xxgk/fgwj/gzwj/gzwjyp/20071206120001186. html.

［12］ 李志雄，孙兆林，徐德生．羟丙基 -β- 环糊精在中药制剂中的应用概况［J］．时珍国医国药，2013, 24 (05): 1227-1228.

［13］ 王丽霞．注射剂附加剂及其安全性［C］．中国药学会．2006 第六届中国药学会学术年会论文集．中国药学会：中国药学会学术会务部，2006: 517-521.

［14］ 罗霞，王青，周联，等．中药注射剂所含聚山梨酯 80 与过敏反应关系的研究［J］．药物不良反应杂志，2010, 12 (003): 160-165.

［15］ 林艳．189 例中药注射剂不良反应报告分析［J］．赣南医学院学报，2013, 33 (03): 399-400.

［16］ 孔翔瑜，郝园，吴泰相，等．柴胡注射液不良反应或不良事件的系统评价［J］．中西医结合学报，2010, 8 (12): 1124-1132.

［17］ 李悦，宋立莹，刘世坤．5 种活血化瘀中药注射液在脑梗死治疗中的应用调查［J］．中国药师，2012.

［18］ 梁智明，何锦钧，徐海燕．中药注射剂不良事件 139 例及其临床相关因素分析［J］．中国新药与临床杂志，2010, 29 (08): 632-635.

［19］ 陈晓红．266 例葛根素注射液不良反应分析［J］．中国药事，2010, 24 (02): 203-205.

［20］ 楼丽君，郑方平．167 例鱼腥草不良反应分析［C］．浙江省医学会临床药学分会．2006 年浙江省药品法规与临床药理学术研讨会论文汇编．浙江省医学会临床药学分会：浙江省科学技术协会，2006: 136-142.

［21］ 黎颖然，潘泰先．170 例参麦注射液不良反应文献分析［J］．中国药物警戒，2010, 7 (10): 623-625.

［22］ 程光文，曾婧，毛宗福．双黄连注射剂不良反应影响因素的 logistic 回归分析［J］．中国现代应用药学，2010, 27 (10): 948-949.

［23］ 赵伟，张永玲，郑林，等．2067 篇 588 例香丹注射液不良反应文献分析［J］．河南中医，2011, 31 (03): 298-302.

［24］于乐成, 茅益民, 陈成伟. 药物性肝损伤诊治指南 [J]. 临床肝胆病杂志, 2015, 31 (11): 1752-1766.

［25］USUI J, YAMAGATA K, IMAI E, et al. Clinical practice guideline for drug-induced kidney injury in Japan 2016: digest version [J]. Clin Exp Nephrol. 2016, 20 (06): 827-831.

［26］曾聪彦, 梅全喜. 中药注射剂安全应用案例分析 [M]. 北京 : 人民卫生出版社 , 2015.

第三章 清热解毒类中药注射剂的合理应用

凡以清热解毒为主要功效的药品,称为清热解毒药。清热解毒药主要适用于病毒及细菌感染的上呼吸道感染、肺炎、扁桃体炎、咽炎、肠痈,疮痈、外伤感染、皮肤感染、眼科急性炎症及泌尿系统感染等。根据功效的不同,一般将清热解毒药分为清热泻火、清热解毒、清热理肺、清热除湿、清热化痰、清热镇惊、清热开窍等类别。

思考题:

一、清开灵注射液辨证用药和主治病症是什么?

二、醒脑静注射液临床应用注意事项有哪些?

三、莲必治注射液对特殊人群的使用禁忌有哪些?

四、痰热清注射液的禁忌证有哪些?

一、双黄连注射液(注射用双黄连)

【药物组成】金银花、黄芩、连翘。

【功能主治】清热解毒,疏风解表。用于外感风热所致的感冒,症见发热、咳嗽、咽痛。适用于病毒及细菌感染的上呼吸道感染、肺炎、扁桃体炎、咽炎等。

【方解】方中金银花味甘性寒,有清热解毒、疏散风热的功效,既善清在里之热毒,又可散在表之风热,为辛凉解表、清热解毒之良药,为君药。黄芩味苦性寒,苦能燥湿,寒能清热,善清肺热与上焦实火,又能清泄胆、胃、大肠湿热;连翘味苦、性微寒,善清上焦心肺之火,尤长于清泻心火,兼有轻宣疏散的作用,两药共为臣药。全方配合,共奏清热解毒、疏风解表之功。温者,火之气也,自口鼻而入,内通于肺,肺与皮毛相合,故温病初期,多见发热、微恶风寒、汗出不畅或无汗。肺受温热之邪,上熏口咽,故口渴、咽痛。肺失清肃,故咳嗽。治当辛凉解表,透邪泄肺,使热清毒解。

【临床应用】[1]感冒,温病初期。发热无汗,微恶风寒、汗泄不畅、头痛口渴、鼻塞流黄浊涕、咳嗽、舌尖红、苔薄黄或薄白、脉浮数。

【不良反应】

1. 过敏反应 以荨麻疹最多,少数出现花斑样血斑。

2. 过敏性休克 一般于注射的数秒至 5 分钟内发生,先是局部瘙痒、皮疹,继而心慌、胸闷、呼吸困难、血绀、血压下降,很快出现意识丧失和肢体抽搐,个别出现呼吸、心搏骤停。

3. 消化系统 恶心、呕吐、肠痉挛、腹泻、黄疸等。一般为一过性,停药或常规处理即可恢复。

4. 循环系统 静脉炎、血管疼痛、血压升高、房颤、短暂心动过速,停药后对症治疗均能恢复。

5. 神经系统 神志不清、头晕、头痛。

【禁忌】

1. 对本品有过敏史的患者禁止使用。高敏体质或对同类产品有严重过敏史者禁止使用。

2. 咳喘病、严重血管神经性水肿、静脉炎患者对本品有过敏史的、年老体弱者、心肺严重疾患者应避免使用。

3. 严重心肺功能不全者禁止使用。

4. 咳喘病、严重血管神经性水肿、静脉炎患者应避免使用。

5. 4 周岁及以下儿童、孕妇禁用。

【注意事项】

1. 用药前要认真询问患者对本品的过敏史,对本品有过敏史的患者应禁用,对本品有过敏体质的患者应禁用。

2. 不得超剂量或浓度(建议静脉滴注时药液浓度不应超过15%)应用,尤其是儿童,要严格按体重计算用量。

3. 静脉滴注双黄连注射液应遵循先慢后快的原则。用药过程中,应密切观察用药反应,特别是开始30分钟。发现异常,立即停药,采用积极救治措施,救治患者。

4. 本品与0.9%氯化钠注射液或5%~10%葡萄糖注射液配伍时如出现沉淀,请勿使用(双黄连注射液的最佳配伍pH为4.98~5.45)。

5. 首次用药应密切注意观察,一旦出现皮疹、瘙痒、颜面充血,特别是出现心悸、胸闷、呼吸困难、咳嗽等症状时,应立即停药,及时给予脱敏治疗。

6. 本品药性寒凉,应避免空腹用药,风寒感冒者忌用;用药期间不宜食用大蒜、生姜等食物;宜清淡饮食,禁食鱼腥发物。

【药物相互作用】

1. 与复方葡萄糖注射液同用,使本品疗效降低。

2. 与地塞米松同用,治疗小儿病毒性肺炎时,影响疗效,使病程延长。

3. 双黄连注射液不宜与pH<4.0的药品联用,否则易使黄芩苷析出。

4. 本品不宜在同一容器中与下列药物混用:①氨基糖苷类(庆大霉素、卡那霉素、链霉素等)与双黄连注射液配伍时易产生混浊或沉淀,疗效丧失。②大环内酯类(红霉素、吉他霉素等)与双黄连注射液配伍时易产生混浊或沉淀,例如与红霉素同用,超过1.2g即产生沉淀。③与环丙沙星同用,可产生沉淀。根据《中药注射剂临床使用基本原则》,中药注射剂应单独使用,禁忌与其他药品混合配伍使用。④谨慎联合用药,如确需联合使用其他药品时,应谨慎考虑与中药注射剂的间隔时间以及药物相互作用等问题。

【用法用量】

1. 注射液　①肌内注射,每次 2~4ml,一日 2 次。②静脉注射,一次 10~20ml,一日 1~2 次。③静脉滴注,每次每千克体重 1ml(即 1ml/kg),加入 0.9% 氯化钠注射液或 5%~10% 葡萄糖注射液中。

2. 粉针剂　静脉滴注,每次 60mg/kg,一日 1 次,或遵医嘱。临用前,先以适量的灭菌注射用水充分溶解,再用 0.9% 氯化钠注射液或 5% 葡萄糖注射液 500ml 稀释使用。

【剂型规格】注射液:每支装 20ml;粉针剂:每支装 600mg(含黄芩苷 150mg,绿原酸 10mg)。

【医保】《国家基本医疗保险、工伤保险和生育保险药品目录》(2021 年版)医保乙类,限二级及以上医疗机构重症患者。

【典型案例与分析】

案例一[2]:注射用双黄连导致严重过敏反应

案例简介:患者,女,57 岁,因“上呼吸道感染”给予 10% 葡萄糖注射液 250ml 加入注射用双黄连 3.6g 静脉滴注。约输入 150ml 时,患者出现耳后皮肤瘙痒,停止输液 5 分钟后,全身出现红色皮疹、呼吸困难、大汗、血压 75/50mmHg,经静脉注射地塞米松,皮下注射肾上腺素,3 小时后症状逐渐消失。

药师点评:本品的不良反应主要表现为过敏反应、高热、寒战等,其中过敏性休克占严重病例报告总数的 36%,多数患者治愈,少数患者抢救无效死亡;呼吸系统损伤主要表现为呼吸困难、呼吸急促、喉头水肿、支气管痉挛等;皮肤及其附件损伤表现为皮疹型药疹、血管神经性水肿、剥脱性皮炎、重症多形性红斑等;其他损伤包括肝功能损伤、血尿、肾功能损伤、过敏性紫癜、血压下降、视觉异常、听觉异常、抽搐、惊厥、昏迷等。该患者在正常用法用量下发生的不良反应属于过敏反应。

案例二[2]:双黄连注射液配伍禁忌导致死亡

案例简介:患者,男,38 岁,因“头晕、发热”至诊所就诊。查体温 38.5℃,诊断为急性上呼吸道感染。给予 5% 葡萄糖氯化钠注射液 250ml、双黄连注射液 20ml、林可霉素注射液 3g、利巴韦林注射液 0.5g、地塞米松 5mg 置同一瓶中静脉滴注,当日使用未出现不适症状。第 2 日,重复使用上述药品,用药后 5~10 分钟后自感胸闷、气喘,立即停药,症状加重,牙关紧闭,随后呼吸、脉搏、心跳消失,5 分钟后送至镇卫生院,抢救无效死亡。

药师点评:

1. 患者第一日用药后未出现不适症状,第二日却死亡,药师分析可能配伍中使用了地塞米松掩盖了过敏症状,第二日再使用时过敏加重导致死亡。

2. 本案例中给患者 5% 葡萄糖氯化钠注射液 250ml、双黄连注射液 20ml、林可霉素注射液 3g、利巴韦林注射液 0.5g、地塞米松 5mg 置同一瓶中静脉滴注,药物存在配伍禁忌,且中药成分复杂,易引起不良反应,根据《中药注射剂临床使用基本原则》,中药注射剂应单独使用,禁与其他药品混合配伍使用。

3. 使用双黄连注射液应严格按说明书规定的用法用量给药,不得超剂量、超浓度应用。用药期间应密切观察,发现异常应及时停用双黄连注射液,并及时采取救治措施。无完善的急救药品和设备的医疗机构,应慎用双黄连注射液。

二、肿节风注射液

【药物组成】肿节风。

【功能主治】清热解毒,消肿散结。用于风湿痹痛,肢体麻木,跌打损伤,产后瘀滞腹痛;肺热咳嗽,泄泻痢疾,肠痈,疮肿。

【方解】肿节风味苦,性平,归心、肝经。苦能燥湿,辛能发散,行气活血,祛风除湿,活血通经。用于热毒壅盛证候者。

【临床应用】[3] 用于热毒壅盛所致肺炎、阑尾炎、蜂窝织炎、细菌性痢疾、脓肿。

【不良反应】过敏反应、腹水、寒战、高热、药疹、面色潮红、手足发冷、瘙痒、胸闷、心悸等。

【禁忌】对肿节风及其辅料过敏者禁用;肿节风注射液只能

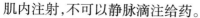

肌内注射,不可以静脉滴注给药。

【注意事项】

1. 本品是纯中药制剂,保存不当可能影响产品质量。发现药品出现混浊、沉淀、变色、漏气等现象时不能使用。

2. 由于肿节风注射液所致的不良反应类型临床主要表现为过敏反应,有用药过敏史或过敏体质者应避免用药。

【药物相互作用】禁止与其他药品混合配伍使用,应单独使用肿节风注射液。

【用法用量】肌内注射。抗菌消炎:一次 2~4ml,一日 1~2次。抗肿瘤:一次 3~4ml,一日 2 次。儿童每次半支,一日 2 次或遵医嘱。

【剂型规格】注射液:每支装 2ml。

【医保】《国家基本医疗保险、工伤保险和生育保险药品目录》(2021 年版)医保乙类,限二级及以上医疗机构。

【典型案例与分析】

案例[4]:肿节风注射液导致过敏反应

案例简介:患儿,男,3 岁 6 个月,因发热、咽痛入院治疗,诊断为急性上呼吸道感染,首先给予肿节风注射液 4ml 加入 5% 葡萄糖注射液 100ml 中,静脉滴注,2~3 分钟后,患儿出现胸闷、呼吸困难、面色潮红,继而出现发绀、全身皮肤瘙痒,考虑为药物过敏,立即停止输液,给予高流量输氧,地塞米松 2.5mg 静脉注射,10% 葡萄糖酸钙注射液 5ml 加入 25% 葡萄糖注射液 10ml 中静脉注射,约 4 分钟后口唇发绀消失、呼吸平稳,继续吸氧观察约 40 分钟,全身瘙痒消失,患儿精神好,症状缓解后出院。

药师点评[5]:

1. 此案例为典型的改变途径用药、用于幼儿剂量未减,这些与发生不良反应有因果关系。肿节风注射液常用于上呼吸道感染、小儿肺炎、婴幼儿病毒性肠炎,小儿患此类病概率较高,因而使用肿节风注射液频率也高,不良反应发生率相应较高,提示临床在应用肿节风注射液时,应严格按照说明书用法用量给药,儿童谨慎用药。

2. 临床应用肿节风注射液时应密切关注患者反应,一旦发生过敏反应应立即停止输液,并采取一定的救护措施。

三、柴胡注射液

【药物组成】柴胡。

【功能主治】清热解表。用于感冒发热,寒热往来,胸胁胀痛。

【方解】柴胡辛散苦泄,微寒退热,善于解表和疏散半表半里之邪,对于外感表证、发热恶寒、头身疼痛等,无论风寒风热表证均可应用。

【临床应用】[3]

1. 感冒 因外感风热所致感冒。症见发热、微恶风、头胀痛、汗出、咽干或咽痛、鼻塞流浊涕、咳嗽、咯黄黏痰、口渴欲饮、舌边尖红、苔薄白或黄、脉浮数;上呼吸道感染见上述证候者。

2. 时行感冒 因外感时邪所致感冒。症见高热恶寒、头身疼痛、口干口渴、舌红苔薄白、脉浮数;流行性感冒见上述证候者。

3. 疟疾 因感受疟邪、邪伏少阳、正邪交争所致,症见寒战高热、头痛、烦渴。

【不良反应】偶见皮疹等过敏反应。使用柴胡注射液有引起过敏性哮喘、晕厥、眩晕、昏迷、急性肺水肿、过敏性休克的个案报道。

【禁忌】对本品有过敏反应或严重不良反应病史患者禁用,柴胡注射液儿童禁用。孕妇慎用。本品推荐用法为肌内注射,严禁静脉注射给药。

【注意事项】本品为退热解表药,无发热者不宜用;过敏体质者慎用,应避免与其他药物混合使用;药品出现混浊、沉淀、颜色异常加深、漏气等现象时不能使用。

【药物相互作用】中药注射剂禁忌与其他药品混合配伍使用,应单独使用柴胡注射液。

【用法用量】肌内注射。一次 2~4ml(1~2 支),一日 1~2 次。

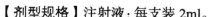

【**剂型规格**】注射液：每支装 2ml。

【**医保**】《国家基本医疗保险、工伤保险和生育保险药品目录》(2021 年版) 医保甲类。

【**典型案例与分析**】

案例一[6]：柴胡注射液引起头晕、恶心、自汗等不适

案例简介：患者，男，51 岁，因"痛风性关节炎并痛风结石形成、双肾结石"收入院。当日 17 时许出现高热，体温 39.3℃，予以复方氨基比林 2ml+ 柴胡注射液 2ml 肌内注射；吲哚美辛栓 0.1g 塞肛；物理降温后，体温逐渐下降，18 时复测体温 38.5℃。夜间 20 时许，患者进食家属外带食物后 5 分钟，开始出现头晕、恶心、自汗等不适。查体：体温 36.5℃；脉搏 62 次 /min；呼吸 20 次 /min；血压 114/86mmHg。腹部平软，无按压痛，听诊肠鸣音 3 次 /min，额头、背部汗出较甚，皮肤湿冷，精神差，双侧瞳孔大小约 2mm，对光反射灵敏。随机微量血糖测定，为 9.9mmol/L。嘱：①普通吸氧；②复方氯化钠注射液 500ml 静脉滴注，5% 葡萄糖注射液 250ml 静脉滴注后症状改善。

药师点评[6]：此案例中柴胡注射液与氨基比林注射液混合配伍使用，存在配伍禁忌；柴胡注射液属于中药注射剂，不宜与其他药物配伍使用，柴胡注射液易引起过敏反应，氨基比林注射液同样易引起过敏反应，两者配伍，引起过敏的抗原数目增加，更易引起高敏反应。此患者用药后出现头晕、恶心、自汗等不适，不能排外药物配伍引起的不良反应。柴胡注射液严禁混合其他药物一起肌内注射。

案例二[7]：注射柴胡注射液致急性肾衰竭

案例简介：患儿，女，11 岁，因发热 5 天、昏迷 1 天入院。5 天前出现发热，体温 38.5℃，乡村医生予肌内注射阿尼利定、柴胡注射液各 1.5ml/d，连续 3 天，发热得到控制。患儿食欲较差，予 0.9% 氯化钠注射液 500ml、柴胡注射液 14ml 静脉滴注，滴注约 250ml 时，患儿面部、手足部出现瘀血点，未作处理；约 2 小时后出现疼痛、烦躁、迟缓性瘫痪、二便失禁。急送当地医院，诊为过

敏性休克,予多巴胺、地塞米松静脉滴注后转院,患儿近 24 小时无尿,频繁呕吐咖啡样物。查体:神志不清,烦躁不安,体温 37℃,脉搏不能触及,呼吸 57 次/min,血压 55/40mmHg,颜面部水肿,面颊部、双足部出现瘀血点,局部形成瘀斑,全身皮肤发花,四肢凉,甲皱循环差,睑结膜出血,双侧瞳孔等大等圆,光反应迟钝,压眶反射存在,颈软,呼吸深大,双肺可闻及干啰音,心率 110 次/min,律齐,心音低钝,腹部膨隆,肠鸣音减弱,膀胱无明显充盈,病理反射未引出。初步诊断:过敏性休克,急性肾衰竭。急查:尿素105.5μmol/L,尿素氮 12.5μmol/L,肌酐 199.0μmol/L,二氧化碳结合力 21.2μmol/L,血钠 129.4mmol/L、钾 3.1mmol/L、氯 89.6mmol/L。尿蛋白(++),可见管型尿,镜下红细胞稀布视野。予吸氧,防治感染,纠正酸中毒,改善微循环。进行血液透析,其间一直用间羟胺、多巴胺维持静脉滴注,但病情无好转,入院 9 小时后,患儿呼吸、心搏骤停,经抢救无效死亡。

药师点评[8]:该案例属于给药途径不适宜。患儿用 0.9% 氯化钠注射液 500ml、柴胡注射液 14ml 静脉滴注,用药后出现急性肾衰竭。柴胡注射液一般推荐肌内注射,一次 2ml,患者超剂量使用柴胡注射液。另外,柴胡注射液严禁静脉滴注或混合其他药物使用。

四、肝炎灵注射液

【药物组成】山豆根。

【功能主治】降低转氨酶,提高机体免疫力。用于慢性、活动性肝炎。

【方解】山豆根味苦,性寒,归肺、胃经。肝炎灵注射液属于寒性药品,所治疾病应具有热证之特性,适用于湿热黄疸证,寒证者不宜使用。

【临床应用】用于慢性、活动性肝炎。

【不良反应】据文献报道,长期使用本品后可发生罕见的腱鞘炎。

【禁忌】本品推荐用法为肌内注射,不宜静脉给药。

【注意事项】本品苦、寒较重,寒证、虚火者不宜用,且有一定的毒性,用量不宜过大,疗程不宜过长;不宜在使用本药期间同时服用滋补性药品;用药期间,多饮水;对本药过敏者,避免再次用药。医护人员应充分了解并严格掌握肝炎灵注射液的功能主治,权衡治疗利弊、谨慎用药,并按照辨证使用中药注射剂的原则使用。

【药物相互作用】应尽量单独给药,不宜与其他中药注射剂或西药混合后给药。

【用法用量】肌内注射。一次 2ml,一日 1~2 次。2~3 个月为一个疗程,或遵医嘱使用。

【剂型规格】注射液:每支装 2ml(含苦参碱 35mg)。

【典型案例与分析】

案例[9]:肝炎灵注射液致腱鞘炎

案例简介:患者,女,50 岁,因患“慢性活动性肝炎”给予肌内注射肝炎灵注射液 4ml,一日 1 次,3 个月为一个疗程。使用 2 个月后,患者双手大拇指指关节弯曲疼痛,伸展不自如,诊断为腱鞘炎,行普鲁卡因、泼尼松龙封闭治疗后好转。继续肌内注射肝炎灵注射液 4ml,一日 1 次,15 日后患者双手中指又发生腱鞘炎。因怀疑是肝炎灵注射液所致,一个疗程后即停止使用,10 余日后腱鞘炎症状减轻。考虑到肝炎灵注射液对慢性活动性肝炎效果较好,患者继续使用第 2 个疗程,10 余日后腱鞘炎加重,以致手指不能伸展,而停用肝炎灵注射液 15 日左右,症状又缓慢减轻。因腱鞘炎发生于 2 次肌内注射肝炎灵注射液期间,且发生的都是对称性的腱鞘炎,停用肝炎灵则症状缓解,故推测该症状由肝炎灵所致。遂改用其他抗肝炎药物治疗,未再发生腱鞘炎。

药师点评[10-11]:

1. 此案例中,患者长期使用本品后发生了罕见的腱鞘炎,提示临床使用时应谨慎决定本品的使用疗程,不宜长期使用。使用期间应认真观察患者用药后的反应,一旦发生腱鞘炎,可用普鲁卡因、泼尼松龙作局部封闭治疗。

2. 使用本品前应详细询问患者过敏史,过敏体质者慎用,有该注射液过敏史者禁用;使用期间或反复注射期间,加强药学监护。

五、银黄注射液

【药物组成】金银花提取物、黄芩苷。

【功能主治】清热、解毒、利咽。用于风热犯肺而致发热、咳嗽、咽痛等,上呼吸道感染、急性扁桃体炎、咽炎见上述证候者皆可用之。

【方解】方中金银花性寒泄降,能清气血之热,又能解血中之毒;能清热解毒,疏风散热,透散表邪,为君药。黄芩味苦性寒,既除上焦湿热火毒,又清肺热、泄胃火,为辅药。二药合用,共奏清热解毒、疏风散热之效。银黄注射液属于寒性药品,所治疾病应具有实热证候,寒证、虚热患者不宜使用,需辨证用药,掌握其功能主治,谨慎应用。

【临床应用】[3]用于由外感风热、邪热入里、肺胃热盛所致的急、慢乳蛾,急、慢喉痹,感冒等。

【不良反应】文献报道,银黄注射液所致的不良反应均为过敏反应,且有严重的过敏性休克案例。

【禁忌】对本品过敏者禁用。

【注意事项】

1. 本品清热解毒、阴虚火旺者慎用。

2. 本品苦寒,脾气虚寒、便溏者慎用。

3. 服药期间忌辛辣、鱼腥食物。

【药物相互作用】本品宜单独使用,不宜与其他药物混合配伍使用。

【用法用量】肌内注射。一次 2~4ml,一日 1~2 次。

【剂型规格】注射液:每支装 2ml(含绿原酸 25mg、黄芩苷 40mg)。

【典型案例与分析】

案例[12]:银黄注射液致双手双足皮肤手套袜套样过敏

案例简介:患者,女,33 岁,因"发热、咽痛"诊断为"上呼吸道感染"。肌内注射银黄注射液 2 支(共 4ml),注射后即回家。约 4 小时后,双前臂下端 1/3 处至双手、双小腿下 1/3 处至双足整个皮肤瘙痒、烧灼感,皮肤发红、肿胀,但未见皮疹及水疱,夜间症状加剧,自服氯苯那敏 2 片,未见明显好转。次日复诊,考虑为银黄注射液过敏所致,停用该药,给予葡萄糖酸钙注射液 20ml,静脉注射地塞米松注射液 10mg 及维生素 C 注射液 1g,用药 3 日,外涂复方醋酸地塞米松乳膏,4 日后上述症状逐渐消失,1 周后双手及双足皮损区皮肤脱屑后好转。

药师点评:文献报道银黄注射液所致的不良反应均为过敏反应,且有严重的过敏性休克案例。此案例为双手双足手套袜套样过敏,这可能与个人体质有关。此案例提示,使用本品前应详细询问患者过敏史,使用本品后应密切观察患者反应。

六、苦木注射液

【药物组成】苦木枝或茎。

【功能主治】清热、祛湿、解毒、消炎。用于感冒、上呼吸道感染、急性扁桃体炎、肠炎、细菌性痢疾、肺炎、急性支气管炎、外伤感染、皮肤感染、眼科急性炎症及泌尿系统感染等。

【方解】苦木苦寒降泄,入肺、大肠经,功能为泻火解毒、清热燥湿。苦寒败胃,易伤津液,对于脾胃虚弱、津液亏耗者当慎用。

【临床应用】用于感冒、上呼吸道感染、急性扁桃体炎、肠炎和细菌性痢疾等。

【不良反应】据文献报道,偶见苦木注射液引起的过敏性休克。

【禁忌】对本品过敏者禁用。

【注意事项】[13]

1. 不宜在用药期间服用滋补性中药。

2. 服药期间忌烟酒及辛辣、生冷、油腻食物。

3. 对于脾胃虚弱、津液亏耗者当慎用。

4. 苦木有小毒,孕妇慎用。应用当中病即止,避免克伐太过、损伤正气。应按照辨证使用中药注射剂的原则使用,切忌将中药注射剂西药化使用。

【药物相互作用】本品宜单独使用,不宜与其他药物混合配伍使用。

【用法用量】肌内注射。一次 2~4ml,一日 1~2 次。

【剂型规格】注射液:每支装 2ml。

【典型案例与分析】

案例[14]: 苦木注射液致过敏性休克

案例简介:患儿,男,7 岁。因发热、咳嗽、咽痛就诊。查体:体温 38.5℃,咽部充血(++),双侧扁桃体 Ⅰ 度肿大,心肺(-)。处方:苦木注射液 1ml 肌内注射,每 12 小时 1 次;复方感冒灵 0.25g(1 片),维生素 C 100mg,胃酶 0.1g,均按照一日 3 次给药。注射苦木注射液 2 分钟后,患儿感心慌、气促、胸闷、呼吸困难、出冷汗,继而坐立不稳。查体:体温 38.8℃,脉搏 108 次 /min,呼吸 32 次 /min,血压 80/60mmHg,急性重病容、表情淡漠、气促等。立即给予 0.1% 肾上腺素 1mg 皮下注射,25% 葡萄糖注射液 100ml 加氢化可的松 50mg 缓慢静脉注射。5 分钟后心慌、胸闷、气促等症状缓解。观察 15 分钟后查体:脉搏 85 次 /min,呼吸 28 次 /min,血压 108/86mmHg,仅感原发病症状,其他症状完全消失。

药师点评:本案例为苦木注射液引起的过敏性休克,可能与患者免疫、个体差异有关,亦不能排除药物内各种有机成分的药理作用所致的过敏性休克或者是其中的大分子物质注入体内成为抗原或半抗原引起的过敏反应。患者系儿童,提示临床宜酌减剂量,并注意观察儿童使用本品后的反应。

七、抗腮腺炎注射液

【药物组成】忍冬藤。

【功能主治】清热解毒,疏风通络。用于痈肿疮毒,亦可用于温病发热、热毒血痢。

【方解】忍冬藤性味甘寒,归肺、胃经,功能为清热解毒、疏风通络,用于温病发热、痈肿疮疡。痄腮要辨别为轻症还是重症,轻

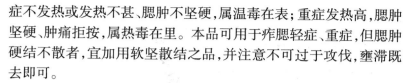

症不发热或发热不甚、腮肿不坚硬,属温毒在表;重症发热高,腮肿坚硬、肿痛拒按,属热毒在里。本品可用于痄腮轻症、重症,但腮肿硬结不散者,宜加用软坚散结之品,并注意不可过于攻伐,壅滞既去即可。

【临床应用】用于流行性腮腺炎,内热外感引起的小儿感冒、发热及伴有风疹、疱疹的小儿感冒。

【不良反应】据文献报道,本品在使用过程中颜面、躯干出现水肿、荨麻疹,在有限的报道中发现使用本品产生的患者多为儿童。

【禁忌】对本品过敏者禁用。

【药物相互作用】本品宜单独使用,不宜与其他药物混合配伍使用。

【用法用量】肌内注射。一次 2ml,一日 1~2 次。

【剂型规格】注射液:每支装 2ml。

【典型案例与分析】

案例[15]:抗腮腺炎注射液引起皮疹、颜面潮红

案例简介:患儿,女,6 岁。因患流行性腮腺炎给予肌内注射抗腮腺炎注射液 2ml。注射药品后 10 分钟左右,患儿突然颜面潮红,眼睑红肿,结膜充血,全身皮肤出现弥漫性红色斑、丘疹及风团。此外,患儿瘙痒剧烈、烦躁不安,伴头晕、恶心、胸闷气紧。立即用地塞米松 5mg 加入 25% 葡萄糖注射液 20ml 静脉注射,约 15 分钟后,患儿上述症状逐渐缓解,继续观察 30 分钟左右,病情稳定,给予氯苯那敏 4mg、葡萄糖酸钙片 0.2g(2 片)口服,一日 3 次。次日来诊,上述症状消失,停止用药。

药师点评:

1. 抗腮腺炎注射液成分是忍冬藤,忍冬藤中所含的绿原酸既是清热解毒的有效成分,也是常见致敏原。应用本品时应特别注意防治可能出现的过敏反应。

2. 在有限的报道中发现,使用本品产生的患者多为儿童,腮腺炎亦为儿童多发病,提示给儿童应用本品时应特别注意观察、防

治不良反应。

八、茵栀黄注射液

【别名】安茵黄。

【药物组成】茵陈提取物、栀子提取物、黄芩苷、金银花提取物(以绿原酸计),辅料为葡萄糖(无水葡萄糖)、葡甲胺、甘油。

【功能主治】清热解毒、利湿退黄。用于肝胆湿热所致的黄疸,症见面目悉黄、胸胁胀痛、小便黄赤;急、慢性肝炎见上述证候者。

【方解】方中茵陈清热利湿,利胆退黄,为治疗黄疸之要药,为君药。黄芩清热燥湿,泻火解毒,利胆退黄;栀子清三焦火邪,除肝胆湿热而退黄,两药可加强君药清热利湿退黄之功,共为臣药。金银花清热解毒,为佐药。诸药合用,共奏清热解毒、利湿退黄之功。主要适用于阳黄证型中热大于湿者,黄疸属寒湿阴黄者不宜使用。

【临床应用】黄疸,由湿热熏蒸肝胆、胆汁外溢所致,症见面目悉黄、胸胁胀痛、恶心呕吐、小便黄赤、舌红苔黄腻、脉弦滑数;急慢性肝炎见上述证候者。

【不良反应】

1. 过敏反应　潮红、皮疹、瘙痒、过敏性皮炎、血管神经性水肿、呼吸困难、心悸、发绀、血压下降、喉头水肿、过敏性休克等。

2. 全身性损伤　畏寒、寒战、发热、疼痛、水肿、乏力、多汗、面色苍白等。

3. 消化系统　恶心、呕吐、腹泻、腹痛、胃肠胀气等,有胃肠道出血个案报告。

4. 呼吸系统　呼吸困难、呼吸急促、咳嗽等。

5. 心血管系统　心悸、胸闷等。

6. 精神及神经系统　头晕、头痛、抽搐等。

7. 用药部位　皮疹、瘙痒、静脉炎、局部麻木等。

8. 其他　有溶血反应、黄疸一过性加重、中毒性表皮坏死松解症、肾功能异常个案报告。

【注意事项】

1. 寒湿所发黄疸,症见黄色晦暗、肢凉怕冷、便溏者不宜用。

2. 本品不宜用于肝衰竭的黄疸、梗阻性黄疸以及残留黄疸。

3. 自身免疫性肝炎、原发性胆汁性肝硬变和原发性胆管炎的黄疸应慎用。

4. 新生儿、婴幼儿、孕妇禁用。

5. 本品苦寒,易伤脾胃,黄疸消退后应考虑停药,不宜久用。

6. 辨证施药,严格掌握功能主治,禁止超功能主治用药。

7. 严格掌握用法用量。按照药品说明书推荐剂量和溶媒使用药品。不超剂量、过快滴注和长期连续用药。

8. 本品保存不当可能会影响药品质量;用药前、配制后及使用过程中应认真检查本品及滴注液,发现药液出现混浊、沉淀、变色、结晶等药物性状改变以及瓶身有漏气、裂纹等现象时,均不得使用。

9. 严禁混合配伍,谨慎联合用药。本品应单独使用,禁忌与其他药品混合配伍使用。如确需联合使用其他药品,应谨慎考虑与本品的间隔时间以及药物相互作用等问题。

10. 老人、哺乳期妇女、过敏体质者、冠心病患者等特殊人群和初次使用中药注射剂的患者应慎重使用,如确需使用,应加强监测。

11. 目前尚无儿童应用本品的系统研究资料,不建议儿童使用。

12. 静脉滴注时,必须稀释以后使用。首次用药,宜选用小剂量,慢速滴注。加强用药监护。用药过程中,应密切观察用药反应,特别是开始30分钟。发现异常,立即停药,及时采取救治措施。

【药物相互作用】本品不宜与0.9%氯化钠注射液、复方氯化钠注射液、葡萄糖氯化钠注射液配伍,与二甲弗林、辅酶A、甘露醇、谷氨酸钙、红霉素、肌苷、精氨酸、四环素、维生素B_6、维生素C

等存在配伍禁忌。本品不能与氨基糖苷类、头孢菌素类、复方氨基比林联合用药,与其他抗生素类药物、维生素 K_1、法莫替丁、还原型谷胱甘肽联合应用时也应谨慎使用。

【用法用量】静脉滴注,一次 10~20ml,用 10% 葡萄糖注射液 250~500ml 稀释后滴注;症状缓解后可改用肌内注射,一日 2~4ml。

【剂型规格】注射液:每支装 2ml、10ml。

【医保】《国家基本医疗保险、工伤保险和生育保险药品目录》(2021 年版)医保甲类,限二级及以上医疗机构。

【典型案例与分析】

案例[16]:茵栀黄注射液致躁动、胸闷及瘙痒过敏反应

案例简介:患者,女,13 岁,因“恶心、乏力 3 天”收入院。查体:一般情况可,皮肤巩膜黄染,心肺正常。肝大,肝区叩痛。实验室检查:肝功能检查,GPT 190U,抗甲型肝炎病毒 IgM 抗体阳性,诊断为:急性黄疸型甲型肝炎,立即给予保肝治疗,第三日仅用茵栀黄注射液 20ml 加入到 10% 葡萄糖注射液 250ml 中稀释静脉滴注,大约 0.5 小时后,患者出现躁动不安、全身瘙痒及胸闷,立即停止输液,1 小时后症状消退。入院第 17 日,不慎再次静脉滴注茵栀黄注射液,患者又出现躁动、胸闷及瘙痒,躯干及双上肢布满苍白色风团样皮疹,周围绕以红晕。停止茵栀黄注射液静脉滴注,肌内注射地塞米松、口服马来酸氯苯那敏,患者逐渐恢复正常。

药师点评[17-18]:

1. 这一例为茵栀黄注射液引起的过敏反应,茵栀黄注射液是中药茵陈、栀子、黄芩的乙醇提取物所组成的复方制剂,成分复杂,易发生不良反应。茵栀黄注射液相关过敏反应报道较多,使用本品前详细询问患者过敏史,用药后密切观察短时间内的患者临床反应。

2. 茵栀黄注射液建议用法用量为一次 10~20ml,采用 10% 葡萄糖注射液 250~500ml 稀释后静脉滴注,不宜超量或长时间使用。

九、清开灵注射液（注射用清开灵）

【药物组成】胆酸、珍珠母、猪去氧胆酸、栀子、水牛角、板蓝根、黄芩苷、金银花。

【功能主治】清热解毒，化痰通络，醒神开窍。用于热病神昏、中风偏瘫、神志不清；急性肝炎、上呼吸道感染、肺炎、脑血栓形成、脑出血见上述证候者。

【方解】方中胆酸、猪去氧胆酸可清心化痰开窍、凉肝镇惊息风，黄芩苷清热解毒，为君药；金银花芳香疏散，散肺经邪热，栀子、板蓝根可清热利湿、凉血解毒，为臣药；水牛角、珍珠母平肝潜阳，直折上亢之肝火，镇惊安神，为佐药。诸药相配，共奏清热解毒、化痰通络开窍、镇静安神之功。清开灵注射液药性寒凉，所治疾病应具有热证之特性，寒证患者不宜使用。辨证使用中药注射剂，有表证恶寒发热者应慎用。

【临床应用】外感高热：因外感温热邪毒所致高热烦躁、口渴饮冷、胸闷咳喘、痰多色黄，甚至神昏谵语、四肢抽搐、角弓反张，或斑疹、舌绛苔黄、脉数；上呼吸道感染、肺炎见上述证候者。中风：因热毒内盛、痰阻清窍所致的突然昏倒、不省人事、半身不遂、口眼㖞斜、言语不利、牙关紧闭、面赤气粗、舌苔黄腻、脉弦滑；脑血栓形成、脑出血见上述证候者。急性肝炎：因肝胆热盛所致高热烦躁、肋痛、口苦、纳呆、腹胀、尿赤、便结，或见黄疸、舌红苔黄、脉弦数。

【不良反应】本品偶有过敏反应，可见皮疹、面红、局部疼痛等。

【禁忌】清开灵注射液新生儿、婴幼儿、孕妇禁用。过敏体质者禁用。

【注意事项】

1. 有表证恶寒发热者慎用。

2. 合并有心脑血管、肝、肾和造血系统等严重原发性疾病者，请咨询医师是否可使用本品。

3. 儿童、哺乳期妇女、年老体弱者应在医师指导下使用。

4. 本品如产生沉淀或混浊时不得使用。如经 10% 葡萄糖注射液或 0.9% 氯化钠注射液稀释后,出现混浊亦不得使用。

5. 清开灵注射液稀释以后,必须在 4 小时以内用完。注意滴速勿快,儿童以 20~40 滴 /min 为宜,成人以 40~60 滴 /min 为宜。

6. 应充分了解清开灵注射液的功能主治及用法用量,严格把握功能主治,权衡利弊,谨慎用药。

【药物相互作用】[19]

1. 清开灵注射液与常用抗生素的配伍禁忌　①与氨基糖苷类(硫酸妥布霉素、阿米卡星、链霉素、小诺新霉素、卡那霉素、庆大霉素)配伍使用会产生棕色的混浊或沉淀;②不宜与氟喹诺酮类(氧氟沙星、环丙沙星)配伍使用,与环丙沙星混合后会产生白色混浊;③不宜与 β- 内酰胺类抗生素(青霉素、青霉素钠、青霉素钾、头孢拉定、头孢噻肟)混合配伍;④不宜与去甲万古霉素、乳糖酸红霉素、吉他霉素、盐酸林可霉素等混合配伍。

2. 不宜与含钙、镁离子的药物(川芎嗪、氨茶碱、肌酐、垂体后叶素、去甲肾上腺素、山梗菜碱、间羟胺、葡萄糖酸钙、硫酸镁、复方电解质等)合用。

3. 不宜与维生素类(维生素 C、维生素 B_6、维生素 K_3 等)药物合用。

4. 不宜与氨甲苯酸等止血药合用。

5. 不宜与抗高血压药物(如利血平)合用。

6. 不宜与多巴胺、肾上腺素、酚妥拉明、盐酸氯丙嗪、硫酸美芬丁胺、罂粟碱、胸腺肽等药物合用。

因此,在临床使用清开灵注射液时应谨慎联合用药,如确实需要联合使用其他药品时,医护人员应谨慎考虑与清开灵注射液的时间间隔以及药物相互作用等因素。

【用法用量】

1. 注射液　肌内注射,一日 2~4ml。重症患者静脉滴注,一日 20~40ml,以 10% 葡萄糖注射液 200ml 或 0.9% 氯化钠注射液 100ml 稀释后使用。

2. 粉针剂(即注射用清开灵)　临用前,每支用注射用水 5ml 溶解。肌内注射:一日 2~4ml。重症患者静脉滴注,一日 1 200mg,以 10% 葡萄糖注射液 250ml 或 0.9% 氯化钠注射液 100ml 稀释后使用,一日 1 次。滴速勿快,建议 40~60 滴 /min。

【剂型规格】注射液:2ml(黄芩苷 10mg,总氮 5mg);5ml(黄芩苷 25mg,总氮 12.5mg);10ml(黄芩苷 50mg,总氮 25mg)。粉针剂:每支装 200mg。

【医保】《国家基本医疗保险、工伤保险和生育保险药品目录》(2021 年版)医保甲类,限二级及以上医疗机构并有急性中风偏瘫患者和上呼吸道感染、肺炎导致的高热患者。

【典型案例与分析】

案例一[20]: 静脉滴注清开灵注射液出现过敏性休克

案例简介:患者,男,26 岁,因"上呼吸道感染"就诊,给予 5% 葡萄糖氯化钠注射液 250ml、克林霉素 0.6g、利巴韦林 0.5g 和 5% 葡萄糖注射液 250ml、清开灵注射液 20ml 静脉滴注,滴速 50 滴 /min。第 1 组液体滴注完毕后,继续静脉滴注清开灵注射液 3 分钟时,患者出现胸闷、恶心、呼吸困难,随即意识丧失;血压 30/10mmHg,脉搏 110 次 /min,呼吸 30 次 /min;立即停药予吸氧,并给予血管活性药物、糖皮质激素等药物治疗,12 分钟后患者恢复意识,血压 80/50mmHg,脉搏 96 次 /min,呼吸 22 次 /min,继续抢救治疗,2 日后痊愈出院。

药师点评:

1. 此案例存在多种药物混合和配伍禁忌,不能排外清开灵注射液引起的过敏反应,在输完第一组克林霉素、利巴韦林后,即更换清开灵组,在更换两组药液时未用葡萄糖注射液或 0.9% 氯化钠注射液给予缓冲,且在输液初期速度就达 50 滴 /min,提示有连续输液时必须用葡萄糖或 0.9% 氯化钠注射液冲管,输液过程中速度宜先慢后快,因清开灵注射液引起的过敏反应潜伏时间短,多在 30 分钟内出现,开始应予 20~30 滴 /min 缓慢滴入,并严密观察,输入 30 分钟后再根据具体时间调节至常规速度。

2. 清开灵注射液时应谨慎联合用药,如确实需要联合使用其他药品时,医护人员应谨慎考虑与清开灵注射液的时间间隔以及药物相互作用等因素,如采取冲管等措施。

案例二[20]:清开灵注射液出现严重过敏致死亡

案例简介:患儿,男,1岁,因急性扁桃体炎给予5%葡萄糖注射液250ml、清开灵注射液10ml、头孢唑林钠0.5g静脉滴注,15滴/min。静脉滴注液体量约20ml时,患儿突然出现口唇发绀、口吐粉红色及白色混合泡沫痰、呼吸急促、点头样呼吸;体温39℃、心率210次/min、呼吸50次/min,双肺呼吸音粗,可闻及大量湿啰音,立即停药,给予强心、利尿、持续高流量给氧、醒脑等抢救措施,19小时后经抢救无效死亡。

药师点评[21]:此案例属于儿童用药,且存在多种药物混合配伍或存在配伍禁忌,最后导致患者用药后死亡,这是由于小儿各脏器发育不尽完善、对药物反应敏感。中医学认为,小儿多稚弱体质,清开灵成分多为苦寒峻烈之品,易择其阳气,故在小儿中常能引起严重的过敏反应。据第21期《药品不良反应信息通报》,清开灵注射液不合理用药最后导致死亡病例中27%的患者为14岁以下儿童,多数患儿存在多组液体、多种药品混合滴注的现象,输液量较大,其中2例为左心衰竭抢救无效死亡,可能与儿童特殊体质、输液量大、输液速度快等有关。提示清开灵注射液用于儿童、老年人等特殊人群时要慎重使用。禁止多组液体、多种药物混合滴注。

十、白花蛇舌草注射液

【药物组成】白花蛇舌草。

【功能主治】清热解毒,利湿消肿。用于湿热蕴毒所致的呼吸道感染,扁桃体炎,肺炎,胆囊炎,阑尾炎,痈疖脓肿及手术后感染,亦可用于癌症辅助治疗。

【方解】白花蛇舌草苦甘而寒,能清热解毒、散结消肿、利湿通淋,所治疗的疾病应具有热证之特性,寒证患者不宜使用。

【临床应用】①小儿肺炎;②阑尾炎;③输精管结扎术后附睾

淤积症；④毒蛇咬伤；⑤盆腔炎、附件炎；⑥手术后感染、癌症辅助治疗。

【不良反应】偶见过敏反应，严重情况下发生过敏性休克。

【注意事项】①用药期间，忌烟酒及辛辣、生冷、油腻食物；②对本品过敏或有严重不良反应病史者禁用；③本品推荐用法为肌内注射，不能经静脉给药；④首次用药后应严密观察患者反应，还应注意连续多次给药后患者的反应，警惕不良反应的发生。一旦发生不良反应，应立即采取抢救措施。应充分了解白花蛇舌草注射液的功能主治及用法用量，严格把握功能主治，权衡利弊。

【药物相互作用】白花蛇舌草注射液宜单独使用，不宜与其他药品混合配伍使用，在临床使用白花蛇舌草注射液时应谨慎联合用药，如确实需要联合使用其他药品时，医护人员应谨慎考虑与白花蛇舌草注射液的时间间隔以及药物相互作用等因素。

【用法用量】肌内注射，常用量为一次 2~4ml，一日 1~2 次。

【剂型规格】注射液：每支装 2ml。

【典型案例与分析】

案例[22]：白花蛇舌草注射液致过敏性休克

案例简介：患者，男，56 岁，因"上腹痛、腹胀、双下肢水肿 10 天"就诊。查体：体温、脉搏、呼吸、血压均正常。神志清，精神差，面色灰暗。全身皮肤黏膜、巩膜中度黄染，可见数个蜘蛛痣，浅表淋巴结未触及，心肺无异常，腹软，无压痛及反跳痛。肝区叩击痛，腹水征阳性，墨菲征阳性，双下肢呈凹陷性水肿。B 超示：肝癌、肝硬化并腹水。肝功能示：血清谷丙转氨酶 126U、谷草转氨酶 214U、血清碱性磷酸酶 318U、γ-谷氨酰转肽酶 868U、总胆红素 16.3μmol/L、直接胆红素 159.8mol/L。肿瘤标记物示：甲胎蛋白 85.6μg/L，癌胚抗原 36.5μg/L，血清铁蛋白 876.9μg/L。临床诊断：肝癌、肝硬化并腹水。询问患者无用药过敏史，治疗给予一般保肝、降酶、退黄和化疗药物治疗 8 日后加用白花蛇舌草注射液，每次 4ml，肌内注射 3 分钟时，患者突然出现恶心、心悸、口唇发绀、四肢厥冷并大汗、脉搏细弱、血压降至零。医师诊断为过敏性休克,让患者平卧保暖、吸氧,并给予抗休克治疗:地塞米松 10mg 静脉注射,盐酸肾上腺素 0.5mg 皮下注射,多巴胺 60mg 加入 5% 葡萄糖注射液 500ml,缓慢静脉滴注,患者逐渐清醒。血压恢复正常,1 小时后上述症状消失。

药师点评:白花蛇舌草注射液推荐用法为肌内注射,一次 2~4ml,一日 1~2 次,该患者属于对症用药和正确用法用量的情况下出现过敏性休克的严重不良反应,这也提醒了临床医务工作人员,在正确使用白花蛇舌草注射液的情况下要重视白花蛇舌草注射液也会引起不良反应。在首次使用白花蛇舌草注射液时,要严密观察患者反应,也要注意连续多次用药后患者的反应,警惕不良反应的发生。

十一、清热解毒注射液

【药物组成】金银花、黄芩、连翘、龙胆、生石膏、知母、栀子、板蓝根、生地黄、麦冬、紫花地丁、玄参。

【功能主治】清热解毒,养阴生津,泻火。抗菌、抗病毒、解毒、抗感染作用。用于风热型感冒,流行性腮腺炎,轻、中型流行性乙型脑炎。

【方解】方中连翘、金银花为君药,既能疏风散热、清热解毒、又可透热外出、避秽化浊。龙胆大苦大寒,上清肝胆实火,下利肝经湿热;黄芩清上导下,增其泻火除湿之力;栀子通泻三焦之火,导热下行;生石膏、知母清热生津,重在清气分之热;生地黄凉血滋阴,麦冬清热养阴生津,玄参滋阴降火解毒,三药即为增液汤,能养阴生津、清营凉血解毒,使营分热邪透转气分而解。板蓝根能清热解毒、凉血利咽,佐以紫花地丁凉血消肿。诸药同用气血两清,且兼顾正气、养阴生津,共奏清热解毒、养阴生津、泻火之功。清热解毒注射液属寒凉药性,所治疾病应具有热证之特性,寒证患者不宜使用。适用于里热证;假热而真寒之象,不可误用寒凉之药。

【临床应用】感冒:由外感风热、内郁化火所致,症见发热重、微恶风寒、头痛、咽炎、口干舌红、脉浮数;急性上呼吸道感染见上述证候者。痄腮：由外感瘟疫时毒所致，症见腮颊灼热肿胀疼痛、发热、烦躁、舌红、脉数；流行性腮腺炎见上述证候者。暑温：由感受暑热邪毒所致，症见高热、头痛、烦躁、呕吐、口渴、舌红、脉数；轻、中型流行性乙型脑炎见上述证候者。

【不良反应】偶见过敏反应，严重情况下发生过敏性休克。

【禁忌】对本品过敏者禁用，易过敏体质者慎用。

【注意事项】①在使用前宜检查其澄明度，药品性状发生改变时，或混浊时禁止使用；②忌烟、酒及辛辣、生冷、油腻食物；③本品含苯甲醇，若注射局部出现硬结者慎用，有过敏体质者慎用；④不宜在用药期间服用滋补性中药；⑤本品推荐用法为肌内注射，不能用于静脉滴注。应充分了解清热解毒注射液的功能主治及用法用量，严格把握功能主治，权衡利弊。

【药物相互作用】本品宜单独使用，不宜与其他药物混合使用。

【用法用量】肌内注射，常用量为一次 2~4ml，一日 2~4 次。

【剂型规格】注射液：每支装 2ml。

【典型案例与分析】

案例[23]：清热解毒注射液致严重不良反应

案例简介：患者，女，20 岁，因"咽痛、头痛、咳嗽 2 天，发热 1 天"来门诊就诊。查体：体温 38.7℃，咽稍红，扁桃体 I 度肥大，心肺听诊(-)，其他未见异常。临床诊断为上呼吸道感染。给予肌内注射清热解毒注射液 4ml，注射后患者诉注射局部疼痛明显，即平卧位休息观察约 1 分钟，患者出现面色苍白、口唇发绀、呼吸急促，继而出现四肢抽搐。查体：BP 113/68mmHg，P 96 次 /min，R 28 次 /min，发生严重不良反应，立即给予吸氧，地塞米松 5mg 肌内注射，50% 葡萄糖注射液 20ml 加 10% 葡萄糖酸钙注射液 10ml 静脉注射，继用 5% 葡萄糖注射液 250ml 加维生素 C 注射液 2.0g，静脉滴注。用药后约 10 分钟，患者面色及口唇颜面颜色渐正常，呼吸平稳，四肢抽搐停止，活动自如，病情渐平稳。

药师点评：此例为清热解毒注射液引起的过敏性休克，用药后引起不良反应，机制不明，提示临床医务工作人员用药前应询问患者过敏史,谨慎使用。因有报道少数患者肌内注射时感觉刺激较强,建议肌内注射时应缓慢注射,并且严密观察患者反应,如果出现不良反应及时进行施救。

十二、穿心莲注射液

【药物组成】穿心莲。

【功能主治】清热解毒,燥湿止痢。用于咽喉肿痛,肺热咳嗽,热痢。亦可用于上呼吸道感染,细菌性痢疾等。

【方解】穿心莲性味苦寒,入心、肺经,善清上焦火邪热毒,尤以清肺热见长,有良好的清热解毒、凉血消肿、宣肺利咽之功。故可用于感冒发热、咽喉肿痛、肺热咳嗽。入大肠、膀胱经,既可清热凉血、燥湿止痢,又可清泄膀胱湿热。属寒凉药性,所治疗疾病应具有热证之特性,寒证患者不宜使用。

【临床应用】①外感风热,邪热入里化热,热毒壅盛所致感冒;②热毒蕴结所致喉痹;③热毒蕴结,肺热壅盛所致咳嗽;④热毒内蕴,伤及肠胃,传化失常所致泄泻、痢疾等;⑤热毒蕴结所致热淋、痈肿疮疡、毒蛇咬伤等。

【不良反应】①偶见过敏反应,严重情况下发生过敏性休克。②消化道症状。

【禁忌】①对本品过敏者禁用,过敏体质者慎用;②外感风寒者忌用。

【注意事项】①不宜在同一容器中与其他药物混用;②使用穿心莲注射液时可能会出现消化道症状,应避免空腹使用;③不宜在使用本品期间服用滋补性中药;④本品是纯中药制剂,保存不当可能影响产品质量,所以使用前必须对光检查,发现药液出现混浊、沉淀、变色、漏气等现象时不能使用。

【药物相互作用】穿心莲注射液与红霉素不宜合用,因为注射穿心莲能增强机体对白细胞的吞噬功能,红霉素能抑制其吞噬功能,使疗效降低。穿心莲注射液的推荐用法为肌内注射,切忌静脉滴注给药;本品宜单独使用,不宜与其他药物混合使用。

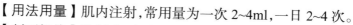

【用法用量】肌内注射,常用量为一次 2~4ml,一日 2~4 次。

【剂型规格】注射液:每支装 2ml。

【典型案例与分析】

案例一[24]:穿心莲注射液引起血小板减少

案例简介:患者,男,67 岁,因"咳痰、气喘"住院。使用穿心莲注射液 400mg 静脉滴注,每 12 小时 1 次。第 6 日,患者出现咳血丝痰。停用穿心莲注射液,咳血丝痰仍存在,继而出现左膝关节、双侧臀部肿痛,并伴有皮下出血点和紫红色瘀斑,查血小板 $17 \times 10^9/L$(入院时血小板 $86 \times 10^9/L$);B 超检查:双侧臀部皮下积液。立即输注血小板,静脉滴注地塞米松和止血药物。第 8 日,血小板升至 $143 \times 10^9/L$,但臀部肿痛仍然严重,于 20 日后行臀部血肿切开引流术,术中取出陈旧性积血约 400ml,术后创面引流,伤口渐愈合。2 个月后治愈出院。出院 1 个月后,复查血小板 $130 \times 10^9/L$,关节肿痛消失。

药师点评:该患者使用穿心莲注射液的方法为静脉滴注,但穿心莲注射液推荐用法为肌内注射,常用量为一次 2~4ml(含穿心莲乙醇提取物 20~40mg),一日 2~4 次,给药方式不同;此外该患者使用穿心莲注射液 400mg 静脉滴注,一日 2 次给药,明显超过说明书规定的日用剂量,发生不良反应的风险远远大于正确使用穿心莲注射液,提示医务人员应按说明书用法正确使用穿心莲注射液,减少不良反应发生的概率。通过检索近几年医药学杂志,收集到穿心莲注射液不良反应文献病案,通过流行病学和文献计量学方法对病例资料进行整理与归纳,结果发现,发生不良反应的小儿患者所占比例最高,小儿用药应多给予关注;不良反应的发生与性别无显著相关性,临床表现中以过敏反应和血液系统不良反应所占比例为最高。穿心莲注射液引起不良反应的机制目前尚不明确,推测与患者过敏体质、给药剂量、辅料等因素有关。

案例二[25]:穿心莲注射液引起过敏性休克

案例简介:患者,女,50 岁,因"扁桃体炎"肌内注射穿心莲注射液 4ml,注射几分钟后,出现心慌、头晕、眼花、大汗淋漓、面色苍白、四肢冰冷、恶心、继之不省人事。查体：脉搏细弱，血压70/50mmHg，诊断为过敏性休克。给予肾上腺素 1mg（1 支），皮下注射。约 10 分钟后患者清醒，症状消失。

药师点评[26]：此病例中患者无过敏史，在肌内注射穿心莲之前未用过其他药物，穿心莲注射液用法用量也是合理的，在使用穿心莲注射液后出现休克症状，发生过敏反应，提示医务人员，对于无过敏史的患者，在使用穿心莲注射液的时候，要密切关注患者用药情况，如果出现不良反应及时处理，同时做好心理护理，减轻患者和家属的心理负担。

十三、板蓝根注射液

【药物组成】板蓝根。

【功能主治】清热解毒，凉血利咽，消肿。用于肺胃热盛所致咽喉肿痛、口咽干燥、腮部肿胀；急性扁桃体炎、腮腺炎见上述证候者。亦可防治传染性肝炎、小儿麻疹等。

【方解】板蓝根味苦性寒，具有清热凉血解毒的功效，辨证应用于风热、热毒壅盛，属于阳明里热实证，体质虚寒者必须慎用。风寒者，风寒之邪一般在皮毛肌表，并未入里而成里实热及热毒壅盛之证，治应首选辛温解表，如滥用寒凉，一是苦寒伤阳，损伤正气；二是引邪深入，加重病情。特别是对于小儿感冒，如果不论小儿是否体质虚弱，证属风寒风热而盲目给予该药，会损伤小儿的正气，降低免疫，还易致小儿产生消化不良、食欲缺乏、腹痛等症状，小儿本来就阳气稚嫩、脾胃虚弱，滥用误用极易造成伤害。

【临床应用】急喉痹：因火毒炽盛，上灼于咽而致，症见咽部红肿、疼痛、发热、舌红苔黄、脉数；急性咽炎见上述证候者。急乳蛾：因肺胃热毒壅盛，上蒸喉核而致，症见喉核红肿、疼痛剧烈或化脓、吞咽困难，发热，舌红苔黄，脉数；急性扁桃体见上述证候者。痄腮：因瘟疫时毒、热度蕴结所致发热、腮部肿胀、舌红苔黄脉数；急性腮腺炎见上述证候者。

【不良反应】①偶见过敏反应，严重情况下发生过敏性休克、

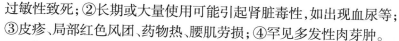

过敏性致死；②长期或大量使用可能引起肾脏毒性，如出现血尿等；③皮疹、局部红色风团、药物热、腰肌劳损；④罕见多发性肉芽肿。

【禁忌】对本品过敏者禁用，过敏体质者慎用。

【注意事项】①风寒感冒者、阴虚火旺者不宜使用；②有少量沉淀，加热溶解后使用，不影响疗效；③不可与碱性药物合用；④饮食宜清淡，忌烟酒、生冷、油腻食物。

【药物相互作用】[27]板蓝根注射液不宜与普鲁卡因、法莫替丁、氯丙嗪、红霉素、林可霉素、链霉素、氯霉素、庆大霉素、氨苄西林、柴胡注射液配伍使用。本品推荐用法为肌内注射，切忌静脉滴注给药。

【用法用量】肌内注射，一次2ml，一日1次。

【剂型规格】注射液：每支装2ml。

【典型案例与分析】

案例一[28]：板蓝根注射液致过敏性休克

案例简介：患者，女，28岁，因"甲型肝炎"入院。诊断处于急性传染期，给予保肝治疗并加开中药清开灵注射液，一个疗程后将清开灵注射液改为板蓝根注射液静脉滴注。板蓝根注射液20ml加入5%葡萄糖氯化钠注射液500ml静脉滴注，5分钟后患者出现憋气、烦躁、面色苍白、口唇发绀、鼻翼翕动、四肢湿冷、端坐呼吸心音低钝，心率60次/min，血压68/45mmHg。考虑为板蓝根所致过敏性休克。立即停止静脉滴注板蓝根，予吸氧，缓慢静脉注射肾上腺素1mg，地塞米松10mg等综合治疗，5分钟后患者胸闷气短逐渐缓解，心率84次/min，血压90/60mmHg，其他症状已相应缓解。患者无既往药物过敏史。

药师点评：此病例中患者无药物过敏史，在使用清开灵注射液时未见过敏反应，使用板蓝根注射液后就出现过敏性休克，说明患者的不同体质和病理情况致使其对药物的敏感程度不同，选用中药注射剂或更换中药注射剂更应谨慎。

板蓝根注射液说明书推荐用法为肌内注射，一次2ml，一日1次，该患者在使用板蓝根注射液时为静脉滴注，用量为20ml，超过了常用日剂量,发生不良反应的概率大大增加。在使用中药注射剂时,用药要小心谨慎,严格掌握功能主治、禁忌、注意事项等,警惕不良反应的发生。

案例二[29]:板蓝根注射液与聚肌胞注射液合用致过敏性休克

案例简介:患者,女,47 岁,因"左腰部疼痛、痒,食欲,睡眠差4 天"就诊。查体温 37.4℃,诊断为左腰部带状疱疹。给予板蓝根注射液 2ml,聚肌胞注射液 2ml,混合肌内注射,约 10 分钟患者出现心慌、心累、气促、身软无力,四肢发凉、口唇和双手发麻,继之晕倒、不省人事。心率 112 次/min,脉搏扪不清,血压测不到。诊断为过敏性休克,即肌内注射肾上腺素 1mg,吸氧,静脉注射 10% 葡萄糖注射液 20ml 和地塞米松 10mg 等处理。8 分钟后症状缓解,患者生命体征逐渐恢复正常。

药师点评:此病例中,患者因板蓝根注射液、聚肌胞注射液混合后肌内注射,中西药注射液混合使用引起过敏性休克的严重不良反应,板蓝根注射液为中药注射剂,聚肌胞注射液为西药注射液,根据中药注射剂临床应用指导原则,中药注射剂建议单独使用,不宜与其他药物混合使用。药物合用产生不良反应的原因可能有:①是由合用药物中的其中一种引起的;②是由药物混合后产生新的物质引起的。所以在使用板蓝根注射液或其他中药注射剂时应尽量不与其他药物配伍使用,以免发生不良反应。

案例三[30]:板蓝根注射液引起下肢麻木疼痛

案例简介:患者,女,49 岁,因"打喷嚏、流鼻涕、流泪、咽部不适 2 天"前来就诊。体温 37℃,脉搏 80 次/min,呼吸 18 次/min,血压 110/70mmHg,咽部充血,初诊为上呼吸道感染。当即给其右侧臀部肌内注射板蓝根注射液 4ml,注射后约 1 分钟,患者出现右侧下肢疼痛、麻木、不能动,呈痛苦面容。查体:听诊心肺正常,体温、脉搏、血压均正常。诊断为板蓝根药物过敏,立即给患者肌内注射地塞米松 5mg、氯苯那敏 10mg。经上述处理后,约 3 分钟症状消失,下地行走正常。时隔 3 个月后又患上呼吸道感染,再次肌内注射板蓝根注射液又引起上述同样症状,经停药及上述同样处理后症状消失,恢复正常。

药师点评[31]:该患者是在无过敏史但超剂量(推荐剂量为2ml)肌内注射板蓝根注射液后发生了不良反应,再次使用后也发生了不良反应。根据每个患者体质的特异性,发生不良反应的时间、类型、反应程度也有不同,提示医务人员在使用板蓝根注射液时应严密关注每一个用药的患者,有不良反应应及时处理,同时做好心理护理,减轻患者和家属的心理负担。

十四、退热解毒注射液

【药物组成】金银花、连翘、牡丹皮、蒲公英、金钱草、柴胡、夏枯草、石膏。

【功能主治】清热解毒。用于外感风热所致的发热、头痛、咽喉肿痛及热毒所致的各种疮痈肿毒、乳痈、瘰疬。

【方解】方中金银花、连翘气味芳香,既能清热解毒,又可辟秽化浊,为君药;牡丹皮、金钱草、蒲公英有清热解毒、凉血消肿之功,为臣药;夏枯草清热散结,柴胡解表退热,石膏清热泻火,为佐药。诸药合用,共奏清热解毒之功。退热解毒注射液属寒凉药性,所治疗疾病应具有热证之特性,寒证患者不宜使用。

【临床应用】用于病毒性感染、原因不明的高热、急慢性炎症,尤其适用于对抗生素有耐药性或过敏的患者。

【禁忌】对本品过敏者禁用。

【注意事项】①忌烟、酒及辛辣、生冷、油腻食物。②不宜在服药期间同时服用滋补性中药。③避免空腹用药。④如果患者有咳喘病、严重血管神经性水肿、静脉炎,使用时应密切注意是否有身体不适,如有不适应及时告知医护人员。

【药物相互作用】退热解毒注射液为中药注射剂,宜单独给药,不宜与其他中药注射剂或西药混合后给药。在临床使用本品时,应谨慎联合用药。当确实需要联合其他药品时,应谨慎考虑给药时间间隔以及药物相互作用等因素。本品推荐用法为肌内注射,不能静脉给药。

【用法用量】肌内注射。一次 2~4ml，一日 2 次。

【剂型规格】注射液：每支装 2ml。

【典型案例与分析】尚未见退热解毒注射液相关不良反应案例分析报告。

十五、热可平注射液

【药物组成】北柴胡、鹅不食草。

【功能主治】清热解表、截疟。用于少阳证，症见寒热往来；用于疟疾、寒热阵作，有清胆截疟作用。

【方解】[32]北柴胡味苦，性微寒，可解肌退热、和解表里；鹅不食草性味辛温，解表通窍，助柴胡疏散外邪以退热。两药配合，共达清热解表之效。

【临床应用】外感热病：外感时疫邪毒所致寒热往来，恶寒或不恶寒，头痛身楚，口渴口干；流行性感冒见上述证候者。疟疾：寒热阵作的疟疾，邪正相争所致寒战、高热、头痛、汗出，休作有时。

【不良反应】据文献报道，热可平注射液可出现药疹、胸闷、心慌、烦躁、气促、汗出等不良反应。

【禁忌】①对本药过敏者禁用；②孕妇禁用。

【注意事项】①阴虚者慎用；②忌烟、酒及辛辣、生冷、油腻食物；③不宜在服药期间同时服用滋补性中药；④避免空腹用；⑤当咳喘病、严重血管神经性水肿、静脉炎患者使用本品时，应密切注意是否有身体不适。一旦患者有不适，应及时告知医护人员。

【药物相互作用】热可平注射液为中药注射剂，宜单独给药，不宜与其他中药注射剂或西药混合后给药。在临床使用本品时，应谨慎联合用药。当确实需要联合其他药品时，应谨慎考虑给药时间间隔以及药物相互作用等因素。本品推荐用法为肌内注射，不能静脉给药。

【用法用量】肌内注射，一次 2~4ml，一日 2 次。

【剂型规格】注射液：每支装 2ml。

【典型案例与分析】

案例一[33]：热可平注射液肌内注射引起过敏反应

案例简介：患者，男，48 岁，因"头晕、头痛、发热 1 天"入院治疗。否认药物过敏史。查体：体温 38.8℃，一般情况好，咽部轻度充血，初步诊断为上呼吸道感染，给予肌内注射热可平注射液 2ml，当肌内注射到 0.8ml 时，患者突然头晕加重、心慌、恶心、面部及口唇变为苍白，立即停止注射，取平卧位，给予口服马来酸氯苯那敏片 4mg，泼尼松片 5mg，50% 葡萄糖注射液 40ml；测量血压 110/70mmHg，双肺（−），心率 108 次 /min。服药后 40 分钟观察患者，头晕、心慌逐渐好转，面色恢复正常，口唇红润，最后心慌消失。

药师点评：此案例中患者无药物过敏史，使用时热可平注射液用法用量也遵循说明书，但因热可平为中药注射剂，成分复杂，发生过敏反应的机制尚不明确，提示医院医务人员应谨慎使用中药注射剂。

案例二[34]：热可平注射液致皮疹、颜面水肿

案例简介：患儿，男，3 岁。因发热半天，入门诊求治，考虑为上呼吸道感染。经头孢唑林钠皮试阴性后给予头孢唑林钠 0.5g+0.9% 氯化钠注射液 100ml，静脉滴注，输液过程中无任何不适，晚上 8 点输液完毕回家，至次日凌晨 2 时体温升至 39.6℃，故再次入院治疗，给予热可平注射液 2ml，肌内注射，10 余分钟后患者全身瘙痒，皮肤出现红色风团，颜面部出现水肿，尤以眼睑、嘴唇为甚，考虑为热可平过敏反应，给予地塞米松注射液 5mg、异丙嗪注射液 8mg 肌内注射，10% 葡萄糖酸钙注射液 10ml+5% 葡萄糖注射液 2ml 静脉注射，5% 葡萄糖注射液 250ml+ 维生素 C 注射液 2.0g 静脉滴注，患儿体温仍不降，风团亦无消退，早上 6：20 患儿肢体出现抽动，持续数秒钟后即停止，当时测体温 36.7℃，给予地西泮注射液 5mg 静脉注射，经处理未再出现抽搐，早上 7：00 患儿风团开始慢慢消退，但皮肤又出现红色小丘疹，患者烦躁不安，且诉脐周疼痛、恶心，给予氢溴酸消旋山莨菪碱注射液 5mg 肌内注射后，腹痛

好转,经继续抗过敏治疗,患者皮疹渐消退,因患儿在使用热可平注射液后出现过敏反应,故临床诊断为热可平注射液过敏。

药师点评:热可平注射液为中药注射剂,说明书推荐用法为:肌内注射,一次 2~4ml,一日 2 次,患儿用法用量均遵循说明书使用,使用后仍有不良反应的发生,可能与患者体质的特异性、年龄等因素有关。中药注射剂对特殊人群用药研究资料较少,应尽量避免老年人、体质虚弱者、儿童、孕妇及哺乳期妇女或肝、肾功能不全的患者使用中药注射剂。

十六、舒肝宁注射液

【药物组成】茵陈提取物、栀子提取物、黄芩苷、板蓝根提取物、灵芝提取物。

【功能主治】清热解毒,利湿退黄,益气扶正,保肝护肝。用于湿热黄疸,急、慢性病毒性肝炎。

【方解】板蓝根味苦性寒,具有凉血解毒、利咽的功效;茵陈味苦、辛,性微寒,有清利湿热、利胆退黄的功效;栀子苦寒,有泻火除烦、清热利湿、凉血解毒的功效,外用消肿止痛;黄芩味苦性寒,有清热燥湿、泻火解毒、止血、安胎的功效;灵芝味淡性温,有补气安神、止咳平喘的功效。以上诸药合用,共奏清热解毒、利湿退黄、益气扶正、保肝护肝之效。舒肝宁注射液大多成分味苦性寒,有清热利湿、泻火解毒之效,配上灵芝,补气安神,用于益气扶正,祛邪而不忘扶正。所用药物大多苦燥伤津,阴虚津伤者慎用;有伤胃之弊,不宜用于脾胃虚寒者。

【临床应用】用于湿热黄疸,症见面目俱黄、胸胁胀满、恶心呕吐、小便黄赤、乏力、纳差、便溏;急、慢性病毒性肝炎见前述症状者。

【不良反应】以各种类型过敏反应为主,其中一般过敏反应可见皮疹、皮肤瘙痒、发热、面红等,严重过敏反应可见过敏性休克等。

【禁忌】对本品过敏者禁用。

【注意事项】

1. 用药前仔细询问患者过敏史,过敏体质者及孕妇慎用。

2. 注射前严密观察药液性状,有混浊、沉淀、絮状物或瓶身细微破裂时严禁使用。

3. 特殊人群,如老年人、体弱者、儿童、病情危重者等患者应慎重使用,加强监测。

4. 用药过程中,应密切观察用药反应,尤其在用药的 30 分钟内,如出现异常应及时停药并采取相应的处理措施。

5. 严格按规定用法用量用药。

6. 使用时滴注速度不宜过快,儿童以 10~20 滴 /min,成年以40~60 滴 /min 为宜。

【药物相互作用】严禁与其他药物混合配伍使用,否则可能出现不溶性微粒等变化,增加出现不良反应的风险。在临床使用本品时,应谨慎联合用药,当确实需要联合其他药品时,应谨慎考虑给药时间间隔以及药物相互作用等因素。

【用法用量】静脉滴注,一次 10~20ml,用 10% 葡萄糖注射液250~500ml 稀释后静脉滴注,一日 1 次;症状缓解后可改用肌内注射,一日 2~4ml,一日 1 次。

【剂型规格】注射液:每支装 2ml、10ml、20ml。

【医保】《国家基本医疗保险、工伤保险和生育保险药品目录》(2021 年版)医保乙类,限急性肝炎、慢性肝炎活动期的患者。

【典型案例与分析】
案例[35]:舒肝宁注射液致过敏反应

案例简介:患者,男,16 岁,因"纳差、尿黄、乏力 1 周,查肝功能严重异常"入院治疗。既往无药物过敏史。予门冬氨酸钾镁、甘草酸二铵、维生素 C 等治疗 3 日后,黄疸加深,于是应用舒肝宁注射液 20ml 和左氧氟沙星注射液 0.2g 分别加入 10% 葡萄糖注射液 250ml 中静脉滴注。当日上午用药,2 小时后皮肤出现瘙痒、四肢及躯干等部位出现暗红色丘疹,压之褪色,皮疹分布两侧对称,无胸闷、心悸、口唇无发绀,无畏寒、发热。查体:BP110/70mmH,P 82 次 /min,R 20 次 /min,神志清楚,颈软,心肺无异常。停用舒肝宁注射液和左氧氟沙星注射液,肌内注射盐酸异丙嗪 25mg,应用 10% 葡萄糖酸钙 10ml,每日一次,2 日后皮肤瘙痒减轻、皮疹逐渐消退,5 日后再次应用包括左氧氟沙星等药物治疗,未再出现皮肤瘙痒、皮疹等现象。

药师点评[36]:患者在使用舒肝宁注射液和左氧氟沙星注射液后发生了不良反应,停用两药后症状缓解。再次使用左氧氟沙星注射液,未出现过敏反应,考虑过敏反应可能由舒肝宁注射液引起。舒肝宁注射液为中药注射剂,其提取物中主要含有绿原酸、栀子苷、黄芩苷等,成分复杂,所含鞣质及杂质难以提纯,容易引起过敏反应,过敏体质者慎用,此病例中患者无药物的过敏史,但也发生了不良反应,虽未引起危及生命的严重不良反应,但也应该引起患者和医务人员的重视。

十七、苦黄注射液

【药物组成】柴胡、茵陈、大黄、大青叶、苦参。

【功能主治】清热利湿,疏肝退黄。用于湿热内蕴、胆汁外溢、黄疸胁痛、乏力、纳差等;黄疸型病毒性肝炎见上述证候者。

【方解】方中柴胡清热解表、疏肝解郁,为君药;茵陈味苦微寒,能清热利湿、利胆退黄,长于通利小便,使湿热从小便而出,为臣药;大黄苦寒,能泻热通便,可使湿热从大便而解;大青叶苦寒,能清热解毒、凉血消斑;苦参苦寒、清热燥湿,共为佐药。诸药相合,共奏疏肝清热、利湿退黄之功。苦黄注射液属于寒凉药品,均为苦寒降泄之物,易伤脾胃,又因苦药多燥、易伤津液,对于脾胃虚弱、津液亏耗者当慎用,且应中病即止避免损伤正气。

【临床应用】黄疸:因肝胆湿热所致,症见面目悉黄、胸胁胀满、发热、口干而苦、恶心欲吐、纳呆、小便短赤黄、大便秘结;急、慢性胆囊炎见上述证候者。

【不良反应】①用药期间个别患者出现轻度消化道症状;②个别患者可见过敏性休克、急性喉头水肿、药疹、药物热等过敏反应。

【禁忌】①对本药过敏者禁用;②孕妇禁用;③严重心、肾功能不全者慎用。

【注意事项】①阴黄者不宜使用；②本药苦寒，易伤正气，年老体弱者慎用；中病即止，不可过量、久用；③本品尚无孕妇及哺乳期妇女应用的研究数据；④避免空腹用药；⑤忌烟、酒及辛辣、生冷、油腻食物；⑥不宜在服药期间同时服用滋补性中药；⑦滴速不宜过快（30 滴 /min），每 500ml 稀释液应在 3~4 小时缓慢滴入。

【药物相互作用】不宜与抗生素合用，如四环素、磺胺类、红霉素、氯霉素、利福平、异烟肼、乳酸环丙沙星等；不宜与阿托品、核黄素磷酸钠、氨茶碱、二羟丙茶碱、咖啡因、氯化钠、洋地黄强心苷类药物合用。

【用法用量】静脉滴注。可用 5% 或 10% 葡萄糖注射液 500ml 稀释后使用，一次 10~60ml，一日 1 次，15 日为一个疗程；重症及淤胆型肝炎患者每次用量可增加至 60ml，或遵医嘱。

【剂型规格】注射液：每支装 10ml。

【医保】《国家基本医疗保险、工伤保险和生育保险药品目录》（2021 年版）医保乙类，限二级及以上医疗机构。

【典型案例与分析】

案例一[37]：苦黄注射液致意识模糊

案例简介：患者，男，48 岁，因"活动性乙型肝炎肝硬化（失代偿期）、胆囊炎、胆囊赘生物"入院治疗，既往无高血压。有糖尿病等慢性病史，无结核、伤寒等传染病史，有苦参碱过敏史。查体：血压 125/80mmHg，体温 38℃，神志清，精神稍萎，面色晦滞。入院后给予苦黄注射液 40ml+5% 葡萄糖注射液 250ml 静脉滴注，一日 1 次。用药第 5 日，患者静脉滴注苦黄注射液过程中突然出现寒战、稍微寒，体温升高至 38℃，无头晕、头痛，无胸闷、心悸，无腹痛、腹胀，测量血压 110/70mmHg，考虑为输液反应，予异丙嗪 25mg 肌内注射。患者畏寒有所缓解，后自觉恶心欲吐，遂至卫生间，突然晕倒，神志模糊，呼之能应，测血压 75/40mmHg，感头晕，急予吸氧、心电监护，地塞米松先各 5mg 静脉注射，多巴胺 100mg 加入

5% 葡萄糖注射液 250ml 中静脉滴注,不久后患者神志清楚,对答切题。停用苦黄注射液后,其他药物继续使用未再出现上述症状。

药师点评:此病例中,患者本身对苦参碱就有过敏反应,苦参碱是从中药苦参的根中提取的生物碱,而苦黄注射液中含有苦参,由此可以推断出患者应对苦黄注射液也存在过敏反应,不应使用苦黄注射液。这也是提示临床医生在使用中药注射剂时,不仅要关注患者的过敏史,也要掌握中药注射剂的组织成分,减少不良反应的发生。

案例二 [38]: 苦黄注射液致腮腺肿大

案例简介:患者,男,56 岁,因"全身皮肤黏膜中度黄染"给予苦黄注射液 30ml 加入 0.9% 氯化钠注射液 100ml,以 30 滴 /min 的速度静脉滴注。用药 15 分钟后患者两侧腮腺肿大,BP 150/110mmHg。立即停药,更换输液器,输入 0.9% 氯化钠注射液 100ml、地塞米松磷酸钠注射液 5mg 静脉注射、注射用氢化可的松琥珀酸钠 100mg 静脉滴注、硝苯地平缓释片 20mg 口服,后给予葡萄糖氯化钠注射液缓慢滴注并观察。1 小时后上述症状和体征消失。

药师点评:患者在使用苦黄注射液后引起腮腺肿大,停药后症状缓解,考虑是苦黄注射液引起的不良反应。苦黄注射液说明书推荐用 5% 或 10% 葡萄糖注射液 500ml 稀释后使用,一次 10~60ml,一日 1 次使用,溶媒选择不符可能是患者发生不良反应的重要原因。

案例三 [39]: 苦黄注射液致过敏反应

案例简介:患者,男,41 岁,因"HBsAg 阳性 10 年,间断乏力、尿黄 3 年"入院治疗。入院时患者精神可,皮肤巩膜黄染,主诉乏力,实验室检查后诊断为慢性病毒性乙型肝炎,予保肝、降酶、退黄治疗。给予苦黄注射液 10ml 加入 5% 葡萄糖注射液 250ml,以 30 滴 /min 的速度静脉滴注。用药 10 分钟后患者诉皮肤瘙痒、胸闷乏力、头晕耳鸣,四肢见散在鲜红色荨麻疹。查体:BP 125/66mmHg,P 73 次 /min,R 20 次 /min。立即停止输注,更换

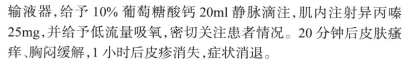

输液器,给予 10% 葡萄糖酸钙 20ml 静脉滴注,肌内注射异丙嗪 25mg,并给予低流量吸氧,密切关注患者情况。20 分钟后皮肤瘙痒、胸闷缓解,1 小时后皮疹消失,症状消退。

药师点评[40]:苦黄注射液多用于 40 岁以上患者,一部分患者患有肝病多年,服用药物治疗时间较长,肝肾功能有不同程度的损伤,对药物的敏感性和耐受性下降,容易发生药物蓄积或体内药物浓度过高,从而导致过敏反应的发生。

十八、清肝注射液

【**药物组成**】板蓝根、茵陈、甘草。

【**功能主治**】清热利湿,退黄疸。用于黄疸及无黄疸型急性肝炎属肝胆湿热证。

【**方解**】方中茵陈清利湿热、利胆退黄,为君药;臣以板蓝根清热解毒、凉血、散结;佐以甘草清热解毒。三药相配,共奏清热利湿、利胆退黄之功。茵陈苦泄下降、微寒清热、利湿退黄,善清脾胃肝胆湿热,为治黄疸要药,配伍板蓝根、甘草清热解毒,用于肝胆湿热所致的黄疸,症见面目悉黄、胸胁胀满、便干尿赤。

【**临床应用**】用于黄疸及无黄疸型急性肝炎属肝胆湿热证。

【**不良反应**】尚不明确。

【**禁忌**】忌食烟、酒、辛辣食物。

【**注意事项**】①本品性状发生改变时或沉淀、混浊、变色时不宜使用;②避免空腹用药;③有咳喘病、严重血管神经性水肿、静脉炎的患者在使用时应密切注意是否有身体不适,如有不适应及时告知医护人员。

【**药物相互作用**】清肝注射液为中药注射剂,宜单独给药,不宜与其他中药注射剂或西药混合后给药。不宜与大戟、甘遂、芫花、海藻同用。在临床使用本品时,应谨慎联合用药,当确实需要联合其他药品时,应谨慎考虑给药时间间隔以及药物相互作用等因素。本品推荐用法为肌内注射,不宜静脉给药。

【**用法用量**】肌内注射,一次 2~4ml,一日 1~2 次。

【剂型规格】注射液：每支装 2ml。

【典型案例与分析】尚未查到清肝注射液相关不良反应案例分析报告。

十九、胆木注射液

【药物组成】胆木提取物注射液。

【功能主治】清热解毒。用于急性扁桃体炎、急性咽喉炎、急性结膜炎及上呼吸道感染。

【方解】胆木性寒味苦，归肺、大肠、肝胆、膀胱经；功效为清热解毒，消肿止痛。主治感冒发热、支气管炎、肺炎、急性扁桃体炎、咽喉炎、乳腺炎、肠炎、足癣、疖肿脓疡、皮炎湿疹、细菌性痢疾、尿路感染、胆囊炎、下肢溃疡。胆木注射液属寒凉药性，所治疾病应具有热证之特性，寒证患者不宜使用。应充分了解胆木注射液的功能主治及用法用量，辨证使用中药注射剂。

【临床应用】用于急性扁桃体炎、急性咽喉炎、急性结膜炎及上呼吸道感染。

【不良反应】尚不明确。

【禁忌】尚不明确。

【注意事项】①忌烟酒、生冷、辛辣、油腻食物；②避免空腹用药；③若有咳喘病、严重血管神经性水肿、静脉炎使用本品，应密切注意是否有身体不适，如有不适应及时告知医护人员；④本品性状发生改变时或沉淀、混浊、变色时不宜使用。

【药物相互作用】胆木注射液为中药注射剂，宜单独给药，不宜与其他中药注射剂或西药混合后给药。在临床使用本品时，应谨慎联合用药，当确实需要联合其他药品时，应谨慎考虑给药时间间隔以及药物相互作用等因素。本品推荐用法为肌内注射，不宜静脉给药。

【用法用量】肌内注射，一次 2ml，一日 2 次。

【剂型规格】注射液：每支装 2ml（含胆木提取物 6mg）。

【典型案例与分析】

案例[41]:胆木注射液致过敏反应

案例简介:曾有某院儿科医师书面报告3例胆木注射液引起患儿注射部位疼痛,用药后2日仍不能站立的病例,对注射部位热敷后缓解症状。

药师点评[42]:胆木注射液在使用过程中的注意事项:胆木注射液应单独使用,尽量避免与其他药物混合,同时对儿童应避免连续性使用,并注意观察其注射后的反应,发现问题应尽快停药,并采取相应对症处理措施。

二十、热毒宁注射液

【药物组成】青蒿、金银花、栀子。

【功能主治】清热,疏风,解毒。用于外感风热所致的感冒、咳嗽,症见高热、微恶风寒、头痛身痛、咳嗽痰黄;上呼吸道感染、急性支气管炎见上述证候者。

【方解】青蒿苦寒清热、辛香透散、善入阴分,长于清透阴分伏热,解骨蒸劳热,尤能泻暑热之火,泻火而不耗气血,为君药;金银花味甘性寒,具有清热解毒、凉血化瘀之功效;栀子善清少阴之热,除心、肺之火热,既能治外感暑邪,又能解温病后期,余热未清,即泻一切有余之火。三药共奏清热、疏风、解毒之功。青蒿清透阴分伏热,配伍金银花清热解毒,栀子泻火除烦,既能治外感暑邪,又能解温病后期,余热未清。

【临床应用】用于上呼吸道感染(外感风热证)所致的高热、微恶风寒、头身痛、咳嗽、痰黄等。

【不良反应】①个别患者出现头晕、胸闷、口干、腹泻、恶心呕吐。②偶见有全身发红、瘙痒或皮疹等过敏反应。

【禁忌】①对本品过敏者禁用。有药物过敏史者慎用。②既往有溶血(血胆红素轻度增高或尿胆原阳性者)现象发生者慎用。

【注意事项】

1. 本品不宜与其他药物在同一容器内混合使用,与青霉素类、氨基糖苷类和大环内酯类等抗生素类药物配伍使用时可产生混浊或沉淀。如须配合使用,可分别静脉滴注。

2. 溶液配制浓度不低于1:4(药液:溶媒)。

3. 临床试验曾有给药后实验室检查血总胆红素(T-BIL)、直接胆红素(D-BIL)增高,与药物可能相关,给药后请定期检测血T-BIL、D-BIL。

4. 本品是纯中药制剂,保存不当可能影响产品质量,使用前请认真检查,如发现药液出现混浊、沉淀、变色或药瓶漏气、瓶身细微破裂者,均不能使用。如经5%葡萄糖注射液或0.9%氯化钠注射液250ml稀释后,出现混浊亦不得使用。

5. 本品尚未有儿童、孕妇使用的临床研究资料。

6. 使用本品时,滴速不宜过快,滴速过快可能导致头晕、胸闷和局部皮疹。

【药物相互作用】[42]热毒宁注射液与下列药物有临床配伍禁忌:①热毒宁注射液与大多数头孢菌素(头孢唑林、头孢呋辛、头孢曲松、头孢哌酮)存在配伍禁忌,有不溶性微粒的产生,提示不能同瓶或连续静脉滴注。②热毒宁注射液与氟喹诺酮类(莫西沙星、左氧氟沙星)存在配伍禁忌,混合后液体产生混浊,提示不能同瓶或连续静脉滴注。③热毒宁注射液与阿昔洛韦、西咪替丁、氨溴索、清开灵、萘普生钠存在配伍禁忌,不建议一同使用。

【用法用量】[43]静脉滴注。一次20ml(2支),以5%葡萄糖注射液或0.9%氯化钠注射液250ml稀释后静脉滴注,滴速为30~60滴/min,一日1次,3日为一个疗程。或遵医嘱。

【剂型规格】注射液:每支装10ml。

【医保】《国家基本医疗保险、工伤保险和生育保险药品目录》(2020年版)医保乙类,限二级及以上医疗机构重症患者。

【典型案例与分析】

案例一[44]:热毒宁注射液致畏寒发热

案例简介:患儿,男,8岁。因"发热伴咳嗽2天"入住小儿科。患儿自患病以来,精神、饮食、睡眠欠佳,大小便正常。入院体检：体温 38.8℃，神志清楚，精神欠佳，急性热病容，全身浅表淋巴结无肿大，咽部充血(++)，双扁桃体Ⅱ度肿大并充血，表面无脓性分泌物，未闻及干湿啰音，未发现食物、药物过敏史，入院后诊断为急性上呼吸道感染。即按儿科常规护理，青霉素皮试(-)，给予青霉素 480 万 U+0.9% 氯化钠注射液 100ml，静脉滴注，一日 1 次；热毒宁注射液 10ml+0.9% 氯化钠注射液 100ml，静脉滴注，一日 1 次，进行抗感染治疗。并佐以酚氨咖敏口服退热对症处理。患儿在静脉滴注完青霉素后静脉滴注热毒宁注射液约 10 分钟时，患儿突感畏寒、寒战明显，四肢冰冷，甲床发绀，精神欠佳。查体：体温 39℃，血压 100/60mmHg，心率 120 次/min，咽部充血(++)，双扁桃体Ⅱ度肿大并充血，立即停止输注热毒宁注射液，并给予吸氧，地塞米松注射液 5mg 静脉注射，异丙嗪 20mg 肌内注射，氢化可的松琥珀酸钠 100mg+0.9% 氯化钠注射液 100ml 静脉滴注，并辅以补液、退热等对症处理。0.5 小时后患儿未再感畏寒，甲床发绀等情况好转。2 日后换用头孢匹胺、阿奇霉素抗感染治疗，未再出现上述症状。

药师点评：患儿在使用青霉素时皮试结果阴性，在输注过程中未有不良反应的发生，在停用热毒宁后继续使用抗菌药物进行治疗，未再出现不良反应，考虑为热毒宁引起不良反应的可能性较大。根据部分热毒宁注射液不良反应的文献分析，热毒宁注射液不良反应集中在儿童年龄组，以过敏反应居多，主要涉及皮肤及其附件损伤、全身性损伤和胃肠系统损伤。结论是，临床应重视热毒宁注射液的不良反应，提高临床合理用药水平，减少不良反应的发生。

案例二[45]：热毒宁注射液致胸闷、皮疹

案例简介：患者，女，45 岁，因"发热、咳嗽、咳痰 3 天"入院治疗。入院后完善相关检查，诊断为双侧肺炎、电解质紊乱、低钾血症。入院第 1 日给予患者阿奇霉素、阿莫西林克拉维酸钾进行抗感染治疗，予氯化钾注射液口服补钾治疗。入院第 3 日复查血钾已正常后停用氯化钾。第 7 日患者感染症状未改善，调整用药，停阿奇霉素、阿莫西林克拉维酸钾，改为头孢呋辛钠 2.5g+0.9%

氯化钠注射液 100ml 静脉滴注,每日 2 次,予热毒宁注射液 20ml+5% 葡萄糖注射液 500ml,一日 1 次给药,继续抗感染治疗。入院后第 8 日,患者咽部不适,夜间双侧上下肢及胸背部、面部出现散在淡红色斑点伴瘙痒,偶有胸闷、胸骨后不适感。第 9 日继续使用热毒宁注射液静脉滴注后,症状加重,立即停止所有用药。经会诊后诊断为药疹,给予 10% 葡萄糖酸钙注射液 15ml、维生素 C 注射液 2.0g 加入 10% 葡萄糖注射液 100ml 静脉滴注,一日 1 次;西咪替丁注射液 0.4g+5% 葡萄糖注射液 250ml 静脉滴注,一日 2 次;给予醋酸地塞米松雾化治疗,口服氯雷他啶颗粒,一日 1 次,进行对症处理。入院后第 12 日,患者体温正常,咽部不适、胸闷等症状消失,皮疹基本消退。

药师点评[46-47]:患者平素身体健康,无药物过敏史,所用药物质量均符合规定,输液操作等严格按照规定,在使用热毒宁注射液后出现药疹,停用热毒宁后未再出现药疹,可以确定是由热毒宁引起的不良反应。其他患者在使用同批热毒宁注射液未出现过敏反应,说明可能与患者个人体质有关。而且热毒宁注射液易引发多种不良反应,临床症状以荨麻疹、瘙痒、皮疹与恶心、呕吐、腹泻等消化系统表现为主,影响治疗效果。故临床应用本品时,需考虑患者一般资料、联合用药等多种因素,以降低不良反应发生率,保证用药安全。

二十一、去感热注射液

【药物组成】石膏、芦根、青蒿、竹叶柴胡。

【功能主治】清热解毒,发汗解表。用于上呼吸道感染引起的高热症。

【方解】方中石膏辛甘寒,生用善于清泻肺胃二经气分实热,有除烦止渴之功,同时又有解肌透热之效,为君药。芦根甘寒质轻,归肺、胃经,能清透肺胃气分实热,并能养阴生津、止渴除烦,而无恋邪之弊;青蒿苦寒清热、辛香透散,长于清透伏热,使热邪由阴分透出阳分,共为辅药。竹叶柴胡苦凉,归肝、胆经,能和解退热,舒肝解郁,升提中气。诸药合用,共奏清热解毒,发汗解表之功。

【临床应用】用于上呼吸道感染引起的高热症。

【不良反应】有个别患者在肌内注射本品后出现过敏性休克和荨麻疹。

【禁忌】因本品含苯甲醇,禁止用于儿童肌内注射。对本品有过敏史或严重过敏反应者禁用。

【注意事项】①本品不宜与其他药物在同一容器内混合使用。②本品为纯中药制剂,保存不当可能会影响质量,故使用前应对光检查,若发现溶液出现混浊、沉淀、变色或瓶身漏气、有细微破裂者,均不能使用。

【药物相互作用】去感热注射液为中药注射剂,宜单独给药,不宜与其他中药注射剂或西药混合后给药。在临床使用本品时,应谨慎联合用药,当确实需要联合其他药品时,应谨慎考虑给药时间间隔以及药物相互作用等因素。本品推荐用法为肌内注射,不宜静脉给药。

【用法用量】肌内注射,一次 2~4ml,一日 2~3 次,或遵医嘱。

【剂型规格】注射液:每支装 2ml。

【典型案例与分析】
案例一[48]:去感热注射液致儿童过敏性休克

案例简介:患儿,男,3 岁,因“发热(39℃)、恶寒、咽痛、咳嗽 1 天”于儿科门诊治疗。给予去感热注射液 2ml,肌内注射,给药后 2 分钟患者突然面色苍白、口唇发绀、呼吸急促、额头汗出、手足厥冷、二便失禁。查体:脉细数,心率 140 次/min,心音低钝,血压测不清。立即给予吸氧,肾上腺素 1mg 皮下注射,地塞米松 10mg 静脉注射。经及时抢救 15 分钟后,血压逐渐恢复正常,上述症状明显好转,呼吸平稳,安静入睡。

药师点评:此案例中患儿既往体健,案例中也未提及有药物过敏史,在正确用法用量下使用仍然发生过敏性休克的严重过敏反应,提示临床医务人员在使该药时要谨慎,并且严密关注患者用药情况。去感热注射液为中药注射剂,组成成分复杂,针对儿童等特殊人群用药的研究资料较少,不建议儿童使用。

案例二[49]: 去感热注射液致过敏性休克

案例简介:患者,男,53 岁,因"咽部疼痛、浑身酸痛不适 3 天"入院。诊断为上呼吸道感染。给予肌内注射去感热注射液 2ml,5 分钟后出现全身皮肤瘙痒并发红、口唇麻木、心悸、气短、头晕及视物模糊不清;10 分钟后出现眼球上翻、牙关紧闭、口吐白沫、意识模糊。查体:双侧瞳孔散大,对光反射迟钝,四肢发凉伴轻度抽搐,全身皮肤轻度充血,呼吸急促,心率 108 次 /min,血压测不清,脉搏细弱。考虑为药物过敏性休克,立即肌内注射肾上腺素 1.0mg,异丙嗪 25mg,高流量吸氧,地塞米松 10mg 加 10% 葡萄糖注射液 100ml 静脉滴注。10 分钟后血压不见回升,另开一通道以 5% 葡萄糖注射液 500ml+ 间羟胺注射液 57mg 静脉滴注,血压逐渐上升至 100/60mmHg。45 分钟后神志清楚、抽搐停止、呼吸平稳,4 小时后完全恢复正常。

药师点评:去感热注射液有清热解毒、发汗解表的功效,可用于上呼吸道感染引起的高热症,患者诊断为上呼吸道感染,没有高热症状,功能主治不适宜,不建议使用去感热注射液。提示在临床使用去感热注射液时,不仅要了解患者的一般情况,还要掌握中药注射剂的组成以及功能主治,合理使用中药注射剂,以免发生不良反应。

二十二、岩黄连注射液

【**药物组成**】岩黄连提取物。

【**功能主治**】清热解毒。用于急慢性肝炎属肝胆湿热证者。

【**方解**】岩黄连味苦,性凉,归胃、大肠经,有清热解毒、利湿、止痛止血之效。岩黄连属寒凉药性,所治疾病应具有热证之特性,寒证患者不宜使用。

【**临床应用**】急慢性肝炎属肝胆湿热证。

【**不良反应**】偶见过敏反应,严重时发生过敏性休克。

【**禁忌**】严重胃、十二指肠溃疡患者禁用。对本品有过敏史或严重过敏反应者禁用。

【注意事项】①本品不宜与其他药物在同一容器内混合使用。②本品为纯中药制剂,保存不当可能会影响质量,故使用前应对光检查,若发现溶液出现混浊、沉淀、变色或瓶身有漏气或细微破裂者,均不能使用。③应按照辨证使用中药注射剂,切忌将中药注射剂西药化使用,有表证恶寒发热者应慎用。

【药物相互作用】去感热注射液为中药注射剂,宜单独给药,不宜与其他中药注射剂或西药混合后给药。在临床使用本品时,应谨慎联合用药,当确实需要联合其他药品时,应谨慎考虑给药时间间隔以及药物相互作用等因素。

【用法用量】肌内注射,一次 2ml,一日 1~2 次;或遵医嘱。

【剂型规格】注射液:每支装 2ml(含岩黄连碱 0.7mg)。

【典型案例与分析】

案例[50]:岩黄连注射液致寒战、高热

案例简介:患者,男,51 岁,因"乏力、厌油、纳差 15 天,腹胀、伴间断恶心、呕吐 3 天"入院治疗。查体:T 37.1℃,P 80 次 /min,R 20 次 /min,BP 110/80mmHg,慢性病容,步入病室,神志清楚,精神差,皮肤、巩膜黄染;心、肺未见异常,腹平软,剑突下及右肋下有压痛,无明显反跳痛,肝区叩击痛(+);肝功能检测:GPT 249U/L,HBV 病毒学标志为阴性,诊断:急性黄疸性肝炎。入院后给予岩黄连注射液 8ml+5% 葡萄糖注射液 300ml,30 滴 /min,静脉滴注,当首次静脉滴注约 150ml 后,患者出现周身瘙痒、畏寒、寒战、发热症状,立即停止使用岩黄连注射液。查体:T 37.6℃,P 90 次 /min,BP 130/90mmHg,立即给予异丙嗪 25mg、安痛定 2ml 肌内注射,症状未缓解,T 39.6℃,P 96 次 /min,BP 131/88 mmHg。给予地塞米松 5mg 肌内注射,20 分钟后,症状缓解,查体:T 37.0℃,P 78 次 /min,R 18 次 /min,BP 100/78mmHg。此后患者未再次出现寒战、高热症状。

药师点评:病例中患者使用岩黄连注射液为静脉滴注,在操作过程中未有污染,也无滴速过快等原因,发生过敏反应可能与患者体质特异性有关,提示临床医生应谨慎使用,针对用药患者应给

予严密关注。

二十三、野菊花注射液

【药物组成】野菊花。

【功能主治】清热解毒。用于外感热病、目赤肿痛、咽喉疼痛；上呼吸道感染、急性扁桃体炎属热毒上攻者。

【方解】野菊花性味苦辛，微寒，归肝、心经，能清热解毒、泻火平肝，用于疔疮痈肿、目赤肿痛、头痛眩晕。

【临床应用】上呼吸道感染、急性扁桃体炎属热毒上攻者。

【不良反应】尚不明确。

【禁忌】对本品过敏者禁用。

【注意事项】①忌烟酒、生冷、辛辣、油腻食物。②避免空腹用药。③当咳喘病、严重血管神经性水肿、静脉炎患者使用本品时，应密切注意是否有身体不适，如有不适应及时告知医护人员。④本品性状发生改变时或沉淀、混浊、变色时不宜使用。

【药物相互作用】野菊花注射液为中药注射剂，宜单独给药，不宜与其他中药注射剂或西药混合后给药。在临床使用本品时，应谨慎联合用药，如确认需联合其他药品时，应谨慎考虑给药时间间隔以及药物相互作用等因素。本品推荐用法为肌内注射，不宜静脉给药。

【用法用量】肌内注射，一次 2~4ml，一日 2 次；小儿酌减或遵医嘱。

【剂型规格】注射液：每支装 2ml、5ml。

【典型案例与分析】

案例[51]: 野菊花注射液雾化吸入致气促

案例简介：患者，女，35 岁。因"未避孕未孕 2 年，发现盆腔包块 3 月"就诊。既往体健，无药物、食物过敏史。患者术前生命体征平稳，查体心肺腹无异常，术前完善各项检查未见明显异常。患者全麻下行腹腔镜下左侧输卵管系膜囊肿剥除 + 左侧输卵管整形 + 左侧卵巢囊肿剥除 + 右侧输卵管造口 + 右侧卵巢子宫内膜异位灶电灼＋左侧宫角后壁子宫内膜异位电灼＋盆腔粘连松解＋输卵管通液＋宫腔镜检查＋诊刮术＋左侧输卵管插管术。术程顺利，术后监测生命体征平稳。术前 30 分钟及术后 2 日使用头孢西丁预防感染治疗。术后第 1 日，患者出现咳嗽、咳痰、咽痛，查体：咽稍红，双肺呼吸音清，未闻及干湿性啰音。予以 0.9% 氯化钠注射液 4ml、野菊花注射液混合后雾化对症治疗 2 分钟后，患者出现气促，呼吸困难，体检：脉搏（P）100 次 /min，血压（BP）98/63mmHg，呼吸（R）36 次 /min。考虑为野菊花过敏，立即停止雾化，予以低流量吸氧，地塞米松 5mg 静脉推注 5 分钟。患者气促缓解，体检：P 100 次 /min，BP 95/60mmHg，R20 次 /min。术后患者恢复好，术后第 3 日出院。

药师点评[51]：野菊花注射液为中药注射剂，用法为肌内注射。临床应用过程中未见不良反应报道。但近年来由于上呼吸道病毒感染缺乏有效雾化药物，有文献报道野菊花注射液超说明书用于超声雾化吸入治疗上呼吸道感染。对于全麻术后患者，由于气管插管、术后抵抗力下降等原因，常出现咽部不适或上呼吸道感染，需雾化治疗缓解呼吸道症状。现有雾化制剂多为平喘作用，不适于此类患者。

患者既往无药物食物过敏史，在使用野菊花注射液雾化前生命体征平稳，用药后出现气促、呼吸困难，用药与不良事件发生时间有因果关系，且停药对症处理后症状消失，其余治疗方案未更改，未再次出现气促。

分析发生不良事件可能原因：①中药注射剂静脉外用药相对于静脉用药风险小，但口服用药、雾化吸入、直肠用药仍有不良反应报道。野菊花主要成分为萜类、挥发油及黄酮，致敏性小，此次不良事件可能由于野菊花中一些微量成分引起。②野菊花注射液使用聚山梨酯 80 增溶，文献报道聚山梨酯 80 是导致一些注射剂发生过敏的主要诱因，其机制可能为诱导 RBL-2 H3 肥大细胞脱颗粒，释放组胺。也可能为聚山梨酯 80 中的过氧化物影响药物的稳定性，具体机制尚不明确。③患者为全麻术后，机体处于一个应激状态,内分泌和代谢系统发生变化,如低热、血象、CRP 升高等,机体对某些药物的敏感性改变。

本例药品不良反应启示:①雾化吸入用药与其他途径给药一样,可能发生过敏反应、呛咳、呕吐、感染等不良事件,同时需注意氧气泄漏、氧浓度过低引起呼吸困难风险。雾化前应做好患者安全教育,控制雾流量,注意用氧安全,雾化前不进食,避免呛咳。②呼吸道上表皮层的液体为中性 pH,雾化吸入非中性 pH 药液后可引起支气管痉挛。注射剂改变给药途径时,其 pH 及渗透压可能并不适于雾化,故雾化吸入应尽量使用雾化专用剂型。目前吸入用药欠规范,发生不良反应者许多为给药途径、剂量欠合理,应规范雾化吸入药物使用。

二十四、桑姜感冒注射液

【药物组成】桑叶、菊花、紫苏、连翘、苦杏仁、干姜。

【功能主治】疏风清热,宣肺止咳。用于外感风热、痰浊阻肺所致的感冒,症见发热头痛、咽喉肿痛、咳嗽痰白。

【方解】方中桑叶疏风散热、清肺止咳,为君药;连翘、菊花疏散风热、清热解毒,苦杏仁宣肺止咳,三者共为臣药;紫苏发汗解表、行气宽中,干姜温肺化饮,二者共为佐药。诸药合用,共收散风清热、祛寒止咳之功。桑姜感冒注射液采用辛温、辛凉配伍方式,风寒、风热都可用。

【临床应用】感冒:外感风热、痰浊阻肺所致发热恶寒、头痛、咽喉肿痛、咳嗽痰白、舌苔薄黄、脉浮数;上呼吸道感染见上述证候者。

【不良反应】尚不明确。

【禁忌】①对本品过敏者禁用;②本品含苯甲醇,禁止用于儿童肌内注射;③孕妇慎用。

【注意事项】①忌烟酒、生冷、辛辣、油腻食物;②避免空腹用药;③当咳喘病、严重血管神经性水肿、静脉炎患者使用本品时,应密切注意是否有身体不适,如有不适应及时告知医护人员;④本品

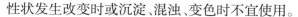

性状发生改变时或沉淀、混浊、变色时不宜使用。

【药物相互作用】桑姜感冒注射液为中药注射剂,宜单独给药,不宜与其他中药注射剂或西药混合后给药。在临床使用本品时,应谨慎联合用药,当确实需要联合其他药品时,应谨慎考虑给药时间间隔以及药物相互作用等因素。本品推荐用法为肌内注射,不宜静脉给药。

【用法用量】肌内注射,一次 2~4ml,一日 1~2 次。

【剂型规格】注射液:每支装 2ml。

【典型案例与分析】尚未查到桑姜感冒注射液相关不良反应案例分析报告。

二十五、醒脑静注射液

【药物组成】人工麝香、栀子、郁金、冰片。

【功能主治】清热解毒,凉血活血,开窍醒脑。用于气血逆乱、脑脉瘀阻所致中风昏迷,偏瘫口喎;外伤头痛,神志昏迷;酒毒攻心,头痛呕恶,昏迷抽搐;脑栓塞、脑出血急性期、颅脑外伤,急性酒精中毒见上述证候者。

【方解】本方为治疗热闭的常用方。方中以人工麝香活血通脉,开窍醒神,为君药;栀子泄心包火而清热毒,郁金入血分能凉血行瘀,共为臣药;冰片增强麝香开窍醒神之效,解郁开闭,芳香去秽,通窍开闭,为佐使药。以上诸药合用,共奏清热解毒、豁痰开窍之效。

【临床应用】①发热,由于邪热炽盛所致,症见高热烦躁、面赤、抽搐;②神昏,由于邪热炽盛,内陷心包所致的急性脑血管病、流行性乙型脑炎、肺性脑病、肝性脑病;③中风,脑血管病急性期;④酒厥,用于饮酒过多、酒毒渍于肠胃或急性乙醇中毒者;⑤外伤头痛、脑部外伤、瘀阻脑髓或急性颅脑损伤。

【不良反应】以过敏反应和循环系统反应最常见,过敏反应以皮疹、红斑、瘙痒为主,循环系统反应以心悸、胸闷憋气为主,亦可出现心跳加快、血压升高等症状;还可导致以下不良反应,如呼吸系统反应(以呼吸急促和呼吸困难为主)、神经系统反应(以畏冷、寒战、烦躁为主,亦可出现头晕、头痛、神志恍惚、谵语)。超剂量应用可能增加发生不良反应的发生率。

【禁忌】外感发热、寒闭神昏者忌用。

【注意事项】

1. 对本品过敏者慎用。出现过敏症状时,应立即停药,必要时给予对症处理。

2. 饮食宜清淡,忌食生冷、辛辣、油腻食物,忌烟酒及浓茶。

3. 本品为芳香性药物,应置阴凉干燥处避光保存。开启后应立即使用,防止挥发。

4. 本品一般不宜与其他药物混用,以免发生不良反应。

5. 本品为中药制剂,保存不当可能影响产品质量,若发现出现混浊、沉淀、漏气等现象时不能使用。

6. 慢性乙醇中毒,颅脑外伤中、后期慎用。

7. 醒脑静注射液多含芳香走窜药物,故孕妇忌用。

8. 本品性味寒凉,故应避免空腹用药。

【药物相互作用】本品含有郁金,不宜与含有丁香的药物同时使用。不建议与氯化钾、胰岛素配伍。

【用法用量】肌内注射:一次2~4ml,一日1~2次。静脉滴注:一次10~20ml,用5%~10%葡萄糖注射液或0.9%氯化钠注射液250~500ml稀释后滴注,或遵医嘱。

【剂型规格】注射液:每支装2ml。

【医保】《国家基本医疗保险、工伤保险和生育保险药品目录》(2020年版)医保乙类,限二级及以上医疗机构并有中风昏迷、脑外伤昏迷或酒精中毒昏迷抢救的患者。

【典型案例与分析】

案例一[52]：醒脑静注射液致红色丘疹

案例简介:患者,男,23岁,因"早晨时不省人事、抽搐1小时"收住脑病中心治疗。患者3个月前因外伤行去骨瓣内血肿清除术,术后2次抽搐发作,一直口服抗癫痫药物治疗,本次入院时左侧肢体活动障碍,诊断为癫痫持续状态,中医诊断:痫症(痰瘀阻络)。查体:T 37.0℃,P 100 次/min,BP 120/70mmHg,R 18 次/min。后给予吸氧、降低颅内压、开窍醒脑治疗,医嘱静脉滴注地西泮注射液及醒脑静注射液,半小时后患者右手背及胸部出现红色丘疹,立即停止上述输液,给予地塞米松 10mg 静脉注射,盐酸异丙嗪注射液 12.5mg 肌内注射,2 小时后丘疹消失。

药师点评[53]:醒脑静为中药注射剂,有清热解毒、开窍醒脑的功能,但因其中药成分复杂,除有效成分外,可能还有杂质,相比之下,性质不如单纯化学药品稳定。而且,醒脑静注射液中的辅料聚山梨酯 80 也可能作为变应原,刺激机体产生免疫反应,容易引起过敏反应,临床医务人员应注意询问患者的过敏史,应严格遵照说明书规定的功能主治和用法用量使用醒脑静注射液,谨慎联合用药,用药过程中加强不良反应监测。

案例二[54]:醒脑静注射液致严重过敏反应

案例简介:患者,女,45 岁,因"被他人打伤头部及全身多处伴疼痛 3 小时"入院治疗。入院诊断为急性闭合性颅脑损伤。患者既往体健,无手术、外伤及食物药物过敏史。入院查体:T 36.4℃,P 74 次/min,R 20 次/min,BP 90/60mmHg,指脉氧 98%。入院当日给予醒脑静注射液 20ml 加入 5% 葡萄糖注射液 250ml 静脉滴注,约 1 分钟后患者突然感到心慌、胸闷、面色潮红、口唇发绀、局部发麻、喉头发紧、呼吸急促困难,立即停止输液、给予吸氧,并肌内注射异丙嗪注射液 25mg。约 10 分钟后,患者出现寒战,立即给予静注地塞米松注射液 10mg。约 20 分钟后,上述症状逐渐缓解。

药师点评[55]:此患者颅脑损伤后使用醒脑静注射液,功能主治、用法用量均属合理。用药 1 分钟后出现不良反应,属于速发型不良反应。患者的用药与不良反应的发生有时间相关性,提示临床医师在使用醒脑静注射液时不管是首次用药或多次用药后都应该给予严密的用药关注。醒脑静不良反应在临床主要表现为呼吸系统损伤、心血管系统一般性损伤、皮肤及其附件损伤、全身性损伤、交感和副交感神经系统损伤、中枢和外周神经系统损伤、胃肠系统损伤等,临床应重视醒脑静注射液的不良反应,坚持合理用药。

案例三[56]：小儿静脉注射醒脑静注射液致过敏反应

案例简介：患儿,男,11 岁,以"胡言乱语 5 天,抽搐 2 次"为主诉入院。入院后诊断为急性病毒性脑炎。入院后予阿昔洛韦、20% 甘露醇、地塞米松治疗。入院第 2 日予 5% 葡萄糖注射液 250ml+ 醒脑静注射液 10ml 静脉滴注,第 13 日输注醒脑静 5~6 分钟时患儿出现全身皮肤发红、皮疹、瘙痒,口唇肿胀,患儿自诉胸闷、憋气,查体：患儿神志清楚,较烦躁,T 36.8℃,P 112 次 /min,呼吸较促,28 次 /min,BP 98/60mmHg,心肺听诊(−),口唇肿胀明显,未见明显缺氧症状。全身皮肤可见风团样皮疹,高出皮肤,风团中央皮肤苍白,周围皮肤发红。即停止输注醒脑静,同时予以抗过敏治疗。10 分钟后患儿诉胸闷减轻,无憋气,口唇肿胀缓解,全身皮肤风团样皮疹消失。此后继续治疗,未见类似发作。

药师点评：此患儿在使用醒脑静注射液多次后引发了迟发型不良反应。醒脑静注射液为中药注射剂,针对儿童等特殊人群用药安全性的研究资料较少,一般不建议儿童使用。而且,药品说明书中也缺少儿童用法用量的情况。在厂家未完善说明书中的儿童用法用量前,应限制使用于儿童。临床使用中应尽量使用一次性精密输液器,同时应加强监护和控制滴速。

二十六、复方大青叶注射液

【药物组成】 大青叶、金银花、羌活、拳参、大黄。

【功能主治】 疏风清热,解毒消肿,凉血利胆。用于外感风热或瘟毒所致的发热头痛、咽喉红肿、耳下肿痛、胁痛黄疸；流感、腮腺炎、急性病毒性肝炎见上述证候者。

【方解】 方中大青叶大寒清热、味苦泄降,具有清热解毒的功效,能使气血及表里两清,且有苦寒而不燥,清热不损阴之长；

金银花味甘气寒,能清热解毒,性疏散,故可透散表邪、又兼凉血止痢之效,共为君药。拳参味苦气凉、清热解毒、利湿消肿;大黄苦寒沉降、泻火解毒,共为辅药。羌活温疏透解,使之清中有疏、寒而不凝,为佐药。诸药合用,共奏清热解毒、凉血透解之效。复方大青叶注射液属寒凉药性,所治疾病应具有热证之特性,寒证患者不宜使用。

【临床应用】①时行感冒、温热邪气引起的发热,口渴喜饮,头身疼痛,咽喉肿痛,小便短赤,大便秘结;流行性感冒见上述证候者;②痄腮,热毒聚结少阳之脉所致腮部红肿疼痛、咀嚼受限、发热畏冷、头痛、口渴、小便短赤、大便偏干、舌红苔黄干、脉弦数,腮腺炎见上述证候者;③湿热毒邪郁蒸引起目黄或身黄、小便黄,腹满、口渴,小便不利,舌苔黄腻,脉弦数;急性病毒性肝炎见上述证候者。

【不良反应】据文献报道,个别患者使用本品后出现注射部位疼痛且逐渐加重现象。

【禁忌】本品含苯甲醇,禁止用于儿童肌内注射。

【注意事项】①忌烟、酒及辛辣、生冷、油腻食物。②不宜在服药期间同时服用滋补性中药。③该药品适用于风热感冒,症见发热咽痛、口干或渴、咳嗽痰黄。④脾胃虚寒泄泻者慎服。⑤高血压、心脏病、肝病、肾病等慢性病严重者应在医师指导下服用。⑥儿童、年老体弱者应在医师指导下服用。⑦门诊用药后应观察15~20分钟,确定安全的情况下才可离开。

【药物相互作用】复方大青叶注射液为复方制剂,宜单独给药,不宜与其他中药注射剂或西药混合后给药。本品推荐用法为肌内注射,切忌静脉滴注给药。本品与维生素C、利多卡因存在配伍禁忌;本品中含大黄,大黄主要成分为蒽醌类,不宜与磺胺类、氨茶碱、洋地黄等药物同用,以免引起恶心、呕吐、腹泻等症状。

【用法用量】肌内注射。一次2~4ml,一日1~2次。流行性乙型脑炎可遵医嘱增加用量和用药次数。

【剂型规格】注射液:每支装2ml。

【典型案例与分析】

案例[57]：混合肌内注射复方大青叶、
复方氨林巴比妥引起脓肿

案例简介：患者，男，13岁，因"上呼吸道感染、发热头痛"在本村卫生室给予复方大青叶、复方氨林巴比妥注射液注射各2ml，用一次性无菌注射器同时吸入，在臀部行肌内注射，第2日感上述症状好转，但注射部位疼痛且逐渐加重，于注射后4日行走困难，来院就诊。查体：左臀左上方皮肤红肿，局部皮肤温度增高、压痛、有波动感；B超示：距皮肤2cm处有一约2cm×2.5cm液性暗区，经外科医生行脓肿切开引流术，引流出脓液约10ml，每日换药，14日后伤口愈合。

药师点评：这是一例混合肌内注射复方大青叶、复方氨林巴比妥引起脓肿的案例，可能与两者混合后发生理化反应，局部药液未完全吸收有关。复方氨林巴比妥注射液中的氨基比林可抑制炎症组织中前腺素的合成与释放，稳定溶酶体酶、影响吞噬细胞的吞噬，继而发展成脓肿。复方大青叶注射液为复方制剂，应尽量单独给药，不宜与其他中药注射剂或西药混合后给药。

二十七、射干抗病毒注射液

【药物组成】射干、金银花、佩兰、茵陈、柴胡、蒲公英、板蓝根、大青叶。

【功能主治】清热解毒，消痰利咽。本品为抗病毒及抗菌消炎药，也可与其他药物配合使用治疗流行性出血热早期病症。

【方解】方中重用射干清热解毒、消痰利咽，佐以金银花，加强了清热解毒消痰之功。以蒲公英、板蓝根、大青叶凉血消肿，可治疗咽喉肿痛、肺燥咳血；柴胡归肝、胆、肺经，可将上述诸药的作用归经定位。以上诸药配伍，以柴胡、蒲公英、大青叶、板蓝根四味消除热证，以射干、金银花、佩兰、茵陈四味消导散结，使积聚于体内之实邪消散，共奏清热解毒、消痰利咽之功。使用时应辨清痰证寒、燥、热、湿之性。阴虚燥咳、痰中带血者，慎用燥烈辛温之品以防加重出血。

【辨证分析】方中射干消痰利咽,以达到抗菌消炎的作用;金银花清热解毒、抗菌抗病毒,在使用时应辨清痰证寒、燥、热、湿之性。阴虚燥咳、痰中带血者,慎用燥烈辛温之品以防加重出血。

【临床应用】用于流行性感冒、上呼吸道感染、流行性腮腺炎、急性淋巴结和淋巴管炎、带状疱疹和急性病毒性肝炎、泌尿系统感染等,也可与其他药物配合使用治疗流行性出血热早期病症。

【不良反应】包括口干、排尿困难、瞳孔散大、便秘、胸闷、恶心、双腿无力、水疱、皮疹、眼球结膜充血水肿等。

【禁忌】孕妇及哺乳期妇女禁用。

【注意事项】①忌烟、酒及辛辣、生冷、油腻食物。②不宜在服药期间同时服用滋补性中药。

【药物相互作用】射干抗病毒注射液为中药注射剂,宜单独给药,不宜与其他中药注射剂或西药混合后给药。应避免与庆大霉素、青霉素 G 配伍。

【用法用量】肌内注射。一次 2~5ml,一日 3 次。

【剂型规格】注射液:每支装 2ml、5ml。

【典型案例与分析】

案例一[58]:射干抗病毒注射液致过敏性皮疹

案例简介:患者,女,16 岁,因"发热、咳嗽、咽部不适 2 天"入院治疗。患者自发病以来,未服用任何药物及特殊食物。既往身体健康,无药物过敏史。1 年前曾静脉注射射干抗病毒注射液,未出现过敏反应。入院诊断为:上呼吸道感染,给予对乙酰氨基酚 0.3g 口服,射干抗病毒注射液 10ml 加入 0.9% 氯化钠注射液 250ml 静脉滴注,一日 1 次。静脉滴注(滴速为 40 滴/min)10 分钟后,患者突然感觉胸闷、心悸、气促、全身皮肤瘙痒。随即面部、颈部可见大小、形态不一的红色斑丘疹,压之褪色,颜面部水肿,测血压 110/70mmhg。诊断为射干抗病毒注射液致过敏反应性皮疹。立即停止静脉滴注,迅速给予吸氧、肾上腺素 0.5mg、苯海拉明 20mg 肌内注射,地塞米松 10mg 静脉注射,10% 葡萄糖钙注射液 10ml 加 10% 葡萄糖注射液 10ml 稀释后静脉注射等对症治疗。10 分钟后患者胸闷、心悸、气促、皮肤瘙痒症状缓解,30 分钟后皮疹消退。急性上呼吸道感染治疗改为利巴韦林 0.3g 加入 5% 葡萄糖注射液 250ml 静脉滴注,一日 1 次,同时口服板蓝根颗粒 10mg,一日 3 次。住院期间再用对乙酰氨基酚,未见不良反应,患者痊愈出院。

药师点评[59]:射干抗病毒注射液临床应用较安全可靠,不良反应少见。本例曾经使用射干抗病毒注射液未出现过敏反应,本次静脉注射 10 分钟后出现过敏性皮疹,可能与机体不同时期的功能状态不同有关,也可能与药品的生产厂家、批号不同有关,或与其含有易致过敏反应物质,如杂质、微粒、内毒素等有关。本例提示临床医师在使用中药制剂时,除应详细询问药物过敏史外,注射前应注意观察药液有无混浊或沉淀,静脉滴注初期,速度宜慢,用药过程中严密观察病情变化,以防不测。

案例二[60]:射干抗病毒注射液致双眼刺痒、结膜充血

案例简介:患者,女,46 岁,因“发热、咽痛、咳嗽 1 天”就诊。查体:体温 37.6℃,一般状况良好,咽部充血,双扁桃体Ⅰ度肿大,双肺呼吸音粗。胸透示:两肺纹理增粗。实验室检查:血细胞及中性粒细胞正常。诊断:上呼吸道感染。治疗:0.9% 氯化钠注射液 250ml+ 射干抗病毒注射液 10ml 静脉滴注,滴速 60 滴 /min。滴注约 15 分钟后,患者出现双眼刺痒、球结膜、睑结膜充血水肿,右眼下睑出现直径约 2cm 的水疱。立即停止输液,给予地塞米松注射液 5mg,肌内注射;10% 葡萄糖酸钙注射液 10ml,静脉注射。15 分钟后症状有所缓解,1 日后症状完全消失。

药师点评:此例为射干抗病毒注射液引起的眼球结膜充血水肿,射干抗病毒注射液成分复杂,宜根据中医辨证给药,且不宜超途径给药,防止加大药物类过敏反应的发生。

二十八、莲必治注射液

【药物组成】亚硫酸氢钠穿心莲内酯。

【功能主治】清热解毒,抗菌消炎。用于细菌性痢疾、肺炎、

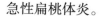

急性扁桃体炎。

【方解】穿心莲苦寒降泄,既能清热解毒,又可燥湿消肿,属寒凉药性,所治疾病应具有热证之特性,寒证患者不宜使用。应充分了解莲必治注射液的功能主治及用法用量,严格把握功能主治,权衡利弊,谨慎用药。应辨证使用中药注射剂。凡声嘶、咽痛初起,兼见恶寒发热、鼻流清涕等外感风寒者忌用。

【临床应用】痢疾:湿热之邪蕴积肠中所致,症见下痢赤白、赤多白少、腹痛下坠、里急后重、不思饮食、身热、口渴、尿黄、舌红苔黄腻、脉数滑;细菌性痢疾见上述证候者。喘证:由邪蕴肺、肺失清肃所致,症见高热面赤、气喘、咳嗽、咳黄痰、口干舌燥、便秘、尿赤、舌红苔黄而干、脉数有力;肺炎见上述证候者。乳蛾:由火毒内盛所致,症见咽喉疼痛剧烈、连及耳根及颌下,吞咽困难,喉核红肿较甚,表面有黄白色脓点或连成假膜,高热,渴饮,口臭,舌质红,苔厚黄,脉洪大而数;急性扁桃体炎见上述证候者。

【不良反应】[32]现有资料提示,本品可能引起皮疹、头晕、胃肠道反应、过敏样反应等,少数患者可能出现急性肾功能损伤。

【禁忌】①肾功能不全者禁用。②对本品有过敏史者禁用。

【注意事项】①老年人、儿童、孕妇、哺乳期妇女及有肾脏疾病的患者应慎用。②本品不宜与氨基糖苷类药物及其他可能造成肾损伤的药物合用。③用药期间注意监测肾功能。如果出现肾功能损伤情况,应立即停药,并作相应处理。④用药过程中建议尽量多饮水。⑤本品不宜与其他药物在同一容器中混合使用。⑥发现药液出现混浊、沉淀、变色或者瓶身漏气等现象时不能使用。⑦静脉滴注过程中出现腰痛、腰酸等症状时,应立即停药,必要时给予对症处理。

【药物相互作用】应尽可能避免本品与其他具有肾毒性药物,如氨基糖苷类等的联合使用。中药注射剂宜单独使用,不宜与其他药物进行配伍。

【用法用量】肌内注射,一次 0.1~0.2g,一日 2 次。静脉滴注,一日 0.4~0.75g,加于 5% 葡萄糖注射液或 0.9% 氯化钠注射液中滴注。

【剂型规格】注射液：每支装 2ml：0.1g；5ml：0.25g；10ml：0.5g。

【医保】《国家基本医疗保险、工伤保险和生育保险药品目录》(2021 年版)医保乙类，限二级及以上医疗机构。

【典型案例与分析】

案例一[61]：莲必治注射液致急性肾功能衰竭

案例简介：男性，29 岁，因急性肠炎给予莲必治注射液 0.6g，静脉滴注。滴注一次后，患者自觉双侧腰部酸痛。辅助检查提示，肾功能：尿素氮 8.7mmol/L，血清肌酐 424μmol/L；尿常规：尿蛋白(++)；24 小时尿量 1 600~2 700ml；肾穿刺活检：肾小管间质炎。临床诊断为急性肾功能衰竭。患者经住院治疗后，临床痊愈。

药师点评[62]：这是一例输注莲必治引起急性肾功能衰竭的不良反应，1988 年至 2005 年 3 月，国家药品不良反应监测中心病例报告数据库中有关莲必治注射液的病例报告 50 例，不良反应表现为急性肾功能损伤、皮疹、头晕、胃肠道反应、过敏样反应等。其中，急性肾功能损伤 17 例，并有 1 例合并肝功能异常。1978—2005 年(2 月)，国内文献报道中检索到有关莲必治注射液引起急性肾功能损伤的病例共 26 例。莲必治注射液引起的急性肾功能损伤的特点为：发病时间短，多在用药 1 次后即出现；主要症状为腰酸、腰痛；部分患者尿量正常；均有肌酐、尿素氮的升高；预后良好。鉴于莲必治注射液有引起急性肾功能损伤的风险，提醒临床医生严格掌握功能主治，加强对用药患者肾功能的监测。避免与氨基糖苷类等有肾毒性药物联合使用。对于老年人、儿童、孕妇、哺乳期妇女以及有肾脏疾患的患者应避免使用。如患者用药后出现腰痛、腰酸等症状，应立即到医院就诊，检查肾功能情况。

案例二[63]：莲必治注射液致急性肾损伤

案例简介：患者，男，18 岁，因"上呼吸道感染"就诊，给予莲必治注射液 0.5g 加入 5% 葡萄糖注射液 250ml，一日 1 次，静脉滴注。第 3 日患者出现腰部疼痛不适，恶心，晨起双眼睑水肿，无畏寒、发热，无尿痛、少尿及血尿。第 5 日血常规：白细胞 9.9 × 10⁹/L；第 6 日肾功检查：BUN 10.8mmol/L，SCr 360μmol/L，血尿酸 722μmol/L，肝功正常。尿常规：WBC 0~2 个 /HB，以急性肾损伤收住入院，患者既往无肾病病史。入院查体：T 37℃，P 78 次 /min，R 20 次 /min，BP 110/60mmHg，咽稍红，眼睑轻度水肿，双肾区叩痛，其余检查未显现异常。腹部 B 超：双肾皮质回声细密增强。入院后立即停用莲必治，给予疏血通注射液 6ml 加入 5% 葡萄糖注射液 250ml，一日 1 次静脉滴注；川芎嗪 0.1g 加入 5% 葡萄糖注射液 250ml，一日 1 次静脉滴注；左卡尼汀 1.0g 加入葡萄糖氯化钠注射液 250ml，一日 1 次静脉滴注；药用炭 1.5g，一日 3 次口服。经上述治疗后患者腰痛消失，双眼睑水肿消退。入院第 8 日复查肾功，BUN 6.4mmol/L，SCr 111μmol/L，血尿酸 465μmol/L，肾功恢复正常，准予出院。

药师点评：这是一例莲必治引起肾功能损伤的案例，其机制可能是莲必治直接对肾脏的损伤；也可能是药物浓度过高，引起肾脏局部血管痉挛，致肾脏缺血、缺氧，从而导致肾损伤。该药已有引起肾损伤的多篇报道，在应用莲必治注射液时，要注意是否有腰痛、水肿、尿少等症状，及时监测肾功能，做到安全用药。

二十九、喜炎平注射液

【药物组成】穿心莲内酯总磺化物。

【功能主治】清热解毒，止咳止痢。用于急性支气管炎、扁桃体炎、细菌性痢疾等。

【方解】喜炎平为穿心莲提取物。穿心莲苦寒降泄，既能清热解毒，又可燥湿消肿，属寒凉药性，所治疾病应具有热证之特性。喜炎平注射液属寒性药品，所治疾病应具有热证之特性，寒证患者不宜使用。医护人员应充分了解喜炎平注射液的功能主治，严格掌握其功能主治，权衡患者的治疗利弊，谨慎用药，并按照辨证使用中药注射剂的原则使用。

【临床应用】

1. 主要用于感冒发热，咽喉肿痛，顿咳劳嗽。

2. 泄泻痢疾。

【不良反应】本品引起的不良反应较少：偶见皮疹、瘙痒、发热、寒战、疼痛、烦躁,罕见呼吸急促、发绀、心悸、抽搐等。绝大部分停药后均能恢复正常。

【禁忌】①对本品过敏者禁用。②孕妇及 1 岁以下儿童禁用。

【注意事项】

1. 本品严禁与其他药物在同一容器内混合使用。如需联合使用其他静脉用药,在换药时应冲洗输液管,以免药物相互作用产生不良反应。

2. 有药物过敏史者慎用。给药前应先询问是否为过敏体质,是否有药物过敏史,针对这类用药患者应特别加强观察,以便出现药品不良反应时及时处理。

3. 药物性状改变时禁用。

4. 严格控制输液速度,儿童以 30~40 滴 /min 为宜,成人以 30~60 滴 /min 为宜。滴速过快可能导致头晕、胸闷、局部疼痛。

5. 稀释溶媒的温度要适宜,确保输液时药液为室温,一般在 20~30℃之间为宜。

6. 老人、儿童等特殊人群应慎重使用,初次使用的患者应加强监测。

7. 加强用药监护。用药过程中,应密切观察用药反应,特别是开始 30 分钟;如发现异常,应立即停药。采取积极救治措施,救治患者。

【药物相互作用】不宜与抗生素合用,与青霉素、头孢拉定、头孢唑林等药物配伍(不溶性微粒增加);不宜与氨溴索注射液合用(易产生白色沉淀);不宜与盐酸多西环素合用(易产生黄色絮状沉淀)。

【用法用量】肌内注射,一次 50~100mg,一日 2~3 次;小儿酌减或遵医嘱。静脉滴注:成人一日 250~500mg,用 5% 葡萄糖注射液或 0.9% 氯化钠注射液稀释后静脉滴注。儿童:一日按体重 5~10mg/kg(0.2~0.4ml/kg),最高剂量不超过 250mg,5% 葡萄糖注射液或 0.9% 氯化钠注射液 100~250ml 稀释后静脉滴注,控制滴速每分钟 30~40 滴,一日 1 次;或遵医嘱。

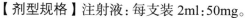

【剂型规格】注射液：每支装 2ml：50mg。

【医保】《国家基本医疗保险、工伤保险和生育保险药品目录》(2021 年版) 医保乙类，限二级及以上医疗机构重症患者。

【典型案例与分析】

案例[64]：喜炎平注射液引起严重呼吸困难

案例简介：患者，女，21 岁，因"上呼吸道感染"静脉滴注喜炎平注射液 150mg+5% 葡萄糖注射液 (250ml)。输入至 2/3 时，患者出现寒战、发热、心悸、严重呼吸困难，随即停止该液，马上给予地塞米松加入到 5% 葡萄糖注射液 (250ml)，同时肌内注射苯海拉明 20mg，氧气吸入。30 分钟后患者症状好转。

药师点评：喜炎平注射液易发生过敏反应，建议医护人员在用药前详细询问患者的过敏史，对穿心莲类药物过敏者禁用，过敏体质者慎用，老人、儿童、肝肾功能异常患者等特殊人群和初次使用中药注射剂的患者应慎重使用，加强监测。

三十、痰热清注射液

【药物组成】黄芩、熊胆粉、山羊角、金银花、连翘。

【功能主治】清热、化痰、解毒。用于风温肺热病痰热阻肺证，症见发热、咳嗽、咳痰不爽、咽喉肿痛、口渴、舌红、苔黄；肺炎早期、急性支气管炎、慢性支气管炎急性发作以及上呼吸感染属上述证候者。

【方解】方中黄芩善清热肺，兼能和解清热，为君药；臣以熊胆粉化痰解痉、山羊角平肝息风，两者均能清热解毒；佐以金银花宣肺解表；连翘清热逐风，为使药。诸药相配，共奏清热化痰、解毒之功。

【临床应用】肺炎早期、急性支气管炎、慢性支气管炎急性发作以及上呼吸感染属风温肺热病痰热阻肺证。

【不良反应】本品偶有不良反应：可见头晕、恶心、呕吐、全身发红、瘙痒或皮疹。

【禁忌】

1. 对本品或含有黄芩、熊胆粉、山羊角、金银花、连翘制剂有过敏或醇类过敏者禁用。过敏体质者或严重不良反应病史者禁用。

2. 肝肾功衰竭者禁用。

3. 严重肺心病伴有心衰者禁用。

4. 孕妇、24 个月以下婴幼儿禁用。

5. 有表寒证者忌用。

【注意事项】[65]

1. 本品不良反应包括极其罕见过敏性休克,用药过程中应密切观察用药反应,特别是开始 5~30 分钟,一旦出现过敏反应或其他严重不良反应,应立即停药并及时救治;同时应妥善保留相关药品、患者使用后残留药液及输液用所有器具、采集患者血样并冷藏,以备追溯不良反应产生的原因。

2. 本品用于风温肺热病属痰热阻肺证及风热感冒等,对寒痰阻肺和风寒感冒属不对症治疗范畴,故而在临床使用过程中要注意寒热辨证合理应用。

3. 稀释溶媒的温度要适宜,确保在输液时药液为室温,一般在 20~30℃为宜。

4. 药液稀释倍数(药液∶溶媒)不低于 1∶10,稀释后药液必须在 4 小时内使用。

5. 用药前应认真检查药品以及配制后的滴注液,发现药液出现混浊、沉淀、变色、结晶等药物性状改变以及瓶盖漏气、瓶身细微破裂者,均不得使用。

6. 不得与其他药物混合滴注。

7. 如需联合用药,在换药时需先用 5% 葡萄糖注射液或生理氯化钠溶液(50ml 以上)冲洗输液管或更换新的输液器,并应保持一定的时间间隔,以免药物相互作用产生不良反应。

8. 该药在输液过程中,液体应经过过滤器,若发现有气泡,应减慢滴速。严格控制输液速度,儿童以 30~40 滴 /min 为宜,成年人以 30~60 滴 /min 为宜,滴速过快或有渗漏可引起头晕、胸闷或局部疼痛。

9. 对老年人、肝肾功异常患者等特殊人群应慎重使用,加强监测。

【药物相互作用】尚无本品与其他药物相互作用的信息。

【用法用量】常用量：成人一般一次 20ml，重症患者一次可用 40ml，加入 5% 葡萄糖注射液或 0.9% 氯化钠注射液 250~500ml。控制滴速，每分钟不超过 60 滴，一日 1 次。儿童一日按体重 0.3~0.5ml/kg，最高剂量不超过 20ml，加入 5% 葡萄糖注射液或 0.9% 氯化钠注射液 100~200ml，稀释后静脉滴注。控制滴速，每分钟 30~60 滴，一日 1 次；或遵医嘱。

【剂型规格】注射液：每支装 10ml。

【医保】《国家基本医疗保险、工伤保险和生育保险药品目录》(2021 年版)医保乙类，限二级及以上医疗机构重症患者。

【典型案例与分析】

案例一[66]：痰热清注射液引起过敏性休克

案例简介：患者，女，53 岁，体重 74kg，主要症状为咳嗽、咯痰，痰色白，易咳出，咽痛、头痛、胸闷，全身酸痛乏力，舌质暗淡，苔薄白，脉沉弦细，患者否认家族史，用药史和过敏反应史。其他查体无异常，中医诊断为风寒犯肺所致咳嗽，西医诊断为急性气管 - 支气管炎，给予痰热清注射液 20ml 加入到 5% 葡萄糖注射 500ml 中静脉滴注。当静脉滴注约 15 分钟时，患者出现胸闷、憋气、心慌、呼吸急促，继而神志不清、四肢发凉、血压低至 60/37mmHg，诊断为过敏性休克。立即停止输液，予以吸氧、心电监护，并肌内注射地塞米松 20mg、异丙嗪 25mg、肾上腺素 1mg，经抢救后患者生命体征基本恢复正常，查体：血压 124/75mmHg，脉搏 76 次 /min。未使用痰热清注射液后，患者未再出现上述症状。

药师点评：痰热清注射液的功能主治为风湿肺热病，属痰热阻肺证，症见：发热、咳嗽、咯痰不爽、口渴、舌红、苔黄等，风寒表证常见恶寒、头身疼痛、鼻塞声重、喷嚏、流清涕、咳嗽、舌苔薄白等。该患者中医诊断为风寒犯肺，不宜使用痰热清。

案例二[67]：痰热清注射液致心、肾功能异常

案例简介：患者，男，41 岁，因近日"发热、咳嗽、咳痰"入

院。为缓解急性肺炎症状,在原治疗基础上增加了痰热清注射液。用药前体温 38 ℃、呼吸 28 次 /min、脉搏 90 次 /min、血压 140/75mmHg、白细胞 7.8×10^9/L。在更昔洛韦 500mg+5% 葡萄糖注射液 250ml 静脉滴注的长期医嘱中,加痰热清注射液 5ml,缓慢静脉滴注(小于 60 滴 /min)。用药 1.5 小时出现心律失常、房颤持续 10 小时。经肌内注射山莨菪碱注射液 20mg、静脉注射阿托品注射液 2mg(壶入),症状得以缓解。第 2 日再次给予痰热清、更昔洛韦(剂量同上次),不久又出现上述症状。第 3 日停止使用痰热清注射液。仅以更昔洛韦 500mg 继续静脉滴注,上述症状未再出现。

药师点评[68]:

1. 该患者在同一容器中同时静脉滴注更昔洛韦及痰热清注射液出现心、肾功异常,提示该药不宜与其他药物在同一容器内混合使用。

2. 在研究痰热清注射液不良反应报告的分析中,痰热清注射液不良反应在各年龄组段均有分布,主要不良反应为:皮肤及附件损伤比例在研究案例数量中的为 34.49%,全身性损伤为 22.99%,呼吸系统为 13.8%,胃肠系统损伤为 12.65%,且不良反应发生时间多在用药开始 1 小时后。不良反应发生率高,应严格按照中医辨证使用,对肾功异常的患者慎用,使用期间配比应按照溶媒:药物为 10:1 的比例使用。

三十一、黄藤素注射液

【药物组成】盐酸棕榈碱。

【功能主治】清热解毒,泻火通便。用于热毒内盛,便秘,泻痢,咽喉肿痛,目赤红肿,痈肿疮毒。

【方解】黄藤属苦寒药物,该注射液所治疾病应具有热证特性,寒证不宜使用。清热解毒利湿,应按照辨证使用的原则,切忌将中药注射剂西药化使用。阴虚而热者应慎用。

【临床应用】清热解毒。用于妇科炎症、细菌性痢疾、肠炎、

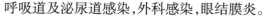

呼吸道及泌尿道感染,外科感染,眼结膜炎。

【不良反应】

1. 个别病例出现胃肠不适,食欲减退和便秘,但无须特殊处理,停药后自行消失。

2. 有黄藤素片致大疱性表皮坏死松懈型药疹 1 例的报道。

【禁忌】对本品有过敏史者禁用。

【药物相互作用】本品宜单独使用,不宜与其他药物混合配伍使用。尚无本品与其他药物相互作用的信息。

【用法用量】肌内注射。一次 20mg,一日 40~80mg。

【剂型规格】注射液:每支装 2ml(含黄藤素 20mg)。

【典型案例和分析】

案例一[69]:黄藤素注射液静脉滴注致唾液腺肿大

案例简介:患者,女,35 岁,主因"下腹痛 7 天,加重伴发热"入院就诊。患者既往体健,否认药物过敏史。查体:体温 38℃、脉搏 80 次 /min、血压 120/80mmHg,下腹部压痛,无反跳痛,阴道分泌物增多,宫颈无明显牵拉痛。实验室检查:白细胞 15.2×10^9/L。B 超提示盆腔积液。诊断:急性盆腔炎。给予甲硝唑注射液 0.5g,静脉滴注,一日 2 次;黄藤素注射液 80mg 加入 5% 葡萄糖注射液 500ml 静脉滴注,一日 1 次。首次黄藤素组溶液输至 200ml 时,患者突然出现舌体麻木,继而出现双颊部、双颌下及舌下肿胀伴有张口困难、双颊肿胀以耳垂为中心;体温 38.2℃,脉搏 88 次 /min,血压 100/70mmHg。立即停用,给予地塞米松 10mg 静脉滴注,苯海拉明 20mg 肌内注射。3 分钟后症状缓解,2 小时后舌麻伴张口困难消失,次日双颊部、双颌下及舌下肿胀基本消失。以后改用头孢噻肟 2g,静脉滴注,一日 2 次;继续使用甲硝唑注射液,未再发生类似症状。

药师点评:本品应肌内注射,不可静脉滴注。此案例为因给药途径错误发生的不良反应。提示临床使用本品时,应严格按照说明书的用法,避免药物过敏反应的发生。

案例二[70]:黄藤素注射液致过敏性休克

案例简介:患者,男性,33 岁,疑似"泌尿系感染"。肌内注射黄藤素 2ml，未用其他药物。注射过程中患者曾诉全身不适，注射结束后立即出现呼吸困难、昏迷倒地、血压未测及。入院抢救。入院时查体：患者面色青紫，哭泣样呼吸，口、鼻腔流出白色泡沫，脉搏触不到，血压未测及；双肺可闻及痰鸣音，心率 158 次 /min，律齐，未闻及杂音。心电图示：房性心动过速。立即用吸痰器清除口鼻分泌物，给氧，肾上腺素 1mg 皮下注射，尼可刹米 0.735mg、洛贝林 3mg、二甲弗林 8mg 肌内注射，补充扩容，多巴胺、重酒石酸间羟胺静脉滴注升压，普罗帕酮静脉滴注控制心动过速。经抢救，患者 4 小时后恢复正常。

药师点评[71]：该患者常服黄藤素片，但无过敏反应。然而，4 年前患者曾用黄藤素注射剂，出现轻度过敏反应，未得到重视。提示临床用药前，应注意过敏史，以免再次发生不良反应。

参考文献

［1］国家药典委员会. 中华人民共和国药典临床用药须知：2015 版. 中药成方制剂卷 [M]. 北京：中国医药科技出版社，2017: 59-60.

［2］国家药品不良反应监测中心. 警惕双黄连注射剂的严重不良反应 [R]. 药品不良反应信息通报，2009: 22.

［3］曾聪彦，梅全喜. 中药注射剂安全应用案例分析 [M]. 北京：人民卫生出版社，2015.

［4］陈郁，刘舸，刘惠茹，等. 静滴肿节风注射液致过敏反应 3 例 [J]. 中国中药杂志，2004,(09): 908

［5］罗清，彭伟文，曾聪彦. 肿节风注射液致不良反应 19 例文献分析 [J]. 临床合理用药杂志，2010, 3 (03): 85-86.

［6］于红权. 柴胡注射液的药理及不良反应分析 [J]. 临床医药文献电子杂志，2016, 3 (01): 167-168.

［7］赵军海，孙爱军，刘欣. 柴胡注射液致急性肾衰竭 1 例 [J]. 实用儿科临床杂志，2004, 19 (11): 960.

［8］尹银华，戴卫波，曾聪彦. 柴胡注射液致不良反应 73 例文献分析 [J]. 中国医院用药评价与分析，2009, 9 (11): 858-860.

［9］叶伟红，吴丽兰，何伟珍. 肝炎灵注射液致腱鞘炎 1 例 [J]. 现代中西医结合杂志，2001, 10 (06): 559.

［10］ 曾聪彦，梅全喜 . 肝炎灵注射液致 27 例不良反应文献分析 [J]. 中华中医药学刊，2008, 26 (06): 1352-1353.

［11］ 张晗羚，华碧春 . 111 例山豆根及其制剂致不良反应文献分析 [J]. 中国药物警戒，2015, 12 (02): 99-101.

［12］ 李亚琴 . 银黄注射液致双手双足皮肤手套袜套样过敏 1 例 [J]. 现代中西医结合杂志，2000, 9 (15): 1497.

［13］ 赵武，陈忠伟，孙建华，等 . 苦木生物碱提取及其复方注射液的安全性研究 [J]. 南方农业学报，2012, 43 (06): 865-868.

［14］ 赵和云，高凤云 . 肌注苦木注射液致过敏性休克 1 例 [J]. 中国中药杂志，1998, 23 (01): 58.

［15］ 周早清 . 抗腮腺炎注射液引起过敏反应一例 [J]. 广后医学，1991 (02): 68-69.

［16］ 李训友，尹鲁，刘吉娥 . 静滴茵栀黄注射液出现过敏反应 2 例 [J]. 中国中药杂志，1996, 21 (01): 55-56.

［17］ 陈军，魏俊婷，陈辉扬 . 120 例茵栀黄注射液不良反应文献分析 [J]. 中国药物警戒，2006, 3 (3): 168-171.

［18］ 王玉敏 . 茵栀黄注射液致不良反应 49 例报告及相关因素分析 [J]. 河北中医，2015, 37 (04): 591-592, 599.

［19］ 代大顺 . 清开灵与临床常用药物的配伍禁忌 [J]. 中医药信息，2006, 23 (02): 29-30.

［20］ 国家药品不良反应监测中心 . 警惕清开灵注射剂不良反应 [R]. 药品不良反应通报信息（第 21 期），2009.

［21］ 曾聪彦，吴凤荣，黄敏怡 . 清开灵注射剂致 85 例过敏性休克文献分析 [J]. 中华中医药学刊，2014, 32 (08): 1919-1923.

［22］ 刘浩 . 白花蛇舌草注射液致过敏性休克 1 例 [J]. 泰山卫生，2005, 29 (6): 45.

［23］ 张艳红 . 肌肉注射清热解毒注射液引起不良反应 1 例 [J]. 西北药学杂志，2006, 21 (04): 159.

［24］ 苏雪梅，冯立新 . 穿心莲针剂引起血小板减少 6 例 [J]. 中药新药与临床药理，2003, 14 (02): 111.

［25］ 吴美丽，谢建琳，黄建平 . 穿心莲注射液的严重不良反应与防治措施 [J]. 海峡药业，2004, 16 (01): 107-109.

［26］ 吴嘉瑞，张冰，董铮，等 . 穿心莲注射剂不良反应文献分析 [J]. 中国药物警戒，2005, 2 (04): 197-200.

［27］ 刘世莲 . 中西药注射剂配伍禁忌 [J]. 中国现代药物应用，2010, 4 (07):

164-165.

［28］潘春玲.静滴板蓝根致过敏性休克 1 例 [J].黔南民族医专学报,2000, 13 (02): 55.

［29］魏汉勇.板蓝根与聚肌胞合用致过敏性休克 1 例 [J].重庆医学,1997, 26 (02): F003.

［30］顾铭康,顾赋雄.板蓝根注射液过敏一例 [J].福建中医药,1990, 21 (06): 35.

［31］刘新生.板蓝根注射剂的不良反应病例分析及防治 [J].世界最新医学 信息文摘 (电子版),2014 (28): 371.

［32］邵明立.中华人民共和国药典临床用药须知 [M].北京 : 中国医药科技 出版社,2011: 70-104.

［33］李英杰.热可平肌注引起过敏反应二例 [J].重庆医药,1985, 15 (1): 33.

［34］朱丽萍,雷招宝.热可平注射液致过敏反应 [J].药物不良反应杂志, 2004, 6 (02): 133.

［35］姚焕君,朱萍.静脉滴注舒肝宁注射液致过敏反应 1 例 [J].护理实践 与研究,2007, 4 (6): F002.

［36］黄朝前,徐伟军,赵志刚.舒肝宁注射液致过敏反应典型案例分 析 [J].药品评价,2004 (03): 236.

［37］陈敏,缪应祥,王征宇.苦黄注射液致意识模糊 1 例 [J].工企医刊,2011, 24 (02): 54-55.

［38］周燕萍,刘丽萍,张诗龙,等.苦黄注射液静滴致腮腺肿大 [J].中国药 物应用与监测,2011, 8 (06): 386-387.

［39］吴丹,韩丽华,苑红,等.苦黄注射液引起过敏反应 1 例 [J].中国药物 应用与监测,2009, 6 (05): 306+309.

［40］郭锦辉,高卫芳,贾索洁.苦黄注射液致不良反应文献分析 [J].中国 医院用药评价与分析,2014, 14 (01): 72-74.

［41］周玲君.常用中药抗病毒注射液的不良反应 [J].内蒙古中医药,2010, 29 (07): 60-62.

［42］李源.热毒宁注射液临床药物配伍禁忌分析 [J].中国药业,2014, 23 (19): 71-73.

［43］王永香,刘涛,王振中,等.热毒宁注射液与溶媒配伍稳定性研究 [J]. 中国中药杂志,2010, 35 (22): 2990-2993.

［44］魏然.热毒宁注射液致畏寒发热 1 例 [C]// 中国药理学会.2010 年度 全国医药学术论文交流会暨临床药学与药学服务研究进展培训班论

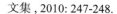

文集 , 2010: 247-248.

［45］ 杨玉 . 热毒宁注射液致药疹 1 例 [J]. 河北中医 , 2011, 33 (05): 755-756.

［46］ 杨雪 , 杨玉涛 , 李文武 , 等 . 182 例热毒宁注射液药品不良反应报告分析 [J]. 光明中医 , 2012, 27 (06): 1250-1252.

［47］ 张莉 . 50 例热毒宁注射液不良反应分析 [J]. 北方药学 , 2016, 13 (08): 139+114.

［48］ 张雅丽 , 赵振云 . 去感热注射液致过敏性休克 [J]. 黑龙江中医药 , 1999 (04): 5.

［49］ 王兴周 , 周正君 , 梁涛 , 等 . 去感热注射液致过敏性休克 1 例 [J]. 人民军医 , 2001, 44 (06): 367.

［50］ 刘世萍 . 岩黄连注射液致寒战、高热 [J]. 药物不良反应杂志 , 2004, 6 (05): 337.

［51］ 罗密 , 郑丽云 , 李玲 , 等 . 野菊花注射液雾化吸入致气促 1 例 [J]. 中国药物警戒 , 2016, 13 (02): 121-122.

［52］ 殷建忠 . 醒脑静注射液致过敏反应 1 例 [J]. 中国药师 , 2005, 8 (04): 350.

［53］ 汤珺 , 宁四秀 . 62 例醒脑静注射液不良反应病例报告分析 [J]. 中国药物滥用防治杂志 , 2015, 21 (01): 15-17.

［54］ 郝胜文 . 醒脑静注射液致严重过敏反应 1 例 [J]. 中国保健营养 , 2015, 25 (15): 91-92.

［55］ 刘宏明 , 许莉莉 , 崔冉 , 等 . 66 例醒脑静注射液不良反应的文献分析 [J]. 中国药物警戒 , 2016, 13 (02): 107-110.

［56］ 冯周清 , 陈碧珠 . 小儿静脉注射醒脑静致过敏反应 1 例 [J]. 海峡药学 , 2001, 13 (01): 90.

［57］ 王道魁 . 浅谈清热解毒注射液和复方大青叶注射液的不良反应 [J]. 世界最新医学信息文摘 : 电子版 , 2013, 13 (10): 217, 220.

［58］ 王喜平 , 曹俊丽 . 射干抗病毒注射液致过敏性皮疹 1 例 [J]. 新医学 , 2010, 41 (4): 277.

［59］ 张瑞瑞 , 刘艳萍 , 聂西周 , 等 . 射干抗病毒注射液致类过敏反应初步研究 [J]. 世界中医药 , 2016, 11 (04): 682-685.

［60］ 李颖 , 明霞 . 射干抗病毒注射液致过敏反应 1 例 [J]. 中南药学 , 2005, 3 (4): 237.

［61］ 国家药品不良反应监测中心 . 莲必治注射液与急性肾功能损伤 , 羟乙基淀粉 40、20 氯化钠注射液与肾功能损伤 , 警惕克银丸引起的肝损伤和剥脱性皮炎 [R]. 药品不良反应通报中心 (第 8 期), 2008. http://

www. cdr-adr. org. cn/drug_1/aqjs_1/drug_aqjs_xxtb/200806/t20080626_36876. html.

［62］杨卫彬，王兴文，于江泳，等. 253 例莲必治注射液不良反应 / 事件文献分析 [J]. 中国药物警戒，2013, 10 (01): 46-50.

［63］王勇，刘海燕，谢建中. 莲必治注射液相关急性肾损伤 3 例 [J]. 药物不良反应杂志，2010, 12 (02): 90+95.

［64］国家药品不良反应监测中心. 警惕喜炎平注射剂的严重过敏反应 [R]. 药品不良反应信息通报 (第 48 期)，2012. https://www. nmpa. gov. cn/xxgk/yjjsh/ypblfytb/20120625164401325. html.

［65］唐启令，孙永旭，梁延平，等. 痰热清注射液致不良反应 / 事件的个案用药适宜性分析 [J]. 中国医院药学杂志，2014, 34 (21): 1876-1878.

［66］王秋月. 疑痰热清注射液致过敏性休克 1 例 [J]. 首都医药，2008, 5 (10): 45.

［67］左秀萍，付桂英，杨郡，等. 痰热清致心肾功异常 1 例 [J]. 中国药业，2005, 14 (07): 73.

［68］王珏，洪向东，陆慧晶，等. 87 例痰热清注射液不良反应报告分析 [J]. 中医药临床杂志，2013, 25 (07): 584-585.

［69］李敬东，赵树国，常晓跃. 黄藤素静脉滴注致唾液腺肿大 [J]. 药物不良反应杂志，2009, 11 (04): 287-288.

［70］何明. 黄藤素注射剂误用致过敏性休克 [J]. 药物不良反应杂志，2008, 10 (02): 127.

［71］李敬东，常晓跃，赵树国. 黄藤素注射液过敏反应分析 [J]. 中国农村医学杂志，2009, 7 (06): 40.

第四章 活血化瘀类中药注射剂的合理应用

凡具有活血化瘀功效的药品,称为活血化瘀药。活血化瘀药主要适用于血栓闭塞性脉管炎、动脉硬化性闭塞症、缺血性脑卒中及后遗症、心血管疾病、视网膜中央静脉阻塞、冠心病、心绞痛、脑栓塞、脑血管痉挛等疾病。我国为心脑血管疾病高发的国家,因活血化瘀药疗效可靠,在临床广泛被使用。根据作用部位的不同,一般分为内用活血化瘀药和外用活血化瘀药。根据功效的不同,一般分为益气活血、行气活血药、养血活血药、温阳活血药、滋阴活血药、补气活血药、化瘀宽胸药、化瘀通脉药、化瘀消癥药、化瘀祛痰药十类。在临床应用时可以根据瘀血部位选用不同的活血化瘀药。

思考题:

一、丹参注射液的临床应用注意事项有哪些?

二、大株红景天注射液的功能主治有哪些?

三、注射用血塞通(冻干)与注射用血栓通(冻干)的功能主治有哪些?

一、脉络宁注射液

【药物组成】金银花、牛膝、石斛、玄参,辅料为聚山梨酯80。

【功能主治】养阴清热,活血祛瘀。用于阴虚内热、血脉瘀阻所致的脱疽,症见患肢红肿热痛、破溃、持续性静止痛、夜间尤甚,兼见腰膝酸软、口干欲饮;血栓闭塞性脉管炎、动脉硬化性闭塞症见上述证候者。亦用于脑梗死阴虚风动、瘀毒阻络证,症见半身不遂、口舌㖞斜、偏身麻木、语言不利。

【方解】方中牛膝能祛风除湿,活血通经,补肝肾,强筋骨,利尿通淋,引血(火)下行之效。石斛生津益胃,清热养阴,止痛;玄参清热凉血,泻火解毒,滋阴;两者均有养阴清热之效。金银花清热解毒,既散风热,又善清解血毒。诸药相配,共奏清热养阴、活血化瘀之功。

【临床应用】临床上主要用于治疗血栓闭塞性脉管炎、动脉硬化性闭塞症、缺血性脑卒中及后遗症、多发性大动脉炎、四肢急性动脉栓塞、糖尿病坏疽、静脉血栓形成及血栓性静脉炎。近几年来又有如下治疗进展:①治疗慢性肺心病;②治疗心绞痛,冠心病;③治疗病毒性脑炎;④治疗慢性肾功能衰竭(CRF);⑤治疗妊娠高血压综合征;⑥治疗眩晕;⑦治疗突发性耳聋;⑧治疗高脂血症;⑨治疗寻常型银屑病。

【不良反应】偶见皮肤瘙痒、皮疹、头痛、心悸,罕见呼吸困难、过敏性休克等不良反应。文献陆续报道其引起的不良反应,主要有以下几种:①皮肤损伤;②急性呼吸窘迫综合征;③咽喉痉挛;④过敏性休克;⑤头痛;⑥微循环障碍;⑦心绞痛;⑧四肢震颤;⑨腰痛;⑩水肿;⑪肾功能衰竭;⑫致尿频[1]。

【禁忌】①有出血倾向者禁用;②严重贫血者禁用;③孕妇禁用;④对本品有过敏反应或严重不良反应病史者禁用。

【注意事项】①本品应在医生指导下使用;②静脉滴注时,初始速度应缓慢,观察 15~20 分钟,并注意巡视;③临床使用发现不良反应时,应立即停药,停药后症状可自行消失或酌情给予对症治疗;④本品不宜与其他药物在同一容器中混合滴注;⑤本品出现混浊、沉淀、颜色异常加深等现象不能使用。

【药物相互作用】本品不宜在同一容器中与下列药物混用:

①不宜与寒水石、巴豆、僵蚕、雷丸等联用；②不宜与部分抗菌药物合用，如盐酸莫西沙星，易出现乳白色混浊、黄色微粒结晶；③不宜与止血药物合用，如氨基己酸、氨甲环酸、维生素 K_1、维生素 K_3、抑肽酶。

【用法用量】静脉滴注：一次 10~20ml（12 支），加入 5% 葡萄糖注射液或 0.9% 氯化钠注射液 250~500ml 中滴注，一日 1 次，10~14 日为一个疗程，重症患者可连续使用 2~3 个疗程。

【剂型规格】注射液：每支装 10ml。

【医保】《国家基本医疗保险、工伤保险和生育保险药品目录》（2021 年版）医保甲类，限二级及以上医疗机构。

【典型案例与分析】

案例一[2]：脉络宁注射液致严重过敏反应

案例简介：患者，女，55 岁，因"头晕，伴有上肢麻木 10 天"于院外行 CT 检查示：腔隙性脑梗死。诊断为腔隙性脑梗死，于 2011 年 9 月 20 日入院，既往无慢性支气管炎病史，无高血压病史，无冠心病病史。入院当日给予脉络宁 30ml，加入 5% 葡萄糖注射液（GS）250ml 输注，当输液约进行 10 分钟时（约进入 30ml 液体），患者突然出现呼吸困难、心前区压迫感及濒死感。立即停止输液，给予高流量氧气吸入，静脉注射地塞米松 20mg，肌内注射异丙嗪 25mg，患者仍呼吸困难，呼吸 12 次 /min，测血压 180/105mmHg，并出现昏迷状态，口唇及四肢末梢重度发绀。双肺听诊布满大量哮鸣音，无湿啰音。心音有力，律不齐，心率 130 次 /min。立即行心电图示：频发室性期前收缩。立即给予：①50% GS 20ml，加氨茶碱 0.25g 缓慢静脉注射。②可拉明 375mg、洛贝林 3mg 1 支静脉注射。③地塞米松 10mg 静脉注射。④利多卡因 50mg 加入 10% GS 10ml 静脉注射。10 分钟后，患者呼吸好转，发绀明显减轻。测血压 140/90mmHg，两肺听诊仍有哮鸣音，心音有力，律齐，心率 100 次 /min，心电图示：窦性心律。再给予地塞米松 5mg 静脉注射，注射用三磷酸腺苷辅酶胰岛素 20mg（1 支）加入 5% GS 500ml 静脉滴注。30 分钟后患者神志清醒，发绀消失，双肺呼吸音转清，心率 75 次 /min，心律规整，2 小时后患者恢复正常，能下床活动。

药师点评：脉络宁常用于治疗脑梗死，但其副反应不可避免。尤其可导致严重的循环障碍、急性呼吸窘迫综合征等，可危及患者生命。该患者在脉络宁输注前未用其他任何药物，又无慢性病发作史，可排除其他药物反应引起的急性肺水肿。脉络宁致严重过敏反应诊断成立。该患者由于过敏反应引起气管痉挛、水肿、血压短期急剧升高而导致心律失常。

案例二[3]：脉络宁注射液致喉头水肿痉挛

案例简介：患者，女，48 岁，因"头晕、右上肢麻木 2 个月"入院。既往健康。无药物过敏史。颈椎影像学检查提示骨质增生。血脂：胆固醇 5.92mmol/L，甘油三酯 1.98mmol/L。初步诊断为：①椎基底动脉供血不足；②颈椎病。给予 5% 葡萄糖注射液 250ml 加脉络宁注射液 20ml（脉络宁生产厂家、批号明确可查）静脉滴注。进针后不足 1 分钟，进药约 40 滴 /min，护士尚未离开，见患者呼吸困难、说话不能。立即叫医生，同时换下原液体。查体：呼吸 30 次 /min，血压 130/90mmHg，表情痛苦，呼吸浅快，吸气性呼吸困难，口唇及颜面发绀。心率 120 次 /min，律齐，两肺散在哮鸣音。腹平软，肝脾未触及，四肢皮肤散在荨麻疹。立即给予吸氧、地塞米松磷酸钠注射液 10mg 静脉注射、苯海拉明注射液 20mg 肌内注射。经以上处理后，床边观察 5 分钟左右，上述症状逐渐缓解。呼吸平稳，呼吸 18 次 /min，口唇及颜面转红。心率 92 次 /min，律齐。两肺呼吸音清。四肢荨麻疹消退。继续观察 2 小时，病情平稳后带口服药马来酸氯苯那敏出院。

药师点评：考虑与Ⅰ型过敏反应有关。可能是中药制剂中含有某些大分子物质，具有抗原性。该患者为首次用药即出现喉头水肿痉挛。使用同批号其他患者未出现相同症状。提示为过敏反应，与该患者体质特殊有关。因此，临床医师、护士在首次用药时要特别注意用药后的观察。一旦出现喉头水肿痉挛、危及生命，要立即采取急救措施，包括应用糖皮质激素类药物及其他抗过敏药

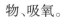

物、吸氧。

二、香丹注射液

【药物组成】丹参、降香,辅料为聚山梨酯80。

【功能主治】活血化瘀,行气止痛。用于胸痹心痛及气滞血瘀证。

【方解】丹参活血化瘀,方中丹参为心、脾、肝、肾血气之分,具有活血散瘀、消肿止血、消炎止痛、调经止痛,为君药。降香行气止痛,为臣药。丹参味苦,性微寒。降香味辛,性微温。两药配伍可避免过寒或过温。香丹注射液活血化瘀、行气止痛,两药相配,共奏活血化瘀、行气止痛之功。

【临床应用】[4-5]临床上主要用于以下几个方面:

1. 心脑血管系统　治疗冠心病、短暂性脑缺血发作、椎动脉型颈椎病眩晕、急性眩晕、肺心病顽固性心衰、扩张型心肌病心力衰竭、急性心肌梗死、脑血栓形成、肺心病急性加重期。

2. 呼吸系统　佐治小儿支气管肺炎、喘憋性肺炎,治疗慢性支气管炎急性发作。

3. 治疗肾综合征出血热出血。

4. 治疗肾病综合征。

5. 治疗新生儿硬肿病。

【不良反应】皮肤过敏反应,休克,急性喉头水肿,严重腹泻,神经毒性,肝损伤,肾损伤,剧痛休克,哮喘,窦性心动过速、过缓。

【禁忌】

1. 对本品或含有丹参、降香制剂有过敏或严重不良反应病史者禁用。

2. 本品含有聚山梨酯80,对含聚山梨酯80类制剂过敏者禁用。

3. 孕妇及哺乳期妇女禁用。

【注意事项】

1. 本品不良反应包括过敏性休克,应在有抢救条件的医疗机构使用,用药后出现过敏反应或其他严重不良反应应立即停药并及时救治。

2. 严格按照药品说明书规定的功能主治使用,禁止超功能主治用药。

3. 严格掌握用法用量及疗程。按照药品说明书推荐剂量、疗程使用药品。不能超剂量和长期连续用药。

4. 用药前应仔细询问患者用药史和过敏史,对过敏体质者慎用。

5. 用药前应认真检查药品以及配制后的滴注液,发现药液出现混浊、沉淀、变色、结晶等药物性状改变以及瓶身细微破裂者,均不得使用。

6. 药品稀释应严格按照说明书的要求配制,不得随意改变稀释液的种类、稀释浓度和稀释溶液用量。配药后应坚持即配即用,不宜长时间放置。

7. 严禁混合配伍,谨慎联合用药 中药注射剂应单独使用,禁忌与其他药品混合配伍使用;谨慎联合用药,如确需要联合使用其他药品时,应谨慎考虑与中药注射剂的间隔时间以及药物相互作用等问题。

8. 老人、儿童、肝肾功能异常患者等特殊人群和初次使用中药注射剂的患者应慎重使用,加强监测。对长期使用的患者,在用药的每个疗程间要有一定的时间间隔。

9. 加强用药监护 用药过程中应缓慢滴注,同时密切观察用药反应,特别是开始 30 分钟。如发现异常,应立即停药,采取积极措施救治患者。

10. 输液速度 成人患者滴速以每分钟不超过 60 滴为宜,心脏病患者以每分钟不超过 30 滴为宜,儿童患者宜按年龄及机体情况而定。

【药物相互作用】本品不宜在同一容器中与下列药物混用:

1. 不宜与抗酸药联用,如 5% 碳酸氢钠,两药联用易影响丹参疗效。

2. 不宜与抗肿瘤药合用,易促进肿瘤转移。

3. 不宜与喹诺酮类[6]、氨基糖苷类抗菌药物合用,如与 0.2% 乳酸环丙沙星配伍,易出现黄色絮状沉淀;与甲磺酸培氟沙星葡萄糖注射液、硫酸庆大霉素注射液、硫酸阿米卡星注射液、硫酸妥布霉素注射液、硫酸奈替米星注射液配伍,易出现白色絮状混浊物;与甲磺酸左氧氟沙星氯化钠注射液、甲磺酸加替沙星氯化钠注射液、注射用氧氟沙星、注射用左氧氟沙星、注射用洛美沙星、注射用氟罗沙星、注射用培氟沙星、注射用西索米星等配伍,均会出现不同程度的混浊或沉淀物。

4. 不宜与部分青霉素类[7]及头孢类抗菌药物合用,如头孢匹胺钠,否则均出现混浊或沉淀物。

5. 不宜与生物碱盐类合用,如盐酸罂粟碱、利血平、盐酸洛贝林、硫酸阿托品、硫酸麻黄碱、硝酸士的宁等注射液。

6. 宜与人工合成含氮杂环类有机盐类化合物联用,如盐酸雷尼替丁、维生素 B_1、维生素 B_6、盐酸异丙嗪、盐酸氯丙嗪、普萘洛尔等注射液配伍。

7. 与 10% 葡萄糖注射液、复方氯化钠注射液、右旋糖酐配伍,易产生不溶性微粒。

8. 不宜与盐酸川芎嗪、利多卡因、肌苷、氨溴索、甲磺酸酚妥拉明、注射用去甲万古霉素等配伍,否则易出现白色混浊及沉淀。

9. 不宜与含藜芦的药物同用。

【用法用量】①肌内注射:一次 2ml,一日 1~2 次。②静脉滴注:一次 250ml(250ml 装);静脉滴注:一次 4~20ml,用 5%~10% 葡萄糖注射液 100~500ml 稀释后使用。

【剂型规格】注射液:每支装 2ml、5ml、10ml、20ml、100ml、250ml。

【医保】《国家基本医疗保险、工伤保险和生育保险药品目录》(2021 年版)医保甲类,限二级及以上医疗机构。

【典型案例与分析】

案例一[8]:香丹注射液致患者寒战反应一例

案例简介:患者,男,65 岁,因"腿静脉曲张"就诊。医院给予硫酸阿米卡星注射液、香丹注射液治疗。在使用完硫酸阿米卡星注射液后,开始接香丹注射液组输液,滴注到约一半时,患者出现口唇发绀、寒战症状,立即停止滴注,并给予抗过敏、抗输液反应药物治疗,随后症状缓解,最后症状完全消失。

药师点评:对于患者出现寒战这一不良反应,药师的考虑包括,①查阅香丹注射液并用药物阿米卡星注射液的相关资料,发现阿米卡星不宜与其他药物同瓶滴注。考虑不良反应的原因可能是使用香丹注射液滴注的输液管刚刚输注过阿米卡星。②香丹注射液属中药制剂,成分复杂,在提取、纯化、精制过程中难以除尽杂质。考虑其成分提取后,是否存在纯度问题。③致使香丹注射液出现此不良应的另一原因考虑是给药途径的问题。中药注射剂为新剂型,传统用药大多采用口服给药,在胃肠道吸收过程中,一些致敏物质难以进入血液循环,相对致敏力低,少见过敏反应。而今改为静脉给药,药物成分直接注入血液,过敏反应发生率增大。

案例二[9]:香丹注射液致过敏反应

案例简介:患者,男,54岁,以"肩关节周围炎"收住入院。既往无药物过敏史,医嘱给予消炎止痛、活血化瘀、改善局部血液循环等对症处理。入院当日即用香丹注射液(生产厂家及批号明确可查)12ml加入5%葡萄糖注射液500ml中静脉滴注,静脉滴注完1小时后,患者出现全身抽搐、畏寒、发热症状,立即肌内注射地塞米松磷酸钠10mg。10分钟后患者停止抽搐,20分钟后患者自感体温下降,恢复正常。发生反应时无皮疹、无水疱出现。停用香丹注射液后无此反应出现。

药师点评:患者应用香丹注射液后出现不良反应,给予抗过敏治疗后治愈。故应提高对香丹注射液不良反应的警惕性。患者在使用香丹注射液的同时,未合并使用其他药物,故排除了药物之间的相互作用或其他药物引起的不良反应。且仔细观察此批号的香丹注射液,发现在同一盒中的注射液颜色深浅略有不同,这是否是引起药品不良反应的原因,值得进一步探讨。

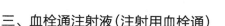

三、血栓通注射液（注射用血栓通）

【药物组成】三七总皂苷、氯化钠。

【功能主治】活血祛瘀；扩张血管，改善血液循环。用于视网膜中央静脉阻塞，脑血管病后遗症，内眼病，眼前房出血等。

【方解】方中三七性温，味甘、微苦，具有活血、止痛、止血三大功效，可用于血瘀引起的不同疾病，以及不同疾病出现的血瘀证。血栓通是由三七提取物制备而成，故药性偏温、活血，所治疾病应具有偏寒、凝血瘀阻之特性；阴虚阳亢或肝阳化风，如面红目赤、舌红绛而苔黄者不宜单独使用。

【临床应用】[10]血栓通注射液属偏温、活血药性的药品，所治疗疾病应具有偏寒、凝血瘀阻之特性，适用于气虚不能鼓动血脉运行、血行气乏、脉络不畅而气虚血瘀之症。瘀阻脑脉，则见半身不遂、肢体瘫软、口舌㖞斜、言语不利；血行不畅，则见经脉失养、肢体麻木之症；舌质暗或有瘀斑、脉涩等瘀血内阻之症。临床上主要用于以下几个方面：①治疗视网膜静脉周围炎；②治疗挫伤性前房积血；③治疗视网膜中央静脉阻塞；④治疗老年冠心病；⑤治疗缺血性脑血管病；⑥治疗糖尿病性视网膜病变；⑦治疗肺心病、心衰；⑧治疗视网膜振荡、视网膜挫伤；⑨治疗糖尿病性周围神经病变；⑩治疗椎基底动脉供血不足引起的眩晕。

【不良反应】在大量临床应用中，仅极个别患者出现心悸、发热、寒战、皮肤瘙痒、潮红、头晕、头痛及血压下降等症状，若出现以上情况，请即刻停药并对症处理，症状即可消失。

【禁忌】脑出血急性期禁用。血栓通注射液儿童禁用。

【注意事项】孕妇慎用：连续给药不得超过15日；头面部发红、潮红和轻微头胀痛是本品用药时的常见反应；偶有轻微皮疹出现，尚可继续用药；若发现严重不良反应，应立即停药，并进行相应处理；禁用于脑出血急性期，禁用于既往对人参、三七过敏的患者；禁用于对酒精高度过敏的患者，用药期勿从事驾驶及高空作业等危险作业。血栓通注射液温通化瘀、阴虚阳亢或肝阳化风，如面红目赤、舌红绛而苔黄者；气血两虚者如面白乏力、舌质淡白者均不宜单独使用，有出血倾向者禁用。

【药物相互作用】本品不宜在同一容器中与下列药物混用：①不宜与肾上腺素合用，易增加心脏的毒性；②不宜与乳酸环丙沙星合用，pH 变化大，溶液不稳定；③不宜与海王降纤酶及三七类中药粉针剂联用，可使皮下出血。

【用法用量】

1. 注射液　①静脉注射，一次 2~5ml，以 0.9% 氯化钠注射液 20~40ml 稀释后使用，一日 1~2 次。②静脉滴注，一次 2~5ml，用 10% 葡萄糖注射液 250~500ml 稀释后使用，一日 1~2 次。③肌内注射，一次 2~5ml，一日 1~2 次。④理疗一次 2ml，加注射用水 3ml，从负极导入。

2. 粉针剂（即注射用血栓通）　临用前用注射用水或 0.9% 氯化钠注射液适量使其溶解。①静脉注射：一次 150mg，用 0.9% 氯化钠注射液 30~40ml 稀释。一日 1~2 次，或遵医嘱。②静脉滴注：一次 3~4 支（150mg/ 支）或 2 支（250mg/ 支），用 5%~10% 葡萄糖注射液或 0.9% 氯化钠注射液 250~500ml 稀释。一日 1~2 次，或遵医嘱。③肌内注射：一次 150mg，用注射用水稀释至 40mg/ml。一日 1~2 次。或遵医嘱。④理疗：一次 100mg，加入注射用水 3ml，从负极导入。

【剂型规格】注射液：每支装 2ml、5ml、10ml（每 1ml 含三七总皂苷 35mg）。粉针剂：每支装 150mg。

【医保】《国家基本医疗保险、工伤保险和生育保险药品目录》（2021 年版）医保甲类，限二级及以上医疗机构的中风偏瘫或视网膜中央静脉阻塞的患者。

【典型案例与分析】

案例一[11]：血栓通注射液致过敏性休克

案例简介：患者，男，73 岁，因"左侧肢体活动不利 2 年余"入院。初步诊断为脑梗死后遗症。给予 5% 的葡萄糖注射液 250ml 加入 300mg 血栓通注射液静脉滴注。用药 10 分钟左右，患者出现大汗淋漓、呼吸急促、烦躁不安、头晕胸闷、口唇发绀、面色苍白、四肢冰凉等。立即停止静脉滴注血栓通注射液,给予 3~5L/min 高流量氧气吸入,用肾上腺素 1mg 皮下注射,5mg 地塞米松加 10ml 0.9% 氯化钠注射液静脉注射。0.5 小时后头晕、胸闷、面色苍白等症状缓解,血压和心率趋于正常。继续留院观察,后无任何不适。

药师点评:血栓通引起过敏反应的原因可为注射剂中的半抗原输入到体内,与体内蛋白质结合成全抗原,从而引起过敏反应。另外,中药的成分比较复杂,制备过程中杂质未除尽,添加的助溶剂、稳定剂等成为过敏原,进入体内引起过敏反应。过敏原因可能与药物成分提取纯度及药物中特定化学物质有关。

案例二[12]:血栓通注射液引起严重血小板减少

案例简介:患者,女,60 岁,因"糖尿病合并下肢动脉硬化及糖尿病周围神经病变"住院治疗。诊断为:2 型糖尿病,双下肢动脉硬化症,冠心病,血脂异常。给予胰岛素控制血糖,口服降血脂药物,0.9% 氯化钠注射液 100ml,加血栓通注射液 5ml(0.175g)静脉滴注,1 次 /d。在院接受治疗 1 日,第 2 日血常规化验报告:血小板 56×10^9/L,患者出现皮肤瘀点,立即停止输液,复查血常规,血小板 20×10^9/L,WBC 3×10^9/L,中性粒细胞数(GR) 1.8×10^9/L,患者出现皮肤瘀点、紫癜、牙龈出血,局部出现皮下血肿,诊断:血小板减少性紫癜,白细胞减少症。转血液科治疗,给予鲨肝醇、维生素 B_4,输注血小板,重组人粒细胞集落刺激因子,地塞米松,维生素 C 治疗。1 周后紫癜减退,10 日后血常规恢复正常,患者出院。

药师点评:本例为老年患者,无药物过敏史、血小板减少病史,而静脉滴注血栓通出现严重血小板减少是很少见的不良反应。可能的原因是老年人由于机体的衰退,对药物的敏感性和应变能力都有改变,所以易发生不良反应。由此可见,要对老年患者使用血栓通注射液的病例引起重视,对有出血倾向者应该慎重使用。而对已有皮肤瘀点、紫癜者,建议应立即复查血常规,随时观察记录并及时处理,尤其是老年患者。

案例三[13]:血栓通注射液致双眼球结膜充血

案例简介:患者,男,64 岁,体重 62kg,因"脑梗死"于 2006

年 3 月 10 日入院治疗。给予血栓通注射液 5ml,加入 5% 葡萄糖注射液 250ml 中静脉滴注,一日 1 次。同时,口服阿司匹林肠溶片 75mg/d 辅助治疗,连续用药 5 日。患者感双眼发痒不适,似有突出感,未予重视。静脉滴注 8 日后患者感到双眼肿胀,有明显异物感,无皮肤瘙痒、发红,亦无心慌、胸闷等,视力无改变。全身皮肤无红肿或皮疹,心肺未见异常。考虑为血栓通注射液过敏反应,即刻停用此药。眼科检查:双眼视力 1.2,眼睑肿胀,球结膜充血明显,角膜透明,双侧瞳孔等大等圆,直径 3mm,直接眼底检查见双眼视盘边界清、色淡红,C/D=0.3,视网膜血管行走及 A∶V 比未见异常,黄斑区中心凹反光存在,未见视网膜出血、渗出或脱离。给予 0.1% 氟甲松龙眼液,0.25% 氯霉素眼液,每 0.5 小时频点双眼,治疗 8 小时后双眼球结膜充血明显减轻,次日完全消失。

药师点评:患者静脉滴注血栓通注射液 8 日后,出现双眼球结膜充血,经停药并局部抗过敏治疗有效,且患者继续用复方丹参注射液治疗,未再出现类似症状,且患者无红眼病史,故很可能为血栓通注射液过敏所致。本病历仅表现为双眼球结膜充血,而无全身其他过敏症状,目前尚未见相关报道,可能与血栓通注射液的生产工艺、杂质含量等有关,除此之外,还可能与患者对血栓通注射液内的某些成分敏感与患者的个体差异,如年龄、性别、遗传、体质和病理状态等因素有关,应给予重视。

四、血塞通注射液(注射用血塞通)

【药物组成】三七总皂苷,辅料为氯化钠。

【功能主治】活血祛瘀,通脉活络。用于中风偏瘫、瘀血阻络证;动脉粥样硬化性血栓性脑梗死、脑栓塞、视网膜中央静脉阻塞见瘀血阻络证者。

【方解】方中三七性温,味甘、微苦,具有活血、止痛、止血三大功效,可用于血瘀引起的不同疾病,以及不同疾病出现的血瘀证。血塞通是由三七提取物制备而成,故药性偏温、活血,所治疾病应具有偏寒、凝血瘀症之特性;阴虚阳亢或肝阳化风,如面红目

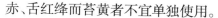

赤、舌红绛而苔黄者不宜单独使用。

【临床应用】[14]临床上用于治疗脑血管疾病包括急性缺血性脑血管疾病、脑血管出血后遗症、瘫痪以及视网膜静脉阻塞等疾病、面肌抽搐症、心血管疾病。通过探讨研究，其应用范围也扩大到高黏血症、糖尿病合并症、脉管炎、突发性耳聋等，对于缺血性脑血管疾病颈内动脉注射疗效明显优于静脉给药。联合用药疗效优于单独用药。

【不良反应】轻微的咽干、心慌、胸闷、哮喘、皮疹、急性肾衰竭及过敏性休克等。

【禁忌】

1. 过敏体质者慎用。

2. 孕妇慎用。

3. 出血性脑血管病急性期以及对人参、三七过敏患者禁用。

4. 出血性脑血管病急性期禁用。

5. 儿童禁用。

【注意事项】

1. 阴虚阳亢或肝阳化风者，不宜单独使用本品。

2. 心痛剧烈及持续时间长者，应作心电图及心肌酶学检查，并采取相应的医疗措施。

3. 药物性状发生改变时禁用。

【药物相互作用】[15]①文献报道，将1瓶注射用血塞通(冻干)溶于5%葡萄糖注射液中，呈无色透明溶剂，将1支丹参酮II_A磺酸钠注射液溶于5%葡萄糖注射液中，呈淡红色透明状液体，用5ml空针抽吸1ml注射用血塞通(冻干)配制溶液和1ml丹参酮II_A磺酸钠注射液混合，立即变成淡红色，并有较多红色絮状物存在，证明这2种药物存在配伍禁忌，不能序贯输注。②不宜与异丙肾上腺素联用，否则可增加心脏毒性。

【用法用量】

1. 注射液　肌内注射，一次100mg，一日1~2次；静脉滴注，一次200~400mg，以5%~10%葡萄糖注射液250~500ml稀释后缓缓滴注,一日 1 次。

2. 粉针剂(即注射用血塞通) 临用前加注射用水或相应的氯化钠注射液或葡萄糖注射液使其溶解。①静脉滴注:一日 1 次,一次 200~400mg(1/2~1 支),以 5% 或 10% 葡萄糖注射液 250~500ml 稀释后缓慢滴注;②静脉注射:一日 1 次,一次 200mg(1/2 支),以 25% 或 50% 葡萄糖注射液 40~60ml 稀释后缓慢注射;糖尿病患者可用氯化钠注射液代替葡萄糖注射液稀释后使用;15 日为一个疗程,停药 1~3 日后可进行第二疗程。

【剂型规格】注射液:每支装 2ml:100mg;2ml:200mg;5ml:250mg;10ml:250mg。粉针剂:每支装 200mg;400mg。

【医保】《国家基本医疗保险、工伤保险和生育保险药品目录》(2021 年版)医保甲类,限二级及以上医疗机构的中风偏瘫或视网膜中央静脉阻塞的患者。

【典型案例与分析】

案例一[16]:血塞通注射液致全身皮肤斑丘疹、双上肢水疱

案例简介:患者,女,71 岁,因"脑梗死"住院,给予血塞通 20ml 加入 0.9% 氯化钠注射液 250ml 缓慢静脉滴注。用药第 6 日,患者双手出现散在的红色丘疹,未引起注意。3 日后患者双上肢布满红色水疱,成片状的红色斑丘疹遍布全身,严重瘙痒,考虑为血塞通过敏反应,立即停药并连续应用抗过敏药物 5 日后,部分斑丘疹消退,但全身又出现细小红色皮疹,继续应用抗过敏药物 4 日,全身红色斑丘疹逐渐消退。

药师点评:该药常见的不良反应有头面部发红、潮红,轻微头胀痛等,偶有轻微皮疹,一般可继续用药。本例患者用药后出现双上肢布满水疱,且全身成片状的红色斑丘疹,确属罕见。近年来,一些文献报道血塞通有这种迟发型严重过敏反应,一般用药 7 日左右出现,首先是局部出现药疹,迅速遍布全身,并多数伴有皮损、疹痒,且停用血塞通后,红斑型药疹的恢复治疗期较长,给患者带来极大的痛苦和不便,与该药品说明书中轻微皮疹的一般不良反

应有很大区别,应予以重视。

案例二[17]:血塞通注射液致寒战

案例简介:患者,男,44岁,主因"发作性头晕伴乏力6个月"入院。患者入院前6个月劳作时自觉头晕,同时伴乏力、困倦,曾于某院诊断为脑供血不足,口服药物(不详)治疗后症状有所缓解,后上述症状间断发作,症状持续时间数小时至1日不等,休息后症状可逐渐缓解。曾于入院前就诊,当时诊断为脑供血不足,予盐酸地芬尼多片等药物口服,症状有所缓解;用药1周后患者自行停药,后症状再发,求治来院,以脑供血不足收入急诊科。患者头晕,乏力,困倦,既往原发性高血压病史1年,否认心脏病及糖尿病史,否认传染病史。西医诊断:脑供血不足。中医诊断:眩晕,证属痰瘀阻窍,治宜活血化瘀、通络开窍。予注射用血塞通(冻干)400mg,加入5%葡萄糖注射液250ml中,一日1次静脉滴注;长春西汀注射液20mg,加入5%葡萄糖注射液250ml中,一日1次静脉滴注。当静脉滴注注射用血塞通(冻干)20分钟(约50ml)时,患者出现寒战,并自觉心悸、胸闷、气短,测体温39.8℃,心电图示:窦性心律,电轴正常,心率105次/min,频发室性期前收缩。考虑为注射用血塞通(冻干)药品不良反应,立即停止静脉滴注该组液体,同时予注射用维生素C、氢化可的松注射液加入5%葡萄糖注射液250ml中静脉滴注以抗过敏反应;盐酸利多卡因注射液加入0.9%氯化钠注射液100ml中静脉滴注以抗心律失常;复方氨林巴比妥注射液3ml肌内注射以退热。2.5小时后患者寒战症状消除,自诉已无明显心悸、胸闷等症状。继续予长春西汀注射液20mg,一日1次静脉滴注;盐酸氟桂利嗪胶囊5mg,一日1次睡前口服。治疗3日后患者头晕症状消除。

药师点评:据资料显示,注射用血塞通(冻干)的不良反应主要有轻度皮疹、严重皮疹、低血钾、头痛、头晕、双手麻木甚至休克。但就本例患者所发生的药品不良反应分析,注射用血塞通(冻干)还有可能导致机体出现寒战、头部胀闷不适、高热、心律失常等症状。

案例三[18]：静脉滴注注射用血塞通
（冻干）致支气管哮喘发作

案例简介：患者，男，48岁，因"咳嗽、咳痰伴发热1周"入院。患者既往有"支气管哮喘"病史，无药物过敏史。患者入院时神志清，精神稍萎，口唇不绀，咽部稍充血，扁桃体不大。气管居中，颈静脉无怒张。入院后行相关检查。胸部X线检查提示：右中下肺炎性病变。肺功能、肝、肾功能和血糖提示正常。医嘱给予加替沙星0.4g+5%GS 250ml、5%GS 250ml+血塞通（冻干粉针剂）400mg、盐酸氨溴索葡萄糖注射液30mg:50ml静脉滴注。第1日静脉滴注血塞通（冻干粉针剂）过程中，患者有胸闷，无明显呼吸困难，休息30分钟后症状基本缓解。第二日静脉滴注血塞通（冻干粉针剂）过程中，患者再次自觉胸闷，并有呼吸困难。测脉搏110次/min，血压136/95mmHg，呼吸32次/min，患者全身大汗，张口抬肩，口唇发绀。听诊两肺满布哮鸣音，心率110次/min，未闻及病理性杂音。考虑患者支气管哮喘发作，立即停药并予以吸氧，氢化可的松琥珀酸钠100mg静脉注射；5分钟后，症状有所缓解，继以沙丁胺醇气雾剂0.4mg吸入，患者感呼吸困难逐渐好转，测心率98次/min，肺部哮鸣音明显减轻，继续给予吸氧；30分钟后，患者症状基本消失。此后停用血塞通冻干粉针剂，未见类似情况发生。

药师点评：近年来，肺炎在中医治疗上突破了清热解毒、止咳化痰法则，主张兼用活血祛瘀的方药。实践证明，这种治法能提高疗效。药理学研究表明，血塞通具有改善毛细血管的通透性、改善微循环的功能，临床不良反应少见。本例患者既往有"支气管哮喘"病史、无药物过敏史。此次因"社区获得性肺炎"收住院。在静脉滴注血塞通（冻干粉针剂）过程中出现支气管哮喘发作，提示临床用药前必须详细询问有无药物过敏史，对有"支气管哮喘"病史者慎用，对有"三七"类药物过敏者亦应禁用。

五、红花注射液

【药物组成】红花。

【功能主治】活血化瘀。用于治疗闭塞性脑血管疾病,冠心病,脉管炎。

【方解】方中红花味辛,温。红花注射液属辛温活血药性的药品,所治疾病具有寒凝血瘀之症之特性。红花其性行散,有耗气之弊,气血两虚者如面白乏力、舌质淡白者不宜单独使用,有出血倾向者禁用。

【临床应用】[19-20]临床上主要用于以下几个方面:①脑梗死、脑出血等脑血管疾病;②心绞痛、心律失常;③肺源性心脏病(肺心病);④高脂血症;⑤糖尿病;⑥腰、颈椎疾病;⑦突发性耳聋;⑧新生儿硬肿病;⑨梅尼埃病。

【不良反应】

1. 全身性损伤　过敏样反应、过敏性休克、寒战、发热、面色苍白等。

2. 呼吸系统损伤　呼吸困难、咳嗽、喘憋、喉头水肿等。

3. 心血管系统损伤　心悸、心律失常、发绀等。

4. 中枢及外周神经系统损伤　头晕、头痛、抽搐等。

5. 胃肠系统损伤　恶心、呕吐。

6. 皮肤及其附件损伤　皮疹、瘙痒。

【禁忌】

1. 对本品或含有红花的制剂有过敏或严重不良反应病史者禁用。

2. 凝血功能不正常及有眼底出血的糖尿病患者禁用。

3. 孕妇、哺乳期妇女及儿童禁用。

【注意事项】

1. 本品不良反应包括过敏性休克,应在有抢救条件的医疗机构使用,用药后出现过敏反应或其他严重不良反应应立即停药并及时救治。

2. 严格按照药品说明书规定的功能主治使用,禁止超功能主治用药。

3. 严格掌握用法用量及疗程,按照药品说明书推荐剂量、疗程使用药品。不超剂量和长期连续用药。

4. 用药前应仔细询问患者用药史和过敏史，对过敏体质者慎用。

5. 用药前应认真检查药品以及配制后的滴注液，发现药液出现混浊、沉淀、变色、结晶等药物性状改变以及瓶身细微破裂者，均不得使用。

6. 药品稀释应严格按照说明书的要求配制，不得随意改变稀释液的种类、稀释浓度和稀释溶液用量。配药后应坚持即配即用，不宜长时间放置。

7. 严禁混合配伍，谨慎联合用药。

8. 监测数据提示，有与本品有关的肝肾功能异常个案病例报告，建议在临床使用过程中加强肝肾功能监测。

9. 加强用药监护。用药过程中应缓慢滴注，同时密切观察用药反应，特别是开始 30 分钟。如发现异常，应立即停药，采取积极措施救治患者。

【药物相互作用】本品不宜在同一容器中与下列药物混用：

1. 不宜与右旋糖酐 40 葡萄糖注射液、林格液配伍，因为配伍后溶液不稳定，不溶性微粒增加。

2. 不宜与丹参注射液联用，否则可诱发多脏器损伤。

3. 加替沙星葡萄糖与红花注射液存在配伍禁忌，有土黄色沉淀物质产生。

【用法用量】

1. 治疗闭塞性脑血管疾病　静脉滴注。一次 15ml，用 10% 葡萄糖注射液 250~500ml 稀释后应用，一日 1 次，15~20 次为一个疗程。

2. 治疗冠心病　静脉滴注。一次 5~20ml，用 5%~10% 葡萄糖注射液 250~500ml 稀释后应用，一日 1 次，10~14 次为一个疗程，疗程间隔为 7~10 日。

3. 治疗脉管炎　肌内注射。一次 2.5~5ml，一日 1~2 次。

【剂型规格】注射液：每支装 20ml。

【医保】《国家基本医疗保险、工伤保险和生育保险药品目录》(2021 年版)医保乙类,限二级及以上医疗机构并有急救抢救临床证据的患者。

【典型案例与分析】

案例一[21]: 丹参注射液与红花注射液
联用诱发多脏器损伤

案例简介:患者,男,52 岁,因"多发性腔隙性脑梗死、颈椎病、高血压"住院治疗。2002 年 5 月 16 日起,每日静脉滴注丹参注射液 250ml,其中加入红花注射液 20ml;至第 8 日,即 5 月 23 日,滴注进行 100ml 左右时,患者开始寒战,随即出现呼吸困难,呼吸急促 40~50 次 /min,血压 100/70mmHg,谷丙转氨酶 221 IU/L,尿蛋白(++),两侧肺感染。使用插管及呼吸机辅助呼吸,心电监护。治疗方案:0.9% 氯化钠注射液 200ml+1g 亚胺培南西司他丁 q.12h.;甲泼尼龙 40mg q.8h.;复方乳酸钠葡萄糖注射液 500ml+ 多巴胺40mg+ 重酒石酸间羟胺注射液 20mg qd,后渐康复。

药师点评:由于两种药物混合输入而致敏的原因很难寻找。可能的原因有:①两药配伍使用,药物性质发生变化。②这两种药物的提取过程都需要乙醇提纯,如果最后一次回收未达完全,注入后即可引起局部刺激,而导致不良反应。③由于中药在提取过程中,很难除尽杂质及植物蛋白,残留的杂质如鞣质等输入静脉后易引起过敏反应。因鞣质为多羟基芳香酸组成的化学性质活泼的物质,其进入机体后可作为半抗原与血浆蛋白的氨基酸缔合成更大分子的复合物,从而可引起过敏反应。④丹参能扩张肾血管、增加肾血流量,使肾小球毛细血管床开放增多,致尿蛋白漏出增多;或因过敏引起肾小球毛细血管通透性增加,尿蛋白丢失增加,以致产生蛋白尿。⑤丹参酮与酚型结晶体作为半抗原与血浆蛋白结合,形成致敏原,与体内致敏性抗体在细胞表面融合发生反应,引起患者释放组胺、血浆激肽、5- 羟色胺、前列腺素等介质,使血管通透性增加、平滑肌痉挛,致组织水肿,渗出物、分泌物增多,发生过敏反应。

案例二[22]：红花注射液致血尿

案例简介：患者，女，56岁，因"头痛、头晕半年，加重1个月"入院。该患者既往体健，对"青霉素"过敏。辅助检查：血尿便常规及肝功、肾功、血糖、血脂均正常；头颅CT正常；颈部血管彩超示：双侧颈总动脉、颈内动脉起始段轻度粥样硬化，双侧椎动脉阻力指数增高。该患者入院诊断为：脑供血不足，给予0.9%氯化钠注射液250ml+红花注射液20ml静脉滴注1次/d；输液2日后，患者诉腰部疼痛，尿液减少且有血尿，复诊查尿常规示白细胞（-），红细胞（+），尿沉渣红细胞10~15个/HP，可见红细胞管型，尿蛋白（+）；即停用红花注射液，查体双侧肋脊角叩击痛（+），随后给予0.9%氯化钠注射液250ml+注射用阿魏酸钠0.4g静脉滴注1次/d，给药3日后血尿消失，1周后尿常规正常，未再出现上述症状，患者病情好转。

药师点评：因红花注射液为纯中药制剂，成分较复杂，溶液中含有红花黄色素和红花苷等大分子，部分大分子可作为抗原或半抗原直接进入血液，易引起过敏反应；另外，因特异性过敏体质的患者对药物致敏原敏感性高，故更易引起过敏反应。

案例三[23]：红花注射液致发热

案例简介：患者，女，75岁，因"基底动脉供血不足、头晕、2型糖尿病、陈旧性腔隙脑梗死"于2003年入院。查体示全身浅表淋巴结未触及，咽不红，扁桃体不大，双肺未闻及干、湿啰音，心脏无阳性体征，腹软无压痛，肝脾未触及，肾区无叩击痛，四肢关节无红肿。实验室检查：胸部X线检查结果正常，空腹血糖14.2mmo/L。入院当日给予红花注射液20ml加入0.9%氯化钠注射液500ml中静脉滴注，30分钟后输入100ml时，患者开始感觉畏寒，随后出现寒战，30分钟后开始发热，体温38.9℃。给予苯海拉明20mg、复方氨林巴比妥注射液3ml肌内注射、30分钟后症状开始缓解，体温逐渐降至正常。次日用同样药物又出现上述症状。考虑为红花注射液所致，遂换用刺五加注射液静脉滴注治疗至出院，未再出现寒战、发热。

药师点评：患者在第 1 日严格无菌操作下用红花注射液时即出现寒战、发热，第 2 日又出现上述症状，随后的治疗中继续使用同批次的 0.9% 氯化钠注射液，未出现不良反应。因此，可以肯定本患者寒战、发热为红花注射液所致。推测此患者出现寒战、发热可能和过敏体质有关。在此提醒医务人员，遇到过敏体质的患者，使用红花注射液时要高度注意，以免发生意外。

六、苦碟子注射液

【药物组成】抱茎苦荬菜（主要为腺苷和黄酮类物质），本品无辅料。

【功能主治】活血止痛、清热祛瘀。用于瘀血闭阻的胸痹，症见胸闷、心痛、口苦、舌红或存瘀斑等。

【方解】方中苦碟子异名满天星，为菊科植物抱茎苦荬菜当年生幼苗，味苦、辛，性寒，具有清热解毒、凉血、活血、排脓、止痛之功效。苦碟子注射液是以抱茎苦荬菜全草为原料制成的中药注射剂，专攻活血止痛、清热祛瘀。不适用于有畏寒肢冷、面色苍白、唇色晦暗等阳气不足证。

【临床应用】用于瘀血闭阻的胸痹，症见胸闷、心痛、口苦、舌暗红或存瘀斑等。适用于冠心病、心绞痛见上述症状者。亦可用于脑梗死者。

【不良反应】偶见皮疹、瘙痒、发热、寒战、头晕、头痛、恶心、腹痛、心悸、气促、乏力、乳房胀痛、血压下降等。

【禁忌】

1. 对本品过敏者或严重过敏体质者禁用。

2. 近期出血或有出血倾向者禁用。

【注意事项】

1. 每 10ml 药液应用不少于 100ml 的葡萄糖注射液或 0.9% 氯化钠注射液稀释后使用，滴速不宜过快。

2. 低血压者、过敏体质者、肝肾功能不全者慎用。

3. 用药过程中应密切观察用药反应，发现异常，立即停药并及时治疗。

4. 本品保存不当将影响产品质量,如发现瓶身裂纹、漏气或药液混浊、沉淀、絮状物、变色均不能使用。如经葡萄糖或氧化钠注射液稀释后或输液过程中出现混浊、沉淀亦不得使用。本品用0.9%氯化钠注射液稀释为宜。

5. 本品应单独使用,禁忌与其他药品混合配伍使用。谨慎联合用药,如确需联合使用其他药品,应谨慎考虑与本品的间隔时间以及药物相互作用等。

6. 服药期间饮食宜清淡,忌辛辣、油腻食物和鱼腥发物。

【药物相互作用】[24]

1. 苦碟子注射液不宜与酸性或碱性较强药物配伍。

2. 有研究报道,苦碟子与0.9%氯化钠注射液配伍后的混合液微粒计数情况最好,与药品说明书推荐的用法相吻合,建议作为首选配伍方案;与5%葡萄糖注射液配伍1小时后,微粒计数明显升高,建议配伍后应在1小时内输注完毕。不推荐其他溶媒。

3. 本品不宜在同一容器中与某些药物配伍或连续静脉滴注,比如与盐酸普罗帕酮配伍出现棕色沉淀物;与艾迪、银杏达莫和丹红注射液配伍不溶性微粒数量增加;与阿莫西林克拉维酸钾连续静脉滴注,溶液由无色透明变为黄色;20%甘露醇注射液为饱和溶液,当它与苦碟子注射液配伍时,溶液平衡状态被破坏,析出白色甘露醇结晶;与硫酸依替米星注射液连续滴注出现紫褐色沉淀物;与注射用盐酸川芎嗪配伍导致配伍液pH降低,苦碟子注射液有效成分降低;与醒脑静注射液、丹红注射液、血栓通注射液、法莫替丁注射液、倍他司汀注射液配伍后的pH下降。

【用法用量】静脉滴注,一次10~40ml,一日1次;用0.9%氯化钠注射液或5%葡萄糖注射液稀释至250~500ml后应用。14日为一个疗程;或遵医嘱。

【剂型规格】注射液:每支装10ml、20ml、40ml。

【医保】《国家基本医疗保险、工伤保险和生育保险药品目录》(2021年版)医保乙类,限二级及以上医疗机构并有明确冠心病、心绞痛、脑梗死诊断的患者。

【典型案例与分析】

案例一[24]：盐酸普罗帕酮与苦碟子注射液存在配伍禁忌

案例简介：患者，男，75 岁，主因"反复胸闷、心悸 3 年，再次发作 3 小时"入院。诊断：冠心病、心律失常（阵发性室上性心动过速）。给予 5% 葡萄糖注射液 10ml＋盐酸普罗帕酮 70mg 静脉注射，30 分钟后阵发性室上性心动过速仍未转复，即给予 5% 葡萄糖注射液 250ml＋苦碟子注射液 20ml＋盐酸普罗帕酮 210mg 静脉滴注。5 分钟后，护士发现患者输液器过滤网及下段输液器中出现棕色沉淀物，立即停止输液，更换输液器并给予 0.9% 氯化钠注射液静脉滴注，重新配制 5% 葡萄糖注射液 250ml＋盐酸普罗帕酮 210mg 静脉滴注，患者无不良反应。

药师点评：本品虽未引发患者的不适，但由文献报道可见两药物存在配伍禁忌。经查阅盐酸普罗帕酮注射液、苦碟子注射液说明书和药物配伍禁忌表中均未注明两种药物之间存在配伍禁忌。提示医务工作者，使用药品尤其是中药制剂之前，要进行配伍试验，确定无配伍禁忌后，再进行使用，以保证患者的用药安全。如果患者输入多组药液，每组间要用少量 0.9% 氯化钠注射液冲管，避免药物之间发生化学反应。输液过程中要加强巡视，观察药物的颜色和有无混浊、沉淀物等，询问患者有无不适，防止药品不良反应的发生。

案例二[25]：苦碟子注射液致血压升高

案例简介：患者，女，49 岁，因"血糖升高 2 年、四肢麻木 1 月"入院。既往无高血压及心脑血管疾病史。无食物、药物及家族性过敏史，查体：BP 110/70mmHg，神志清楚，精神好，心肺腹查体未及异常，双下肢无浮肿，双下肢感觉减退。诊断为：2 型糖尿病、糖尿病周围神经病变。入院即予以阿卡波糖片及重合林 M30［精蛋白重组人胰岛素注射液（预混 30/70）］降糖，硫辛酸注射液营养神经及苦碟子注射液改善微循环治疗。苦碟子注射液用法为：0.9% 氯化钠注射液 500ml＋苦碟子注射液 40ml，q.d.，静脉滴注，30 滴/min。患者于用药第 6 日即出现血压升高，波动在

130/90mmHg~140/90mmHg,未予以重视。第 8 日出现头痛、头晕,并逐渐加重,血压继续升高至 150/95mmHg。第 10 日患者诉输注苦碟子注射液时头痛加重,测血压为 150/100mmHg,考虑为苦碟子注射液导致的血压升高,遂停用,并继续输注硫辛酸注射液。停用苦碟子注射液后患者头痛、头晕缓解,血压逐渐下降。

药师点评:苦碟子注射液属中药制剂,主要成分为抱茎苦荬菜,内含腺嘌呤核苷、总黄酮等,具有活血镇痛、清热祛瘀、扩张血管、改善循环、增强纤溶酶活性以及防止再灌注损伤的作用,临床常用于冠心病、心绞痛等。有报道认为,苦碟子对主动脉具有内皮依赖性收缩作用,其收缩机制可能是增强血管紧张素转换酶的活性,促进血管内皮合成血管紧张素,从而使血压升高。但机制尚不确定,因中药注射剂研究少,在使用中药注射剂时应加强用药监护,以确保用药安全。

七、丹参注射液

【药物组成】丹参。

【功能主治】活血化瘀,通脉养心。用于冠心病胸闷,心绞痛。

【方解】丹参味苦,性微寒。具有通血脉、散郁结、祛瘀生新、调经顺脉、通络止痛之功。本品为由丹参提取物制成的制剂,功专活血祛瘀,主要用于瘀血闭阻所致的胸痹,所治疾病应具有瘀血阻络且偏热证之特性;湿热遏阻中焦,浊痰凝结而为积聚癥瘕,对于阳气虚衰如面白乏力、唇色舌质淡白者不宜单独使用,有出血倾向者慎用。

【临床应用】[26-27]胸痹:因瘀血闭阻所致。症见胸部疼痛,痛处固定,入夜尤甚,甚或痛引肩背,时或心悸不宁,舌质紫暗或有瘀斑,脉弦涩;冠心病心绞痛见上述证候者。此外,丹参注射液尚有用于治疗银屑病、颈性眩晕、糖尿病周围神经病变的报道。

【不良反应】有本品致过敏性休克、剥脱性皮炎、过敏性哮喘、过敏性紫癜的文献报道。

【禁忌】①有出血倾向者禁用;②严重贫血者禁用;③新生

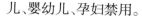

儿、婴幼儿、孕妇禁用。

【注意事项】

1. 过敏体质者慎用。

2. 月经期及有出血倾向者慎用。

3. 对于阳气虚衰如面白乏力、唇色舌质淡白者不宜单独使用。

4. 服药期间饮食宜清淡,忌辛辣、油腻食物和鱼腥发物。

5. 在治疗期间,心绞痛持续发作,宜加用硝酸酯类药物。若出现剧烈心绞痛,心肌梗死,或见气促、汗出、面色苍白者,应及时急诊救治。

6. 药物有混浊、沉淀、颜色异常加深、瓶身漏气或细微破裂,均不得使用。

7. 本品不宜在同一容器中与其他药物混用。

8. 本品是纯中药制剂,保存不当可能影响产品质量,所以使用前必须对光检查,发现药液出现混浊、沉淀、变色、漏气等现象时不能使用。

【药物相互作用】[28]

1. 本品不宜在同一容器中与下列药物混用:

(1)生物碱类:不宜与罂粟碱、利血平、盐酸洛贝林、硫酸阿托品、硫酸麻黄碱、士的宁等配伍。如与罂粟碱配伍后立即出现沉淀物,放置 24 小时后则变成棕褐色固体,质硬。此外,将两药分别加入葡萄糖注射液后再配伍,仍可出现乳白色絮状沉淀物,放置 24 小时后则变成淡黄色沉淀物。

(2)不宜与维生素类药物配伍:因丹参所含的儿茶碱酚酸以及 4- 二羟基乳酸等酸性物质中所含的羟基类酸性化合物均有鞣质的特性,与维生素 B_1、B_6 注射液及山梗菜碱等配伍后易产生沉淀。

(3)不宜与氯霉素、去甲万古霉素、胸腺肽、甲磺酸酚妥拉明、甘露醇、右旋糖酐、氨溴索、盐酸川芎嗪等药物合用。

(4)不宜与细胞色素 C 配伍:将细胞色素 C 与丹参注射液稀释在同一溶液中,可生成丹参酚与铁的螯合物,从而使混合液颜色变深,甚至出现混浊。试验结果表明,在丹参量少、时间短的情况下,细胞色素 C 与丹参注射液可以配伍使用,但在丹参用量大时不能与细胞色素 C 配伍使用。

(5) 不宜与喹诺酮类药物配伍:喹诺酮类抗菌药如左氧氟沙星、环丙沙星、氧氟沙星或培氟沙星等与复方丹参注射液配伍后立即出现混浊,并有絮状沉淀产生。

(6) 不宜与氨基糖苷类药物配伍:庆大霉素、硫酸阿米卡星、硫酸奈替米星、妥布霉素等。

(7) 不宜与头孢拉定配伍:先后静脉滴注头孢拉定和复方丹参注射液,输液管中即出现混浊,继之产生乳白色沉淀物。经试验,如先静脉滴注复方丹参注射液,再静脉滴注头孢拉定则未见明显配伍反应或反应不明显;反之,如先静脉滴注头孢拉定再静脉滴注复方丹参注射液,则两种液体可在交接面处产生较明显的沉淀和絮状物。

2. 不宜联合用药　①不宜与止血类药物合用,如维生素 K_1、凝血酶等,否则会降低止血类药物的活性;②不宜与阿托品合用,丹参的降压作用会被阿托品阻断,导致药效降低;③不宜与抗肿瘤药物合用,丹参的活血作用易促进肿瘤转移;④不宜与蛋白质和重金属盐类药物合用,否则易发生过敏反应。

3. 中药十八反　藜芦反丹参。

【用法用量】①肌内注射,一次 2~4ml,一日 1~2 次;②静脉注射,一次 4ml(用 50% 葡萄糖注射液 20ml 稀释后使用),一日 1~2 次;③静脉滴注,一次 10~20ml(用 5% 葡萄糖注射液 100~500ml 稀释后使用),一日 1 次。或遵医嘱。

【剂型规格】注射液:每支装 2ml、10ml、20ml。

【医保】《国家基本医疗保险、工伤保险和生育保险药品目录》(2021 年版)医保甲类,限二级及以上医疗机构并有明确的缺血性心脑血管疾病急性发作证据的患者。

【典型案例与分析】
案例一[29]:丹参注射液溶媒使用不当致过敏反应

案例简介:患者,男,62 岁,因"反复头痛 3 个月,抽搐一次,言语不清 8 天"入院。诊断:左侧颞顶枕占位(肿瘤待排);癫痫;

慢性支气管炎、肺气肿。给予甘露醇注射液 250ml,静脉滴注,一日 2 次;5% 葡萄糖注射液 500ml+ 复合磷酸氢钾注射液 2ml,静脉滴注,一日 1 次;0.9% 氯化钠注射液 250ml+ 丹参注射液 20ml,静脉滴注,一日 1 次。丹参注射液输注了约 50ml 时,患者出现皮肤瘙痒。查体:T 36.4℃,P 88 次 /min,R 25 次 /min,BP 128/90mmHg,神志清楚。考虑丹参注射液引起的不良反应,立即停用丹参注射液,并给予吸氧、5% 葡萄糖注射液 100ml+ 地塞米松 10mg 静脉滴注,氯雷他定 10mg,立即口服,约 1 小时后患者症状好转。

药师点评:此病例中患者左侧颞顶枕占位(肿瘤待排),非丹参注射液功能主治,属于超功能主治用药。病例中使用 0.9% 氯化钠注射液作为丹参注射液的溶媒,非丹参注射液最佳稀释溶媒。因为丹参注射液成分比较复杂,含有大分子有机物,一般为酸性成分,使用 0.9% 氯化钠注射液溶解可能会发生盐析反应产生不溶性微粒,从而引起药品不良反应。

案例二[30]:右旋糖酐 40 葡萄糖注射液配伍丹参注射液静脉滴注致过敏性休克

案例简介:患者,男,41 岁,因"反复头昏、头晕伴黑矇,晕厥 5 个月、再发 3 天"于 2013 年 8 月 1 日入院。诊断:眩晕症。患者入院经治疗 2 天后,仍感头昏、头晕,时有耳鸣、耳聋、黑矇,全身灼热不适。给予右旋糖酐 40 葡萄糖注射液 500ml+ 丹参注射液 20ml,静脉滴注,一日 1 次。2013 年 8 月 3 日 11 :45,右旋糖酐 40 葡萄糖注射液 500ml+ 丹参注射液 20ml,i.v.gtt(40 滴 /min),滴注 4~5 分钟时,患者突感胸闷、气促、呼吸困难,立即停止输注。体检:T 35.4℃,R 20 次 /min,BP 80/60mmHg,大汗淋漓、双肺呼吸音粗糙,未闻及干、湿啰音,P 38~50 次 /min,律齐。立即给予氧气吸入、盐酸异丙嗪注射液 25mg 肌内注射;地塞米松磷酸钠注射液 5mg i.v.;5% 葡萄糖注射液 250ml+10% 葡萄糖酸钙注射液 20ml i.v.gtt(40 滴 /min);盐酸肾上腺素注射液 0.5mg st.;硫酸阿托品注射液 1mg i.v. 等抗过敏、抗休克等对症、支持治疗。12 :00 急查心电:窦性心动过速(134bpm),持续心电氧饱和度监测,

BP 160/120mmHg。给予 10% 葡萄糖注射液 500ml＋肌苷注射液 0.4g＋维生素 C 注射液 2g,i.v.gtt(40 滴 /min)营养心肌、补充维生素。治疗 30 分钟后患者胸闷、气促、呼吸困难逐渐缓解,无自汗,稍感头昏、乏力。体检:T 36.5℃,P 90 次 /min,R 20 次 /min,BP 105/70mmHg,律齐,腹软,无压痛,四肢肌力、肌张力正常。患者于 2013 年 8 月 5 日好转出院。

药师点评:

1. 患者于 2013 年 8 月 3 日用右旋糖酐 40 葡萄糖注射液 ＋丹参注射液改善循环,其他治疗不变,且输注该组药物期间未使用其他药物,输注 4~5 分钟时即出现过敏性休克,用药与不良反应的出现有合理的时间关系。

2. 患者使用右旋糖酐 40 葡萄糖注射液前未做皮试,说明书示:过敏体质者用前应进行皮试,患者既往无食物和药物过敏史,符合用药要求。根据国家药品不良反应监测中心 2002 年 12 月第三期《药品不良反应信息通报》,右旋糖酐 40 葡萄糖注射液避免同复方丹参等中药注射剂联合使用;根据《关于进一步加强中药注射剂生产和临床使用管理的通知》(卫医政发〔2008〕71 号)和《中药注射剂临床使用基本原则》,中药注射剂应单独使用,禁忌与其他药品混合配伍使用。故临床用药原则上避免右旋糖酐 40 葡萄糖注射液作为丹参注射液的溶媒。

附:注射用丹参(冻干)

【药物组成】丹参。

【功能主治】活血通脉。用于胸痹血瘀证,症见:胸部刺痛、绞痛,痛有定处,或有心悸;冠心病、心绞痛见上述证候者。

【方解】同"丹参注射液"。

【临床应用】同"丹参注射液"。

【不良反应】偶见皮疹,停药后可自行消失。

【禁忌】尚不明确。

【注意事项】

1. 本品与其他化学药品配伍使用时,如出现混浊或产生沉淀,则禁止使用。

2. 本品请勿静脉注射。

3. 本品在溶解过程中如出现混浊或沉淀,则禁止使用。

4. 如出现皮疹,应立即停药。

【药物相互作用】同"丹参注射液"。

【用法用量】静脉滴注。临用前先用适量注射用水、生理氯化钠溶液或 5% 葡萄糖注射液充分溶解,再用生理氯化钠溶液或 5% 葡萄糖注射液 500ml 稀释。一次 1 支,一日 1 次,或遵医嘱。

【剂型规格】注射液:每瓶装 400mg。

八、灯盏花素注射液(注射用灯盏花素)

【药物组成】灯盏花素。辅料为:乙二胺四醋酸二钠、碳酸氢钠。

【功能主治】活血化瘀,通络止痛。用于中风后遗症,冠心病,心绞痛。

【方解】该方是灯盏花素提取物制成的单方制剂,性辛温,能祛湿化瘀,所治疾病应具有寒凝湿瘀症之特性,适用于饮食不慎或情志不畅,或寒凝血脉、气血运行不利而致。瘀血阻滞脑脉则见肢体欠利等脑卒中之症;瘀血阻滞心脉,而见胸痛、胸闷等胸痹之症。

【临床应用】[31-32] 临床上主要用于以下几个方面:①脑血栓、脑出血及其后遗症的治疗;②冠心病、心绞痛的治疗;③糖尿病的治疗;④肾功能衰竭的防治;⑤眩晕症与突发性耳聋的治疗。

【不良反应】

1. 过敏反应　潮红、皮肤瘙痒、皮疹、呼吸困难、喘息、憋气、心悸、发绀、喉头水肿、血压下降、过敏性休克等。

2. 全身性损伤　寒战、发热、高热、乏力、多汗、疼痛等。

3. 呼吸系统　呼吸急促、气短、咳嗽等。

4. 心血管系统　心悸、胸闷等。

5. 中枢及外周神经系统　头晕、头痛、抽搐等。

6. 消化系统　恶心、呕吐、腹痛、腹泻、肝脏生化指标异常（如转氨酶上升）、消化道出血等。

7. 其他　静脉炎、血尿等。

【禁忌】

1. 对本品或含有灯盏花素制剂及药物组成中所列辅料过敏或有严重不良反应病史者禁用。

2. 脑出血急性期或有出血倾向的患者禁用。

3. 新生儿、婴幼儿禁用。

4. 孕妇禁用。

【注意事项】

1. 脑出血急性期或有出血倾向的患者禁用。使用本品后，偶见全身发痒、胸闷、乏力、皮疹、心悸等现象。

2. 发现药液出现混浊、沉淀、变色以及瓶身漏气等现象时不能使用。

3. 本品也不宜与其他药物在同一容器内混合使用。

【药物相互作用】本品不宜在同一容器中与下列药物混用：

1. 不宜与氨基糖苷类联用，否则易产生沉淀。

2. 不宜与 pH 低于 4.2 的输液或药物合用，可使有效成分析出，如加入 10% 葡萄糖注射液（pH 为 3.2~5.5）中会出现颗粒状乳黄色沉淀物，不宜与碳酸氢钠[33]（pH 为 7.5~8.5）配伍，会发生变色。

3. 不宜与普鲁卡因注射液合用，易出现白色沉淀；不宜与注射用肌苷和呋塞米[34-35]配伍，易发生变色反应。

4. 不宜与部分青霉素类及头孢类抗生素合用，如与头孢匹胺钠配伍，出现混浊或沉淀物与头孢拉定、青霉素、阿莫西林克拉维酸钾、氨苄西林钠、氨茶碱、氯霉素合用，会发生颜色变化。

5. 不宜与川芎嗪联用，由于 pH 不同，两药配伍发生化学反应，临床如需应用可将两者分别加入不同的液体中分开使用。

6. 不宜右旋糖酐 40 葡萄糖注射液配伍，否则易导致急性上消化道出血。

7. 不宜与甘露醇合用,4~6 小时有少量悬浮白色沉淀析出,振荡后溶解。

【用法用量】

1. 注射液 ①肌内注射:一次 5mg,一日 2 次。②静脉滴注:一次 10~20mg,用 500ml 10% 葡萄糖注射液稀释后使用,一日 1 次。

2. 粉针剂 ①肌内注射:一次 5~10mg,一日 2 次。临用前,用 2ml 注射用水溶解后使用。②静脉注射:一次 10~20mg,一日 1 次。用 250ml 0.9% 氯化钠注射液溶解后使用。

【剂型规格】注射液:每支装 2ml(5mg)、5ml(20mg)、10ml (40mg);粉针剂:每支装 10mg、20mg、25mg、50mg。

【医保】《国家基本医疗保险、工伤保险和生育保险药品目录》(2021 年版)医保乙类,限二级及以上医疗机构并有明确的缺血性心脑血管疾病急性发作证据的患者。

【典型案例与分析】
案例一[35]:注射用灯盏花素与呋塞米
注射液存在配伍禁忌

案例简介:患者,女,52 岁,主因"呕吐、少尿 9 天"由急诊科收入院。入院后急查血,诊断急性肾功能衰竭。各项检查结果显示患者无出血倾向,即遵医嘱给予葡萄糖注射液 250ml 加注射用灯盏花素 40mg 静脉滴注,给予呋塞米注射液 40mg 入莫非氏滴壶。呋塞米注射液滴入后,莫非氏滴壶内液体的颜色立刻发生变化,出现混浊,立刻停止输液,更换输液器,给患者安慰并解释原因,告知其不要紧张。

药师点评:在临床用药过程中发现注射用灯盏花素与呋塞米注射液存在配伍禁忌,而在《静脉药物配伍禁忌表》中暂未列入。在临床输液过程中,建议在临床上使用两种药物时:遇到未曾接触到的药物,操作前详细阅读说明书,了解药物稳定性及用药注意事项。严格按照现行版《中华人民共和国药典》(2020 年版)关于药物配伍禁忌要求选择用药;使用在《中华人民共和国药典》药物配伍禁忌中未查到的两种药物之前,应先做简易的配伍试验,若无混浊和沉淀方可应用,否则严禁两种药物接触和联合应用。

案例二[36]:灯盏花素注射液致过敏反应

案例简介:患者,男,43 岁,以"慢性肾小球肾炎"于 2012 年 5 月 15 日入院。既往体健,无药物过敏史,住院后给予灯盏花素注射液静脉滴注 3 分钟时出现穿刺部位瘙痒、无皮疹、舌体发麻,继而出现皮疹,喉头部位紧缩加重,并出现呼吸困难,考虑为灯盏花素过敏,立即改用 0.9% 氯化钠注射液静脉滴注,给予氧气吸入。患者取平卧位,予氯苯那敏 10mg 肌内注射;地塞米松 5mg+ 肾上腺素 1mg+0.9% 氯化钠注射液 20ml 中雾化吸入 5 分钟后,患者症状逐渐缓解,生命体征恢复。

药师点评:因灯盏花素注射液用药前无须进行皮肤试验,且活血化瘀药为医院常用药物品种之一,而此例患者首次应用灯盏花素,用药过程中出现皮疹、喉头痉挛,停药及时对症处理后症状缓解,可判断为灯盏花素过敏所致。说明灯盏花素在应用过程中有引起皮疹、喉头痉挛的不良反应。因此,临床医生或药师在使用该药时要注意详细询问过敏史;既往使用安全或曾用此药无过敏者都应考虑到发生过敏的可能。临床上,任何药物首次为患者应用时均应严密观察,确保用药安全。

附 1:灯盏花素氯化钠注射液

【药物组成】灯盏花素氯化钠,为灯盏花素与氯化钠的灭菌水溶液。每瓶含灯盏花素以灯盏花乙素($C_{21}H_{18}O_{12}$)计 20mg;含氯化钠 2.25g;辅料为盐酸半胱氨酸、精氨酸、依地酸二钠、甘油、注射用水。

【功能主治】活血化瘀,通络止痛。用于中风后遗症,冠心病,心绞痛。临床心脑血管科室常规处方用药,用于治疗脑血栓、脑出血及其后遗症;冠心病、心绞痛、心律失常;高黏血症;顽固性颈周综合征、椎基底动脉供血不足及其他缺血及伴有微循环障碍的疾病。

【不良反应】偶见全身发痒、皮肤潮红、头晕、胸闷、乏力、皮疹、心悸等现象。

【禁忌】脑出血急性期或有出血倾向的患者禁用。过敏体质慎用,对本品过敏者禁用。

【注意事项】

1. 发现溶液混浊、颜色异常或有沉淀异物、瓶身细微破裂、瓶口松动或漏气,不得使用。

2. 不建议联合用药。如确需与其他药物混合用时,注意观察药液的性状,如混合后发生混浊、沉淀等异常现象时不得使用。

【用法用量】静脉滴注,缓慢滴注,一次250~500ml,一日1次,或遵医嘱。

【剂型规格】注射液:每支装250ml(含灯盏花乙素20mg,氯化钠2.25g)。

附2:灯盏花素葡萄糖注射液

【药物组成】灯盏花素葡萄糖,为灯盏花素与葡萄糖的灭菌水溶液。每瓶含灯盏花素以灯盏花乙素($C_{21}H_{18}O_{12}$)计20mg,含葡萄糖12.5mg;辅料为盐酸半胱氨酸、依地酸二钠、丙二醇、亚硫酸氢钠、磷酸氢二钠、注射用水。

【功能主治】活血理气。用于瘀血闭阻所致的胸痹及中风后遗症:冠心病,心绞痛,心肌梗死及脑梗死后遗症属上述证候者。

【不良反应】偶见全身发痒、皮肤潮红、头晕、胸闷、乏力、皮疹、心悸等现象。

【禁忌】脑出血急性期或有出血倾向的患者禁用。过敏体质慎用,对本品过敏者禁用。

【注意事项】

1. 发现溶液混浊、颜色异常或有沉淀异物、瓶身细微破裂、瓶口松动或漏气,不得使用。

2. 不建议联合用药。如确需与其他药物混合用时,注意观察药液的性状,如混合后发生混浊、沉淀等异常现象时则不得使用。

【用法用量】静脉滴注,缓慢滴注,一次250~500ml,一日1次,或遵医嘱。

【剂型规格】注射液：每支装 250ml（含 20mg 灯盏花乙素，12.5g 葡萄糖）。

九、灯盏细辛注射液

【药物组成】野黄芩苷（$C_{21}H_{18}O_{12}$）和总咖啡酸酯（$C_{25}H_{24}O_{12}$），辅料为氯化钠。

【功能主治】活血祛瘀、通络止痛。用于瘀血阻滞，中风偏瘫，肢体麻木，口眼㖞斜，语言謇涩及胸痹心痛；缺血性中风、冠心病心绞痛见上述证候者。

【方解】本品为灯盏细辛经提取酚酸类成分制成的灭菌水溶液，其性辛温，所治疾病应具有寒凝湿瘀证之特性。气血两虚者如面白乏力、舌质淡白均不宜单独使用，有出血倾向者禁用。

【临床应用】[37-38]临床上主要用于以下几方面：①不稳定型心绞痛；②急性脑梗死；③慢性肾功能衰竭；④肺源性心脏病心功能衰竭；⑤坐骨神经痛；⑥椎动脉型颈椎病。

【不良反应】在大量临床应用中，仅极个别患者出现心悸、发热、寒战、皮肤瘙痒及潮红、头晕、头痛及血压下降等症状，若出现以上情况，请即刻停药并对症处理，症状即可消失。

【禁忌】脑出血急性期禁用。

【注意事项】本品在酸性条件下，其酚酸类成分可能游离析出，故静脉滴注时不宜和其他酸性较强的药物配伍。如药液出现混浊或沉淀，请勿继续使用。严格掌握功能主治，禁止超功能主治用药。严格掌握用法用量，注意调配要求、给药速度。不超剂量、过快滴注。除非有充分的依据，否则不应与其他药品混合配伍使用。如确需联合使用其他药品时，应谨慎考虑间隔时间以及药物相互作用等问题。加强用药监护。密切观察用药反应，特别是开始用药 30 分钟内。禁止与喹诺酮类、长春西汀、脑蛋白水解物、维生素 C 药物混合使用，可能会产生混浊、沉淀或使药液产生异常颜色而发生意外。

【药物相互作用】[39-40]本品不宜在同一容器中与下列药物

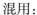

混用：

1. 不宜与酸性较强的药物合用，在酸性条件下，其酚酸类成分可能游离析出。

2. 不宜与喹诺酮类抗菌药物合用，如与诺氟沙星、氟罗沙星、左氧氟沙星、加替沙星、莫西沙星等配伍，易产生白色混浊或沉淀。

3. 不宜与甘露醇、维生素 C、头孢拉定、氨苄西林、庆大霉素、呋塞米、氨茶碱、盐酸氨溴索以及含金属离子的药物如硫酸亚铁、右旋糖酐铁合用，否则易出现混浊、变色。

4. 不宜与脑蛋白水解物等药品合用，否则易使药液产生异常颜色而发生意外；与长春西汀合用，易使药液出现异常混浊。

5. 不宜与中药注射剂合用，如川芎嗪注射液、生脉注射液等，否则易出现混浊。

6. 不宜与巴比妥、水合氯醛合用，否则易产生毒性反应。

7. 禁与葡萄糖配伍，以免产生黑色沉淀。

【用法用量】

1. 静脉注射　一次 20~40ml，一日 1~2 次，用 0.9% 氯化钠注射液 250~500ml 稀释后缓慢滴注。

2. 穴位注射　每穴 0.5~1.0ml，多穴总量 6~10ml。

3. 肌内注射　一次 4ml，一日 2~3 次。

【剂型规格】注射液：每支装 2ml（含总黄酮 9mg）；每支装 10ml（含总黄酮 45mg）。

【医保】《国家基本医疗保险、工伤保险和生育保险药品目录》（2021 年版）医保乙类，限二级及以上医疗机构并有明确的缺血性心脑血管疾病急性发作证据的患者。

【典型案例与分析】

案例一[40]：灯盏细辛注射液与氨茶碱存在配伍禁忌

案例简介：患者，男，65 岁，因"心悸、气憋、气喘、咳嗽 30 天"于 2005 年 4 月 30 日入院。患者既往有冠心病病史，此次胸部 X 线检查示肺气肿合并肺部感染。入院后医嘱为头孢呋辛钠注射液

2g 加入 0.9% 氯化钠注射液 150ml 静脉滴注,每 12 小时 1 次;氨茶碱注射液 0.25g 加入 5% 葡萄糖注射液 200ml 静脉滴注,一日 1 次;灯盏细辛注射液 20ml 加入 0.9% 氯化钠注射液 200ml 静脉滴注,一日 1 次。在配液过程中,使用同一注射器先配制氨茶碱组溶液,注射器未用无菌液冲洗,接着抽吸灯盏细辛注射液加入 0.9% 氯化钠注射液中,灯盏细辛溶液由茶色转变为暗草绿色。将 2 瓶变色的灯盏细辛溶液废弃,另用两具注射器分别配制氨茶碱与灯盏细辛药液,按操作规程,将氨茶碱溶液为患者输入,输液通畅无不良反应。静脉滴注完氨茶碱药液后,为患者换上灯盏细辛药液,约 5 分钟,墨菲氏滴管内药液较原液色泽变绿,立即更换输液管。在输液过程中严密观察,患者未发生不良反应。

药师点评:灯盏细辛为偏酸性药物,氨茶碱呈碱性。两者配伍时,可能由于混合液的酸碱化学反应出现药液变色。

1. 药物混合是目前输液治疗过程中变色或产生微粒最主要的原因,是目前临床存在输液反应最主要的原因之一。随着医药科学的快速发展,临床上静脉输液的药物在不断增加和更新,有些药物之间存在配伍禁忌。因此,在添加药物和更换输液瓶的过程中,一定要注意液体中或输液器滴管中药物的性状有无改变(停留 10~15 秒,以便及时观察滴管中微粒的变化),若出现配伍反应。应立即更换液体或拔除,并严密观察患者反应,必要时给予相应的处理。

2. 临床使用这 2 种药物时应分开使用或在 2 种液体之间用生理氯化钠溶液冲管,合理安排输液顺序。

3. 在新药使用前应认真阅读说明书,全面了解新药的特性,严格注意配伍禁忌,尤其注意配伍禁忌表中未标注的药物,在临床护理中应注意观察和积累,保证用药安全。

案例二[41]:灯盏细辛注射液连续应用致过敏性休克

案例简介:患者,男,54 岁,因"冠心病"于 2003 年 9 月 4 日入院。遵医嘱给予灯盏细辛注射液 20ml。用 0.9% 氯化钠注射液 250ml 稀释后缓慢滴注,1 次 /d,第 1~2 日,患者均无不良反应且症状减轻;第 3 日继续应用,当输液进行到 5 分钟时,患者突然出现烦躁不安、面色苍白、呼吸困难、口唇发绀、四肢冰凉,血压为 0,心率为 40 次 /min,心音低钝。考虑系灯盏细辛所致过敏性休克,立即停用灯盏细辛,给予肾上腺素、异丙嗪肌内注射,并静脉注射地塞米松和参麦注射液,吸氧,行心电图监护、保暖 30 分钟后,患者呼吸趋于平稳,症状减轻,血压开始回升,60 分钟后症状完全缓解,呼吸正常,血压正常。

药师点评:灯盏细辛注射液由灯盏细辛植物提取,若在生产过程中提取不纯混入的蛋白质及其聚合物进入机体后可发生过敏反应,另外其所含的绿原酸具有致敏原作用;在机体因素方面,患者属特异性过敏体质,在连续用药过程中,药物刺激机体产生了大量的 IgE 抗体,当体内抗体量不足以引起过敏反应时,再次用药可不发生反应,只有当抗体量达到足以使机体产生大量特异抗体的程度,再次使用该药即可引起速发型过敏反应,从而导致严重的过敏性休克。

案例三[42]:灯盏细辛注射液致过敏性哮喘

案例简介:患者,女,52 岁,因"阵发性胸闷、气短入院"就诊。既往无药物过敏史,有原发性高血压、缺血性心脏病史,诊断为冠状动脉粥样硬化性心脏病(冠心病)。给予 5% 葡萄糖注射液 250ml+ 灯盏细辛注射液 20ml 静脉滴注,20 滴 /min。用药后约 5 分钟,患者出现憋气、呼吸困难。当即停用灯盏细辛注射液,给予地塞米松 10mg 静脉注射 2 次、氨茶碱 0.25g 静脉注射、利血平 1mg 肌内注射、硝酸甘油 5mg 缓慢静脉滴注。20 分钟后,患者面色转正常,憋气消失,双肺散有少量哮鸣音。1 小时后患者无任何不适感,双肺呼吸音清,血压正常。

药师点评:此病例不良反应发生的可能原因有两点,①灯盏细辛注射液由灯盏细辛植物提取,生产工艺过程中的各环节质量因素均可能为诱发原因,如加工提取的注射液纯度不够,进入人体后产生一系列过敏反应。②患者既往有高血压、心脏病史,询问其以前是否用过该药,患者回答可能用过,但有些模糊,由此不排除是二次使用灯盏细辛类药物而引起速发型过敏反应,从而导致过敏性哮喘。

十、冠心宁注射液

【药物组成】丹参、川芎,辅料为聚山梨酯80、依地酸二钠、亚硫酸氢钠。

【功能主治】活血化瘀,通脉养心。用于冠心病心绞痛。

【方解】方中丹参为心、脾、肝、肾血分之药,具有活血化瘀、消肿止痛、消炎止痛、扩张冠状动脉、改善心肌缺血状况、降低血压、安神静心、降血糖和抗菌等疗效,为君药。川芎行气开郁、活血止痛,能上行头目、下行血海、走而不守、性善疏通,为血中气药,不仅能化瘀通络、止痛,且因其具辛香走窜之性,故能疏通气之郁滞,而调整血行之不畅。两药相配,共奏活血化瘀、通脉养心之功。冠心宁注射液其性平,故寒凝经络见畏寒、痛剧、舌暗和气血两虚见面白乏力、舌质淡白均不宜单独使用,可辨证配伍使用。适用于肝郁食郁化火、灼津成痰、痰火交结、阻滞心脉而见胸闷胸痛等胸痹之症。

【临床应用】[43]临床上主要用于以下几方面:①治疗支气管肺炎;②治疗冠心病、心绞痛;③治疗颈性眩晕、急性脑梗死、血管性痴呆、早期脑梗死;④治疗慢性肺心病心衰、病毒性心肌炎;⑤治疗2型糖尿病及糖尿病并发缺血性脑卒中、糖尿病周围神经病变、2型糖尿病肾病;⑥治疗慢性支气管炎急性发作。

【不良反应】偶见荨麻疹、风团。可发生包括血管神经性水肿、过敏性哮喘、消化系统反应、血管部疼痛、头痛等不良反应。

【禁忌】①有出血倾向者禁用;②严重贫血者禁用;③儿童、孕妇禁用;④对本品有过敏反应或严重不良反应病史者禁用。

【注意事项】

1. 本品不宜与其他药物在同一容器内混合使用。

2. 本品是纯中药制剂,保存不当可能影响产品质量。

3. 发现药液出现混浊、沉淀、变色、漏气等现象时不能使用。

4. 本品严禁静脉注射使用。静脉滴注时应小心,防止渗漏血管外而引起刺激疼痛;冬季可用30℃温水预热,以免除物理性刺激。

5. 用药期间饮食宜清淡,忌食生冷、油腻、辛辣难消化的食品,以免加重病情;也不要饮酒、吸烟,应少喝浓茶或咖啡。

【药物相互作用】[44-45]

1. 与喹诺酮类药物的配伍禁忌　不宜与甲磺酸培氟沙星、环丙沙星、氟罗沙星、甲磺酸加替沙星、盐酸左氧氟沙星等配伍。如用5%葡萄糖注射液250ml加冠心宁10ml,将其缓慢滴入甲磺酸培氟沙星葡萄糖注射液中,发现两药液交界处迅速混浊,并出现淡黄色絮状沉淀。盐酸左氧氟沙星注射液和甲磺酸培氟沙星注射液均呈酸性,并且已有多种药物与它们存在配伍禁忌的临床报道。冠心宁注射液与它们相邻输注时致淡黄色絮状物产生,可能由于混合溶液的酸度过高,导致冠心宁的有效成分析出而形成沉淀。

2. 不宜与甘草酸二铵注射液配伍　将两种药物剩余液体分别抽取2ml,注入干燥试管内,立即出现乳白色混浊,放置24小时后,瓶内液体仍呈混浊状态。在两种药液之间加输0.9%氯化钠注射液100ml后,输液管内液体透明而无絮状沉淀。

3. 不宜与含藜芦的药物合用。

4. 不宜与盐酸罂粟碱配伍　冠心宁注射液为棕红色澄明液体,将本药物加入0.9%氯化钠注射液250ml、500ml或5%葡萄糖注射液250ml、500ml后放置0~8小时后有混浊、沉淀。

【用法用量】

1. 肌内注射　一次2ml,一日1~2次。

2. 静脉滴注　一次10~20ml,用5%葡萄糖注射液500ml稀释后使用,一日1次。

【剂型规格】注射液:每支装10ml。

【医保】《国家基本医疗保险、工伤保险和生育保险药品目录》(2021年版)医保乙类,限二级及以上医疗机构。

【典型案例与分析】

案例一[46]：冠心宁注射液致严重不良反应

案例简介：患者，男，80岁，因"胸痛、心悸年余，加重1天"于2004年1月28日入院，既往有糖尿病、高血压、冠心病史。入院诊断：冠心病、左心室大、左心衰伴2型糖尿病。入院后口服阿司匹林、酒石酸美托洛尔、硝酸异山梨酯，用0.9%氯化钠注射液250ml加冠心宁注射液20ml静脉滴注，约输入30ml时（约15分钟），患者出现寒战、烦躁、胸闷加重、口唇发绀、呼吸急促、心率加快，即刻更换液体，氧气吸入，静脉注射地塞米松10mg及去乙酰毛花苷0.2mg，用心电监护仪监护，病情无缓解而进一步恶化，神志转为昏迷，急用升压药多巴胺40mg加0.9%氯化钠注射液500ml静脉滴注，另用0.9%氯化钠注射液250ml加洛贝林15mg静脉滴注维持，继续抗过敏及静脉注射呋塞米防止脑水肿，通过一系列抢救治疗，患者4小时后神志转清，呼吸、血压恢复正常。以后未再使用冠心宁注射液，患者也未再出现类似症状，住院3周，好转出院。

药师点评：冠心宁注射液临床上不良反应偶见皮疹或轻度皮肤瘙痒，停药后可消失。出现本例严重不良反应的原因可能系患者对冠心宁严重过敏反应，也不排除纯度不够。因此，建议在使用冠心宁注射液之前询问患者有无过敏史，有过敏史者慎用本药；如无过敏史，在使用本药时要严密观察30分钟，看有无不良反应，避免发生类似不良后果。

案例二[47]：冠心宁注射液致高热

案例简介：患者，男，66岁，高血压病史10年，14日前饮酒后出现胸闷、心慌、伴有明显乏力，症状持续约半日后缓解，此后患者胸闷、心慌症状反复发作，每次持续约20分钟至半日不等。患者于2014年10月25日8:30入院。诊断：心律失常，房颤；原发性高血压；冠心病。上午9:20遵医嘱给予冠心宁注射液20ml+5%葡萄糖注射液500ml稀释后缓慢静脉滴注，患者9:20出现寒战、面部及颈部潮红，无皮疹，随后出现高热，T 40.5℃，疑为药品不良反应，立即停药并通知医生。9:25给予地塞米松注射液10mg静脉注射,盐酸异丙嗪注射液 25mg 肌内注射,增加氧流量,改 5% 葡萄糖注射液 500ml 静脉滴注。15 分钟后病情好转,3 小时后 T 36.8℃,P 128 次 /min,R 20 次 /min,BP 130/80mmHg,未发现其他不良反应。(注:本例中使用的 5% 葡萄糖注射液系同一厂家、同一规格、同一批号)

药师点评:本例患者有原发性高血压史,口服降压药可控制,平时身体状况尚可,无药物食物过敏史,出现高热反应判定与该药物有因果关系。病例中患者前后使用 5% 葡萄糖注射液系同一厂家、同一规格、同一批号,因此排除了其他药物及因素所致。随后对该院同一批号冠心宁注射液进行调查未发现此类不良反应,故认为本例患者为个体差异,对冠心宁注射液可能与高敏反应有关。冠心宁注射液为中药注射剂,其成分具有相对复杂性。近年来,随着科学水平的进步,中药提取纯度不断提高,中药注射剂质量有了明显的改善。但受到基础研究不够充分和生产工艺现代化程度不高等因素影响,生产加工过程中容易引入杂质(如植物蛋白、鞣酸等),而现有的生产工艺又难以将杂质完全除尽,这是引发药品不良反应的重要原因之一。另一方面,临床上的不规范操作和使用也是导致不良反应频繁发生的重要因素。

十一、舒血宁注射液

【药物组成】银杏叶,辅料为葡萄糖、乙醇。

【功能主治】扩张血管,改善微循环。用于缺血性心脑血管疾病,冠心病,心绞痛,脑栓塞,脑血管痉挛等。

【方解】舒血宁注射液是由银杏单独提取的制剂,银杏叶性甘、苦、涩、平。归心、肺经。所治疾病应具有湿瘀之特性,适用于痰湿内盛之体、风痰流窜经络、血脉痹阻、气血不通,故见半身不遂、手足拘急、言语不利;痰阻胸中、胸阳不振,故见胸中窒闷;痰阻中焦、清阳不升,则见头昏目眩等。舌苔白腻、脉弦滑为痰湿内盛之象。

【临床应用】[48]临床上主要用于以下几个方面:

1. 脑血管病 治疗急性缺血性脑卒中、椎基底动脉供血不足、蛛网膜下腔出血、小儿急性偏瘫综合征。

2. 糖尿病并发症 治疗糖尿病末梢神经炎、糖尿病肾病、治疗慢性支气管炎急性发作。

3. 冠心病心绞痛。

4. 突发性耳聋。

5. 下肢深静脉血栓形成。

6. 精神分裂症阴性症状。

7. 视网膜静脉阻塞。

8. 偏头痛。

【不良反应】

1. 过敏反应 潮红、皮疹、瘙痒、荨麻疹、过敏性皮炎、血管神经性水肿、喉头水肿、呼吸困难、哮喘、憋气、心悸、发绀、血压下降、过敏性休克等。

2. 全身性损伤 寒战、发热(偶有高热)、疼痛、多汗、过敏性紫癜、昏迷等。

3. 呼吸系统 呼吸急促、咳嗽等。

4. 心脑血管系统 心悸、胸闷、心率加快、血压升高等。与其他抗血小板药或抗凝药合用时,有颅内出血的病例报告。

5. 消化系统 口干、食欲减退、恶心、呕吐、胃肠道不适、腹胀、腹痛、腹泻、便秘、肝脏生化指标异常(如转氨酶上升)等,有消化道出血病例报告。

6. 皮肤及其附件 皮下出血点及瘀斑等。

7. 精神及神经系统 头晕、头痛、抽搐、震颤、失眠等。

8. 其他 静脉炎、眼内出血、血尿等。

【禁忌】

1. 对本品或含有银杏叶(银杏叶提取物)制剂及药物组成中所列辅料过敏或严重不良反应病史者禁用。

2. 新生儿、婴幼儿禁用。

【注意事项】

1. 本品不良反应包括过敏性休克,应在有抢救条件的医疗机

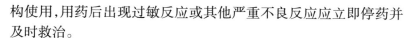

构使用,用药后出现过敏反应或其他严重不良反应应立即停药并及时救治。

2. 严格按照药品说明书规定的功能主治使用,禁止超功能主治用药。

3. 严格掌握用法用量及疗程。按照药品说明书推荐剂量、疗程使用药品。不超剂量和长期连续用药。

4. 用药前应仔细询问患者用药史和过敏史,过敏体质者慎用。

5. 用药前应认真检查药品以及配制后的滴注液,发现药液出现混浊、沉淀、变色、结晶等药物性状改变以及瓶身细微破裂者,均不得使用。

6. 药品稀释应严格按照说明书的要求进行,不得随意改变稀释液的种类、稀释浓度和稀释溶液用量。配药后应坚持即配即用,不宜长时间放置。

7. 严禁混合配伍,谨慎联合用药。中药注射剂应单独使用,禁忌与其他药品混合配伍使用。谨慎联合用药,在确需要联合使用其他药品时,应谨慎考虑与中药注射剂的间隔时间以及药物相互作用等问题。

8. 不建议孕妇使用此药。对老人、儿童、肝肾功能异常患者等特殊人群和初次使用中药注射剂的患者应慎重使用,加强监测。对长期使用的患者,在用药的每个疗程间要有一定的时间间隔。

9. 加强用药监护。用药过程中应缓慢滴注,同时密切观察用药反应,特别是开始30分钟。如发现异常,应立即停药,采取积极措施救治患者。

10. 注意输液速度,成人患者滴速以每分钟不超过60滴为宜、心脏病患者以每分钟不超过30滴为宜,儿童患者宜按年龄及机体情况而定。

【药物相互作用】[49-52]

1. 舒血宁注射液与抗感染药存在配伍禁忌　与注射用哌拉西林钠/他唑巴坦钠、阿莫西林钠/舒巴坦钠、注射用阿昔洛韦、注射用氨苄西林钠/舒巴坦钠、注射用头孢匹胺钠、注射用夫西地酸钠、阿莫西林钠氟氯西林钠存在配伍禁忌,出现沉淀或絮状物。

2. 舒血宁注射液与前列地尔注射液存在配伍禁忌。

3. 舒血宁注射液与氨茶碱注射液存在配伍禁忌,两药连续静脉滴注时,会产生变色现象。

4. 舒血宁注射液与消化系统类药物存在配伍禁忌　舒血宁注射液与注射用泮托拉唑钠、奥美拉唑钠、兰索拉唑存在配伍禁忌。

5. 舒血宁注射液与呋塞米注射液存在配伍禁忌,二者配伍会发生变色反应。

6. 舒血宁注射液与肌苷注射液存在配伍禁忌。

7. 舒血宁注射液与脂肪乳注射液、门冬氨酸钾存在配伍禁忌,配伍会产生白色絮状物。

8. 不宜与盐酸多巴酚丁胺、盐酸纳洛酮、脑蛋白水解物合用,否则易发生 pH 改变;不宜与布洛芬、萘普生、酮洛芬、曲唑酮、华法林、阿司匹林配伍。不宜与碳酸氢钠配伍,否则易发生草绿色变化;不宜与小牛血提取物制剂混合使用。

【用法用量】

1. 肌内注射　一次 2~4ml(2/5~4/5 支),一日 1~2 次。

2. 静脉滴注　一日 20ml(4 支),用 5% 葡萄糖注射液 250ml 或 500ml 稀释后使用,或遵医嘱。

【剂型规格】注射液:每支 5ml,含银杏叶提取物 17.5mg(含总黄酮醇苷 4.2mg、银杏叶内酯 0.70mg)。

【医保】《国家基本医疗保险、工伤保险和生育保险药品目录》(2021 年版)医保乙类,限二级及以上医疗机构并有明确的缺血性心脑血管疾病急性发作证据的患者。

【典型案例与分析】

案例一[53]:舒血宁注射液致过敏反应

案例简介:患者,女,40 岁,因"眩晕症"到院就诊,既往无药物过敏史,给予舒血宁注射液 20ml 加入 5% 的葡萄糖注射液 250ml 静脉滴注,50 滴 /min,10 分钟后患者出现咽痒、全身发热、四肢皮肤发红出现皮疹,考虑为舒血宁过敏反应。立即停药,给予地塞米松 5mg 静脉注射、异丙嗪 25mg 肌内注射,10 分钟后症状缓解,30 分钟皮疹消退。

药师点评:发生不良反应的机制可能与以下两个方面有关:①舒血宁注射液含有银杏叶提取物,其成分较为复杂,提取不纯时易引起过敏反应。②与个体差异及患者特异性过敏体质有关。患者出现过敏反应,由于发现及时、采取抗过敏剂等一系列应急处理措施及时。患者症状很快消失,恢复正常,未发生严重并发症。为了预防或减少药品不良反应的发生,建议厂家严格控制药品质量,尽可能去除易致敏的成分,提高注射液的纯度,以减少不良反应的发生。

案例二[54]: 舒血宁注射液致发热

案例简介:患者,女,51 岁,因"脑梗死"于 2007 年 11 月 18 日急诊就医。给予舒血宁注射液 15ml 加入 0.9% 氯化钠注射液 250ml 中静脉滴注,舒血宁注射液输入约 20 分钟时,患者突然出现全身颤抖,继之出现高热,体温 39℃。立即停药,更换导管,给予 0.9% 氯化钠注射液缓慢静脉滴注、地塞米松注射液 5mg 静脉注射、异丙嗪注射液 25mg 肌内注射。

药师点评:临床医师和药师在使用舒血宁注射液时,应注意中药注射剂不宜与化学药同时使用,要严格按照说明书的剂量要求使用、重视与其他药物的配伍禁忌、严禁长期用药、注意个体差异。

十二、疏血通注射液

【药物组成】水蛭、地龙。

【功能主治】活血化瘀,通经活络。用于瘀血阻络所致的中风中经络急性期,症见半身不遂、口舌㖞斜、言语塞涩。急性脑梗死见上述证候者。

【方解】方中水蛭具有破血、逐瘀、通经的功效;地龙具有平肝息风、通络利尿的功效。水蛭中的主要活性成分水蛭素能降低凝血酶活性,具有抗凝、抗血栓形成的作用;地龙可分离出蛋白水解酶(蚓激酶),不仅能抑制纤维蛋白生成,还能直接水解纤维蛋白,从而预防纤维蛋白血栓的形成。

【临床应用】[55]本品主要用于瘀血阻络所致的中风中经络急性期,症见半身不遂,口舌㖞斜、语言謇涩,血行不畅,经脉失养,肢体麻木、舌质暗或有瘀斑、脉涩为瘀血内阻之象,急性脑梗死见上述证候者。

【不良反应】

1. 过敏反应　全身皮肤潮红、皮疹、瘙痒、荨麻疹、喉头水肿、呼吸困难、憋气、心悸、发绀、血压下降、过敏性休克等。

2. 全身性损伤　寒战、发热(偶有高热)、乏力等。

3. 呼吸系统　胸闷、呼吸困难、呼吸急促、咳嗽、憋气等。

4. 心血管系统　心悸等。

5. 消化系统　恶心、呕吐、腹痛、腹泻等。

6. 神经系统　头晕、头痛、抽搐等。

7. 皮肤及其附件　皮疹、荨麻疹、斑丘疹、红斑、瘙痒、多汗等。

8. 其他:紫癜、血尿、胃肠道出血、结膜出血、皮下出血、凝血酶原时间异常等;有血小板减少和眼底出血的个案报告。

【禁忌】

1. 有过敏史及过敏性疾病史者禁用。

2. 孕妇禁用。

3. 无瘀血证者禁用。

4. 有出血倾向者禁用。

【注意事项】

1. 用药前应仔细询问患者用药史和过敏史。

2. 用药过程中,应密切观察用药反应,特别是开始30分钟,发现异常,应立即停药并开始采取救治措施。

3. 根据文献报道,对老人、肝肾功能异常和初次使用、超过日剂量12ml的患者应慎重使用,加强监测。

4. 本品为纯中药制剂,保存不当可能影响产品质量。使用本品前应认真检查,如药液出现混浊、沉淀、变色、有异物或内包装损坏等异常现象,应禁止使用。

5. 严格掌握说明书规定的功能主治、用法用量使用，不超剂量、过快滴注和长期连续用药。

6. 本品与可能增加出血风险的溶栓药、抗凝药与抗血小板药合并使用时，临床应谨慎合并用药并加强监测。

【药物相互作用】

1. 不宜与注射用磷酸川芎嗪合用，连续输注时应用溶媒间隔，以免两者溶液混合后发生白色混浊。

2. 不宜与血必净注射液合用，连续输注时应用溶媒间隔，避免输液反应。

3. 不宜与头孢哌酮钠舒巴坦钠合用。

【用法用量】静脉滴注，一日 6ml 或遵医嘱，加于 5% 葡萄糖注射液（或 0.9% 氯化钠注射液）250~500ml 中，缓慢滴入。

【剂型规格】注射液：每支装 2ml。

【医保】《国家基本医疗保险、工伤保险和生育保险药品目录》（2021 年版）医保乙类，限二级及以上医疗机构并有明确的缺血性脑血管疾病急性发作证据的重症患者。

【典型案例与分析】

案例一[56]：疏血通注射液致过敏性休克合并过敏性肺水肿

案例简介：患者，女，62 岁，有原发性高血压史 15 年，经常诉头昏、乏力、头痛。既往无药物过敏史，未注射过疏血通注射液。当日因头昏不适到医院就诊，BP 135/80mmHg，其他检查无明显异常。予输注疏血通注射液 6ml+0.9% 氯化钠注射液 250ml，在输注约 10 分钟左右患者自觉头昏加重，伴轻度胸闷不适，未及时报告医生。再约 3 分钟患者出现呼吸困难、面色苍白、靠在椅背上烦躁不安，医生查体：BP 75/50mmHg，P 140 次/min 左右，可闻及期前收缩，肺部呼吸音粗、急促，有少量湿啰音，急诊 ECG 提示窦性心动过速，频发室上性期前收缩。考虑急性过敏性休克，立即停用疏血通注射液，更换输液器，取平卧位，予以肾上腺素 0.5mg 肌内注射；地塞米松 10mg 静脉注射，吸氧 8L/min，建立双静脉通道，微泵 0.9% 氯化钠注射液 40ml+ 多巴胺 180mg 以 6μg/（kg·min）泵入,0.9% 氯化钠注射液 250ml+ 地塞米松 10mg 静脉滴注,护送入病房。0.5 小时后患者呼吸困难症状无明显好转,并出现咳嗽、咳痰症状,所咳痰液为粉红色泡沫痰,复测 BP 105/68mmHg,听诊双肺湿啰音。查动脉血气分析提示 PO_2 56mmHg,PCO_2 41mmHg;复查 ECG 提示 P 120 次 /min,少许房性期前收缩,无病理性 Q 波及 ST 段上抬;急查血常规、肝肾功能、电解质、血糖、心肌标志物、脑钠肽(BNP)均无明显异常,综合考虑为过敏性休克合并过敏性肺水肿,给予 BiPAP(双水平气道正压通气)无创呼吸机进行辅助呼吸,设置通气模式为 S/T 模式,吸气压(IPAP)12cmH_2O,呼气压(EPAP)7cmH_2O 氧流量 8L/min,同时给予呋塞米 20mg 静脉滴注,观察 1 小时后患者胸闷、呼吸困难逐渐减轻,2 小时后患者痰量开始减少,逐步适当降低无创通气参数,5 小时后患者自觉症状改善明显,要求停止机械通气,仍予以多巴胺维持血压,夜间生命体征稳定。次日患者偶有痰中带血,半卧位时略有气促、胸闷,血压稳定在 130/70mmHg 左右,胸部 CT 提示双侧肺门、下肺散在斑片模糊影,双侧少量胸腔积液。持续监测血压、氧饱和度及尿量,继续给予地塞米松 10mg 静脉滴注,酌情应用抗菌药物,逐步撤除多巴胺。3 日后再行胸部 X 线检查正常,胸闷、呼吸困难、咳嗽、咳痰等症状消失后出院。

药师点评:说明书中不良反应有过敏反应,但致过敏性休克合并过敏性肺水肿的报道较少,该病例出现的原因:①疏血通注射液是由水蛭、地龙等传统动物中药组成,动物中药内含的蛋白质成分有致敏作用,这些大分子物质具有完全抗原性,机体受到抗体刺激,从而产生抗原 - 抗体反应。②由于中药注射剂成分复杂,其降解产物及生产过程中使用的提取剂、赋形剂等均可致不良反应。

案例二[57]:疏血通注射液致严重腹泻

案例简介:患者,男,87 岁,体重 62kg,因"胸闷、心慌、右下肢疼痛 1 个月,加重 2 天"入院。既往心肌梗死 20 年,房颤 10 年,脑梗死 1 年。入院后完善相关辅助检查,诊断:冠状动脉粥样硬化性心脏病,陈旧性前壁、下壁心肌梗死,心房颤动,心功能 Ⅲ 级

(NYHA);下肢闭塞性动脉硬化;原发性高血压 1 级(很高危组);脑梗死后遗症。主要药物有阿司匹林肠溶片、硫酸氢氯吡格雷、氟伐他汀缓释胶囊、缬沙坦胶囊、二羟丙茶碱注射液等。入院第 4 日为改善患者下肢动脉栓塞症状,给予疏血通注射液 6ml+0.9% 氯化钠注射液 250ml,q.d.,静脉滴注,40 滴/min。用药第 2 日滴注约100ml 时,患者出现腹泻,呈水样便,立即停药。当日患者腹泻达8 次,给予蒙脱石散 3g t.i.d. p.o.,同时补液补盐,监测电解质。2 日后患者腹泻停止,血钾、血钠正常。

药师点评:疏血通注射液是由水蛭、地龙等提取的传统动物中药制剂,活性成分主要是氨基酸、小分子肽、多糖,具有水蛭素样作用和蚓激酶样作用。导致腹泻的原因:①动物蛋白易致敏。虽然疏血通注射液采用现代生物提取技术去除无效成分和易引起过敏反应的异体蛋白、大分子物质,但注射剂中残留的少量的动物蛋白,具有抗原性,易致抗原 - 抗体反应。②患者之间存在个体差异。不良反应也与患者的个体差异有关,患者的基因特性、生理病理状况不同,对药物的敏感性不同,不良反应发生率及发生类型也不同。本例患者为高龄老人,各脏器功能减退,代谢减慢,发生不良反应机率高于其他患者。故在使用中药注射剂特别是含有动物类药物的中药注射剂时应考虑动物蛋白的抗原性。

十三、丹红注射液

【药物组成】丹参、红花。

【功能主治】活血化瘀,通脉舒络。用于瘀血闭阻所致的胸痹及中风,症见胸痛、胸闷、心悸、口眼㖞斜、语言謇涩、肢体麻木、活动不利等;冠心病、心绞痛、心肌梗死,瘀血型肺心病,缺血性脑病、脑血栓。

【方解】丹参通血脉、散郁结、祛瘀生新、调经顺脉,具有活血祛瘀、通络止痛之功。红花活血通经、去瘀止痛。本品为由丹参和红花提取物制成的制剂,丹参味苦、性微寒,红花味辛、性微温。两药配伍,共奏活血镇痛之功,但又避免过寒或过温。功专活血祛瘀、通脉舒络。

【临床应用】[58-59]主要用于心血管系统疾病如：不稳定型心绞痛、心肌梗死；脑血管疾病如脑梗死、椎基底动脉硬化致脑供血不足等心脑血管疾病。现代研究还可用于糖尿病周围神经病变、骨科疾病等疾病。李昊等报道丹红注射液可有效缩短骨折愈合时间，改善微循环，减轻患者骨折术后疼痛及肿胀。

【不良反应】本品偶有过敏反应，可见皮疹、瘙痒、头痛、头晕、心悸、寒战、发热、面部潮红、恶心、呕吐、腹泻、胸闷、呼吸困难、喉头水肿、抽搐等，停药后均能恢复正常。罕见过敏性休克。

【禁忌】

1. 有出血倾向者禁用，孕妇及哺乳期妇女忌用。

2. 对本品过敏者禁用。

【注意事项】

1. 过敏体质者慎用。

2. 月经期妇女慎用。

3. 本品含有丹参，阳气虚衰如面白乏力、唇色舌质淡白者不宜单独使用，有出血倾向者慎用。

4. 服药期间饮食宜清淡，忌辛辣、油腻食物和鱼腥发物。

5. 本品是纯中药制剂，保存不当可能影响产品质量，所以使用前必须对光检查，发现药液出现混浊、沉淀、变色及瓶身漏气等现象时不能使用。

【药物相互作用】[60]

1. 本品不宜与喹诺酮类药物合用，如与左氧氟沙星、莫西沙星、环丙沙星等存在配伍禁忌。

2. 本品含丹参，与丹参有配伍禁忌的药物也不推荐合用，详见本书丹参注射液相关叙述。

3. 其他　与长春西汀、甲磺酸酚妥拉明注射液、盐酸罂粟碱注射液、10% 果糖注射液（不溶微粒数量增加）。

4. 中药十八反　藜芦反丹参。

【用法用量】

1. 肌内注射 一次 2~4ml,一日 1~2 次。

2. 静脉注射 一次 4ml,加入 50% 葡萄糖注射液 20ml 稀释后缓慢注射,一日 1~2 次。

3. 静脉滴注 一次 20~40ml,加入 5% 葡萄糖注射液 100~500ml 稀释后缓慢滴注,一日 1~2 次;伴有糖尿病等特殊情况时,改用 0.9% 氯化钠注射液稀释后使用;或遵医嘱。

【剂型规格】注射液:每支装 2ml、10ml、20ml。

【医保】《国家基本医疗保险、工伤保险和生育保险药品目录》(2021 年版)医保乙类,参保人员出现以下适应证限定范围情况,并有相应的临床体征及症状、实验室和辅助检查证据以及相应的临床诊断依据,使用该药品所发生的费用可按规定支付:

〔丹红注射液〕活血化瘀,通脉舒络。用于瘀血闭阻所致的胸痹及中风,症见:胸痛,胸闷,心悸,口眼㖞斜,言语塞涩,肢体麻木,活动不利等;冠心病、心绞痛、心肌梗死,瘀血型肺心病,缺血性脑病、脑血栓。

【典型案例与分析】

案例一[61]:丹红注射液致药物性肝损伤

案例简介:患者,女,86 岁,因"间断胸闷心悸 5 年余,加重 3 天"于 2013 年 12 月 31 日入院。诊断:冠状动脉粥样硬化性心脏病,心律失常,原发性高血压 3 级(很高危),陈旧性脑梗死。无药物及食物过敏史。入院后予丹红注射液 40ml b.i.d. 静脉滴注,及以前服用的口服药,同时口服中药汤剂。1 月 5 日,患者晨起活动时不慎受凉,恶寒,无发热,输注丹红注射液后约 1 小时,诉寒战、心慌,T 38.5℃。急查血常规及肝肾能:谷丙转氨酶(GPT)283U/L,谷草转氨酶(GOT)459U/L,立即给予紫雪散 1.5g(一支)口服,后患者呕吐,呕吐物为胃内容物,T 39.5℃,予物理降温,地塞米松 2mg 入壶,注射用还原型谷胱甘肽 2.4g 保肝,甲磺酸左氧氟沙星 0.5g 静脉滴注,维生素 C 5ml 静脉滴注。次日停止输注丹红注射液及口服汤药,其他口服西药治疗未变。1 月 6 日,T 36.8℃,BP

120/70mmHg,诸症好转,GPT 430U/L,GOT 520U/L,白细胞升高,凝血功能异常,治疗同前。1月7日,T 36.0℃,BP 105/50,肝酶较前降低,凝血功能逐渐好转。1月8日,T 36.2℃,BP 110/55mmHg,肝功、凝血功能逐渐好转,继服口服汤剂同前,未见异常,故可排除是由中药汤剂引起药物性肝损伤(DILD)。1月13日诸症好转,GPT 38.1U/L,GOT 22U/L,ALP 86.2U/L,出院。

药师点评:此病例中,患者冠心病的药物长期服用,未出现肝功损伤,给予丹红注射液和中药汤剂后出现肝功能异常,经治疗肝功好转后继续服用中药汤剂,未出现肝功能异常,故考虑丹红注射液引起的肝功能异常。原因:①用药剂量过大。说明书规定,静脉滴注一次20~40ml,该患者86岁,合并多种并发症,采用了日最大剂量40ml进行输注。老年人肝肾功能减弱,导致代谢减慢,体内蓄积出现肝功能损伤。②药物自身因素:丹参酮与酸性结晶体可能作为半抗原与血浆蛋白结合而成为免疫原,从而引起过敏反应。

案例二[62]:丹红注射液致喉头水肿

案例简介:患者,女,53岁,主因"发作性心前区疼痛2个月"于2010年9月15日收入院,诊断为心绞痛。患者近来于劳累后出现心前区疼痛,并伴有胸闷、气短、咳嗽、咳痰。查体:T 36.5℃,BP 135/75mmHg,右肺呼吸音粗,可闻及少许湿啰音,左胸部未闻及呼吸音,叩诊心界稍大,心律齐,双下肢中度凹陷性水肿。为减轻患者胸闷、气憋、气短,临床给予5%葡萄糖注射液250ml+丹红注射液20ml静脉滴注,30滴/min。滴注约3分钟后,患者出现呼吸困难、声音嘶哑。立即停止输液,给予吸氧。查体:R 32次/min,BP 75/50mmHg,痛苦面容,呼吸浅快,口唇及颜面发绀,P 110次/min,心律齐。面部及四肢散在荨麻疹。立即给予地塞米松注射液10mg静脉注射,盐酸异丙嗪25mg肌内注射。20分钟后患者上述症状逐渐缓解,呼吸平稳,20次/min。口唇及颜面转红,P 80次/min,心律齐。4小时后两肺哮鸣音消失,面部及四肢荨麻疹消退,考虑为丹红注射液引起的过敏反应,改为其他药物治疗后未出现上述反应。

药师点评:该病例在输注丹红注射液时即出现过敏反应,不良反应发生迅速,可能与患者体质及滴速有关。此外,丹红注射液可能存在某些大分子物质,具有抗原性,引起过敏反应。故在使用中药注射剂前,应辨证明确、详细询问过敏史,对初次使用者应严密观察。

十四、注射用红花黄色素

【药物组成】红花黄色素。

【功能主治】活血化瘀,通脉止痛。用于心血瘀阻引起的Ⅰ、Ⅱ、Ⅲ级的稳定型劳累性心绞痛,症见胸痛、胸闷、心慌、气短等。

【方解】红花味辛,性微温。本品从单味中药红花中提取精制而成,红花活血通经、去瘀止痛。本品为辛温、活血化瘀之品,所治疗的疾病应具有寒凝血瘀证之特性,热证患者不宜使用。主要适用于饮食不慎或情志不畅,或寒凝血脉,气血运行不利而致瘀血阻滞心脉,而见胸闷胸痛等胸痹之症。

【临床应用】[63]用于冠心病稳定型劳累性心绞痛、脉管炎、糖尿病以及其他缺血性疾病的治疗。中医辨证为心血瘀阻证,症见胸痛、胸闷、心悸等闭塞性脑血管疾病。

【不良反应】个别患者用药后出现发热,心悸,皮肤过敏性丘疹,轻度嗜睡。

【禁忌】①对本品过敏者禁用,过敏体质者慎用。②孕妇禁用。

【注意事项】

1. 月经期及有出血倾向者慎用。

2. 严格按照说明书选择溶媒。有研究报道,建议采用0.9%氯化钠注射液与注射用红花黄色素调配为成品输液,并于室温下6小时内使用。用5%和10%葡萄糖注射液、葡萄糖氯化钠注射液、乳酸钠林格注射液及复方氯化钠注射液稀释后6小时内不溶微粒数超出规定。

3. 服药期间饮食宜清淡,忌辛辣、油腻食物和鱼腥发物。

4. 在治疗期间,心绞痛持续发作,宜加用硝酸酯类药。若出现剧烈心绞痛,或见气促、汗出、面色苍白应及时急诊救治。

5. 本品是纯中药制剂,保存不当可能影响产品质量,所以使用前必须对光检查,发现药液出现混浊、沉淀、变色、漏气等现象时不能使用。

【药物相互作用】[64]不宜与以下药物配伍或连续滴注,若续滴应间隔给药或用生理氯化钠溶液冲管:阿莫西林钠/舒巴坦钠注射液、奥美拉唑钠注射液、氨茶碱注射液、甲磺酸帕珠沙星氯化钠注射液、帕珠沙星、亚胺培南西司他丁钠、泮托拉唑、注射用阿昔洛韦、托拉塞米注射液。

【用法用量】静脉滴注,注射用红花黄色素 100mg,加入 0.9% 氯化钠注射液 250ml 中,静脉缓慢滴注,一日 1 次;14 日为一个疗程。

【剂型规格】注射液:每瓶装 150mg(含红花总黄酮 80mg);每瓶装 50mg(含红花总黄酮 35mg)。

【典型案例与分析】
案例一[65]:静脉滴注注射用红花黄色素致面部血管神经性水肿

案例简介:患者,女,34 岁,因“双手关节疼痛 2 个月余,右肩关节疼痛 1 天”入院。既往无药物过敏史。查体:T 36.5℃,P 84 次/min,R 21 次/min,BP 133/101mmHg,心、肺、腹无特殊,双手关节无明显肿胀,掌指关节、近端指间关节轻压痛,右肩关节压痛,活动明显受限。辅助检查:抗核抗体 1:32,类风湿因子 330U/ml,抗双链DNA 抗体(−)。诊断:结缔组织病,甲状腺功能减退。给予 0.9% 氯化钠注射液 250ml+ 注射用红花黄色素,静脉滴注过程中诉眼部瘙痒,后逐渐出现咽部不适、胸憋、气短、呼吸困难,考虑为药物过敏,立即更换 0.9% 氯化钠注射液及新输液器 1 套,氟美松 10mg入壶,吸氧,5 分钟后患者胸闷、气短、呼吸困难好转,但出现双眼睑水肿,经皮肤科会诊,考虑为面部血管神经性水肿,给予马来酸氯苯那敏注射液 10mg 肌内注射,半小时后患者呼吸困难明显好转,双眼部水肿较前消退。1 日后患者双眼睑水肿消退。

药师点评:此病例中患者原疾病为结缔组织病、甲状腺功能减退及剖宫产术后,非注射用红花黄色素的功能主治,属于超功能主治用药。患者因输注注射用红花黄色素导致的过敏反应,考虑为特异性体质所致。血管神经性水肿又称巨大荨麻疹,是一种发生于皮下疏松组织或黏膜的局限性水肿。有时伴有风团。食物、药物、情绪、寒冷等多种因素可引起此病。本病主要由于真皮深部和皮下组织小血管受累,组胺等介质导致血管扩张、渗透性增高,渗出液自血管进入疏松组织中形成局限性水肿,故抗组胺药治疗有效。血管神经性水肿严重时,出现喉头黏膜水肿,表现为气闷、喉部不适、声音嘶哑,严重时出现窒息,甚至危及生命。临床出现以上紧急情况时,要静脉注射肾上腺素,必要时行气管切开以抢救生命。

案例二[66]:注射用红花黄色素引起发热反应

案例简介:患者,女,72 岁,近期因"劳累心绞痛发作"于 2010年 10 月来院就诊,既往无过敏史。为缓解心绞痛症状,第一组给予注射用红花黄色素 100mg+0.9% 氯化钠注射液 250ml,q.d.,静脉滴注,30 滴 /min。输液约 20 分钟时,患者突然寒战、全身发抖、恶心、四肢发冷。查体:T 39℃,R 25 次 /min,P 90 次 /min,BP 110/60mmHg,考虑为注射用红花黄色素所致,立即停药,更换输液器,给予 0.9% 氯化钠注射液 100ml,维持静脉通路,地塞米松注射液 5mg 入壶静脉滴注,吸氧 2L/min,同时给予物理降温。约 30 分钟后患者症状缓解,体温逐渐降至正常。

药师点评:该患者无药物过敏史,因心绞痛发作入院,无感染症状,在输注注射用红花黄色素时,未联合应用其他药物,出现高热,属于该药引起的发热。中药注射剂生产工艺多为提取的混合物,缺少能够进行定性和定量的质控指标,内在质量的不稳定或微粒会引起患者的输液发热。

案例三[67]:注射用红花黄色素致过敏性紫癜

案例简介:患者,女,85 岁,因"冠心病、高血压 3 级"于 2012年 11 月 28 日收入院。患者自诉曾有青霉素、链霉素过敏史。当日给予血栓通 500mg+0.9% 氯化钠注射液 150ml,q.d.,静脉滴注;红花黄色素 100mg+5% 葡萄糖注射液 150ml,q.d.,静脉滴注。11 月 30

日晚,患者出现全身皮疹,伴瘙痒。立即停药,请皮肤科会诊,考虑药物过敏性皮疹。立即给予苯海拉明 20mg 肌内注射,炉甘石洗剂涂抹,左西替利嗪 5mg,每晚口服。治疗 3 日后,患者皮疹蔓延,且后背部及双膝可见大片状紫癜,色红润,且抗过敏治疗效果不明显,再次请皮肤科会诊。查体:躯干、上肢暗红斑丘疹,双下肢大量出血点、瘀斑,压之不褪色,考虑到过敏性紫癜不除外,给予葡萄糖酸钙 30ml 加维生素 C 2.0g+5% 葡萄糖注射液 150ml,q.d.,静脉滴注;甲泼尼龙 60mg+5% 葡萄糖注射液 50ml,q.d.,静脉滴注,并复查血常规、尿常规及生化全项,检测结果正常。患者精神状态尚好,生命体征平稳,心前区疼痛症状明显减轻,血压控制理想(维持在 130/70mmHg 左右),全身皮疹、紫癜基本消退,瘙痒减轻,病情相对平稳,于 2012 年 12 月 11 日出院。

药师点评:患者入院后同时给予血栓通冻干粉针剂和注射用红花黄色素 3 日后,出现过敏性反应,因该患者之前曾使用和第 6 日再次使用血栓通冻干粉针剂,均未出现过敏反应,说明过敏性紫癜确系注射用红花黄色素所致。提示临床用药时注意配伍,用药过程中严密观察,发生不良反应及时停药、及时处理,预防严重的不良反应发生。

附:红花黄色素氯化钠注射液

【药物组成】红花黄色素,辅料为氯化钠。

【功能主治】活血、化瘀、通脉。中医辨证为心血瘀阻证,症见胸痛、胸闷、心悸。

【方解】同"注射用红花黄色素"。

【临床应用】用于冠心病稳定型劳累性心绞痛。

【不良反应】治疗期间少数患者发生头晕、头昏、头胀痛、周身瘙痒、皮疹。需密切观察病情,及时予以治疗。

【禁忌】①对本品过敏者禁用;②孕妇禁用。

【注意事项】

1. 有出血倾向者慎用。

2. 以下疾病及人群临床研究尚未涉及,故应慎用:

　　(1)合并高血压(收缩压≥180mmHg、舒张压≥110mmHg)、重度心肺功能不全、重度心律失常(快速心房颤动、心房扑动、阵发性室性心动过速等)患者。

　　(2)冠心病患者,经冠脉搭桥、介入治疗后血管完全重建者。

　　(3)哺乳期妇女。

　　(4)本品不得与其他药物混合滴注。

　　(5)本品出现混浊、沉淀、瓶身漏气或细微破裂,均不得使用。

　　【药物相互作用】同"注射用红花黄色素"。

　　【用法用量】静脉滴注(滴速不高于30滴/min)。一日1次,一次1瓶(100ml);14日为一个疗程。

　　【剂型规格】注射液:每瓶装100ml(含红花总黄酮80mg和氯化钠900mg)。

　　【典型案例与分析】

　　案例一[68]:红花黄色素氯化钠注射液致呼吸困难视物不清

　　案例简介:患者,男,24岁,因"扭伤致左膝肿痛,活动不利1天"入院。既往有"膝关节交叉韧带损伤;膝半月板损伤"史。药物过敏史:青霉素类、头孢菌素类过敏。入院查体:左膝肿痛,予以红花黄色素氯化钠注射液100ml静脉滴注,活血化瘀。20分钟后患者出现全身出汗、皮肤瘙痒、呼吸困难、视物不清等症状,考虑其为药品所致,遵医嘱立即停止输注红花黄色素氯化钠注射液,并予以持续低流量吸氧、心电监护,查体:T 37℃,P 120次/min,R 20次/min,BP 55/45mmHg、血氧饱和度84%。予以0.9%氯化钠注射液100ml+地塞米松磷酸钠注射液10ml静脉滴注st.,0.9%氯化钠注射液500ml静脉滴注st.,地塞米松磷酸钠注射液5mg i.v.gtt st.。40分钟后查体:T 36.8℃,P 106次/min,R 23次/min,BP 105/55mmHg、血氧饱和度96%,患者出汗、皮肤瘙痒、呼吸困难、视物不清等症状好转直至消失,病情稳定。

　　药师点评:查阅近10年的医学文献可见红花黄色素不良反应发生率为1.94%,主要表现为心脑血管疾病(占72.80%)、糖尿病及其并发症(占5.59%)、其他类型疾病(占21.75%),而本病例出现的"呼吸困难、视物不清"少有记载。该患者有青霉素类、头孢菌素类过敏史,按说明书应慎用本品,且患者诊断为"左膝肿痛",并非属于红花黄色素氯化钠注射液的功能主治范围,为超功能主治用药。建议临床医生应遵循《中药注射剂临床使用基本原则》辨证施药,严格掌握功能主治、用法用量及疗程;对过敏体质者应慎用;加强用药监护,减少不良反应的发生,一旦出现不良反应需密切观察病情,及时予以处理。

案例二[69]:红花黄色素氯化钠注射液致迟发型过敏性休克

案例简介:患者,女,72岁。因"冠心病,脑供血不足"就诊。给予红花黄色素氯化钠注射液 100ml 静脉滴注,q.d.,14 日为一个疗程。治疗的前 7 日无其他不良反应;第 8 日时,患者出现胸闷、呼吸困难、心悸、口唇发绀、全身皮肤瘙痒、大片荨麻疹,血压下降至 70/50mmHg,考虑为迟发型过敏性休克,立即停药,给予高流量吸氧,皮下注射 0.1% 肾上腺素 1mg,5% 葡萄糖 500ml+ 地塞米松 10mg+ 维生素 C 2g,10% 葡萄糖 250ml+ 葡萄糖酸钙 20ml 静脉滴注。10 分钟后,症状减轻;30 分钟后,症状缓解;1 日后,皮疹消退。

药师点评:该患者为 72 岁的老年人,按说明书推荐剂量连续用药 7 日后出现迟发型过敏反应,提醒医务人员在老年患者中使用该药物时,应酌情减量,并密切观察用药过程,做好急救准备,防止出现过敏反应而导致严重后果。

十五、丹香冠心注射液

【药物组成】丹参、降香,辅料为 95% 乙醇、10% 氢氧化钠、稀盐酸。

【功能主治】活血化瘀,理气开窍。用于心绞痛,亦可用于心肌梗死等。

【方解】方中丹参为君药,为心、脾、肝、肾血分之药,具有通血脉、散郁结、祛瘀生新、调经止痛功效。降香为臣药,具有行气活血、止痛、止血之功。丹参味苦、性微寒,降香味辛、性温。两药配伍具有活血止痛之功。

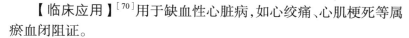

【临床应用】[70]用于缺血性心脏病,如心绞痛、心肌梗死等属瘀血闭阻证。

【不良反应】尚不明确。

【禁忌】

1. 对本品过敏者及用本品后有发生严重不良反应史者禁用。

2. 孕妇、哺乳期妇女禁用。

【注意事项】

1. 过敏体质者慎用。

2. 服药期间饮食宜清淡,忌辛辣、油腻食物和鱼腥发物。

3. 在治疗期间,患者心绞痛持续发作,宜加用硝酸酯类药。若出现剧烈心绞痛,或见气促、汗出、面色苍白者,应及时急诊救治。

4. 药物有混浊、沉淀、颜色异常加深、瓶身漏气或细微破裂,均不得使用。

5. 本品不宜在同一容器中与其他药物混用。

6. 溶解不完全时请勿使用。

7. 本品是纯中药制剂,保存不当可能影响产品质量,所以使用前必须对光检查,发现药液出现混浊、沉淀、变色及瓶身漏气等现象时不能使用。

【药物相互作用】[71-74]

1. 本品不宜在同一容器中与下列药物混用:

(1)不宜与阿奇霉素(氯化钠溶媒)合用或连续静脉滴注,否则输液管立即出现白色絮状物。

(2)不宜与硫酸奈替米星(氯化钠溶媒)合用或连续静脉滴注,否则墨菲氏滴管及输液器内出现黄色混浊液体并有絮状物形成。

(3)不宜与盐酸吡硫醇(5% 葡萄糖溶媒)合用或连续静脉滴注,否则墨菲氏滴管及输液器内出现微黄色混浊或微黄色絮状沉淀。

(4)维生素 B_1 100mg 治疗中,续贯抽取丹香冠心注射液与维生素 B_1 后立即发现注射器中有淡黄色絮状悬浮物。

(5)不宜与环丙沙星、庆大霉素等合用或连续静脉滴注,否则易产生混浊或絮状沉淀。

2. 中药十八反 藜芦反丹参。本品含丹参,应避免与含藜芦的药物合用。

【用法用量】

1. 肌内注射 一次 2~4ml(1~2 支),一日 1~2 次。

2. 静脉注射 一次 4ml(2 支),用 50% 葡萄糖注射液 20ml 稀释后应用,一日 1 次。

3. 静脉滴注 一次 10~16ml(5~8 支),用 5% 葡萄糖注射液 100~500ml 稀释后应用,一日 1 次。

【剂型规格】注射液:每支装 2ml、10ml。

【典型案例与分析】

案例一[75]:丹香冠心注射液致严重过敏反应

案例简介:患者,男,42 岁,冠心病心绞痛早期,近一年来出现心悸、气短、乏力,在饱餐、情绪激动、劳累后易出现心前区憋闷、嗳气。遵医嘱给予 5% 葡萄糖注射液 250ml+ 丹香冠心注射液 16ml,q.d.,静脉滴注。患者第 1、2 日静脉滴注后症状缓解。第 3 日输液剩余约 50ml 时,出现周身发冷、气促、心悸。查体:T 37.8℃,P 102 次 /min,R 20 次 /min,BP 110/70mmHg,立即停止输液,给予保暖,避免烫伤,低流量吸氧,给予肌内注射异丙嗪 25mg 和复方氨林巴比妥注射液 2ml;10 分钟后症状缓解。观察 1 小时后生命指征平稳,查体:T 36.8 ℃,P 92 次 /min,R 18 次 /min,BP 108/68mmHg。同时留取丹香冠心注射液送检,排除输液反应。第 4 日静脉滴注 20 分钟后,患者出现面部潮红并浮肿,鼻翼明显肿大、胸闷、气喘、喉头发紧,有明显窒息感,四肢湿冷,后背剧痛,意识模糊。查体:P 120 次 /min,R 22 次 /min,BP 70/40mmHg。立即进行治疗和护理抢救措施:①停药、高流量吸氧、全身保暖、避免烫伤;②给予皮下注射盐酸肾上腺素注射液 0.5mg、肌内注射盐酸异丙嗪注射液 25mg、静脉注射地塞米松注射液 10mg、静脉滴注 5% 葡萄糖 250ml+ 多巴胺注射液 40mg,严密观察血压及尿量变化,随时调整输液速度及吸氧浓度。30 分钟后血压平稳,遵医嘱 25% 葡萄糖 20ml+ 葡萄糖酸钙 40ml,静脉注射;通过及时的对症处置,患者的生命指征逐渐恢复正常。查体:P 88 次 /min,R 16 次 /min,BP 95/75mmHg,尿量约 300ml。胸闷气喘缓解,喉头水肿消失,后背剧痛消失,四肢回暖,面部浮肿消退,濒死感消失。患者主诉极度疲倦,周身酸痛。给予住院观察 1 日。

药师点评:患者在使用丹香冠心注射液的第 1、2 日均无不良反应,第 3 日出现迟发型过敏反应,在排除输液反应后,第 4 日再次使用,从而导致严重的过敏性休克。

1. 药物因素　①该患者曾多次注射丹香冠心注射液,均无不适,此次药物为一贯使用的生产厂家。给患者使用的药物未出现混浊、沉淀、变色、漏气或瓶身细微破裂等现象。②该药偶见皮疹、皮肤红肿、瘙痒、恶心、呕吐、寒战、发热、头晕、头痛、腹痛、腹泻、心悸、局部静脉炎等不良反应。

2. 患者近期无感冒、发热,无粉、尘、烟等导致过敏现象,无药物、食物过敏史。此例严重的过敏反应比较罕见,考虑为丹香冠心注射液在体内蓄积,导致了迟发型过敏反应,经抗过敏反应治疗后缓解。由此病例可反映出,中药注射剂所含成分复杂,可致人体产生不适反应,甚至会引起严重的过敏反应,故静脉输液应到正规医院就诊,在输液前医护人员应仔细询问患者并判断其是否为过敏体质,了解患者对食物、药物是否有过敏现象,在输液过程中应多巡视、多观察,认真倾听主诉,并随时做好各项抢救准备,将风险控制在最小范围内。

案例二[76]:丹香冠心注射液致血压升高

案例简介:患者,49 岁,因“头晕,心前区不适 1 小时,恶心呕吐 1 次”急诊收入院。既往有原发性高血压史 11 年,较规律服用美托洛尔和缬沙坦,血压控制尚可。无药物、食物过敏史。查体:T 36.2℃,P 70 次 /min,R 18 次 /min,BP 160/110mmHg。神情精神正常,心、肺无特殊。ECG:ST 段轻微改变。诊断:高血压、心肌供血不足。给予丹香冠心注射液 20ml+5% 葡萄糖注射液 250ml, q.d.,静脉滴注,50 滴 /min;口服苯磺酸氨氯地平 10mg,q.d.。用药 3 日,每日按时监测血压:用药前(8 :00am)血压 116/76mmHg 左右,静脉滴注结束后(09 :30am)血压 140/100mmHg 左右,下午(15 :00pm)血压 120/80mmHg 左右。

药师点评:连续用丹香冠心注射液的 3 日,用药后血压均在 140/100mmHg 左右;停用丹香冠心注射液,连续 3 日同一时间监测血压均维持在 120/80mmHg 左右。考虑由丹香冠心注射液引起的血压升高,为第一次报道。引起血压升高的机制也尚不清楚,可能与静脉滴注速度有关。有研究表明:心脏病患者静脉滴注速度应控制在 30~40 滴 /min,成人滴速不超过 60 滴 /min。该病例提醒广大医务工作者要注重个性化给药,不能忽视患者的疾病史、用药史、过敏史及生活饮食习惯,用药过程中要密切观察,一旦出现不良反应,要立即停药、及时救治。

十六、注射用丹参多酚酸盐

【药物组成】丹参多酚酸盐。

【功能主治】活血、化瘀、通脉,用于冠心病稳定型心绞痛,分级为 Ⅰ、Ⅱ 级,心绞痛症状表现为轻、中度,中医辨证为心血瘀阻证者,症见胸痛、胸闷、心悸。

【方解】丹参味苦、性微寒,属凉血活血类的药品,所治疾病应具有瘀血阻络且偏热证之特性;湿热遏阻中焦、浊痰凝结而为积聚癥瘕,对于阳气虚衰如面白乏力、唇色及舌质淡白者不宜单独使用,有出血倾向者慎用。

【临床应用】胸痹,因瘀血闭阻所致。症见胸部疼痛,痛处固定,入夜尤甚,甚或痛引肩背,时或心悸不宁,舌质紫暗或有瘀斑,脉弦涩;冠心病心绞痛见上述证候者。

【不良反应】

1. 少数患者发生头晕、头昏、头胀痛。

2. 偶有患者在输液中因静脉滴注速度快致轻度头痛。

3. 偶尔有血谷丙转氨酶升高,在停药后消失。

【禁忌】有出血倾向者禁用。

【注意事项】

1. 过敏体质者慎用。

2. 月经期妇女慎用。

3. 孕妇、哺乳期妇女慎用。

4. 对于阳气虚衰如面白乏力、唇色及舌质淡白者不宜单独使用,有出血倾向者慎用。

5. 服药期间饮食宜清淡,忌辛辣、油腻食物和鱼腥发物。

6. 药物溶解不充分时不宜使用。

7. 本品不宜在同一容器中与其他药物混用。

【药物相互作用】[77]

1. 不可配伍的溶媒　5% 葡萄糖氯化钠注射液、复方氯化钠注射液、乳酸钠林格注射液、木糖醇注射液、20% 甘露醇注射液、右旋糖酐 40 葡萄糖注射液、极化液、碳酸氢钠。

2. 本品应单独使用,不宜与以下药物配伍或连续静脉滴注,需连续静脉滴注的应用生理氯化钠溶液冲洗输液管:

(1)抗菌药物:青霉素和注射用阿莫西林氟氯西林钠(连续静脉滴注后变成淡绿色)、头孢美唑钠(配伍 2 小时后微粒数超标)、盐酸(甲磺酸)左氧氟沙星注射液(连续静脉滴注后立即为淡棕白色液体)、莫西沙星(连续静脉滴注后立即出现白色混浊物)、环丙沙星(混合后出现白色混浊,久置后出现絮状沉淀物)、依替米星(连续静脉滴注后立即出现白色絮状物)、替加环素(混合液即刻出现淡黄色混浊及细小絮状物)、卡泊芬净(混合后立即出现白色混浊现象)。

(2)生物碱类:本品不宜与盐酸罂粟碱注射液配伍,如与罂粟碱连续静脉滴注会立即出现白色混浊液,剧烈振荡无变化;变化静脉滴注顺序仍出现上述变化。必要时在两者之间用生理氯化钠溶液冲洗输液器后再输注。

(3)质子泵抑制剂:兰索拉唑(连续静脉滴注后立即出现了黄绿色液体生成)、泮托拉唑(连续静脉滴注后出现黄色变色反应)、奥美拉唑(连续静脉滴注后立即为黄绿色)。

(4)神经系统用药:长春西汀注射液(连续静脉滴注后立即出现棕色混浊)、马来酸桂哌齐特注射液(连续静脉滴注后立即出现乳白色絮状物)、奥扎格雷(混合变为淡黄色)、盐酸法舒地尔注射液(连续静脉滴注后立即出现白色混浊物)、单硝酸异山梨酯(配伍后 pH 超出了标准范围)。

(5)营养药物:门冬氨酸钾镁注射液(配完后放置 30 分钟后,颜色变深)、果糖二磷酸钠(输液管中出现白色混浊)。

(6)其他药物:盐酸普罗帕酮注射液(连续静脉滴注后立即出现白色混浊)、盐酸昂丹司琼(连续静脉滴注后立即出现混浊絮状物)、肌苷注射液(连续静脉滴注后立即出现黄绿色,无混浊、无沉淀)、氨茶碱注射液(连续静脉滴注后草绿色澄明液体)、维生素 C、地塞米松(配伍后 pH 超出了标准范围);黄芪注射液、川芎嗪注射液。

【用法用量】静脉滴注:一次 200mg,用 5% 葡萄糖注射液或 0.9% 氯化钠注射液 250~500ml 溶解后使用,一日 1 次。疗程 2 周。

【剂型规格】注射液:每瓶装 50mg(含丹参乙酸镁 40mg);每瓶装 100mg(含丹参乙酸镁 80mg);每瓶装 200mg(含丹参乙酸镁 160mg)。

【医保】《国家基本医疗保险、工伤保险和生育保险药品目录》(2021 年版)医保乙类,限二级及以上医疗机构并有明确冠心病稳定型心绞痛诊断的患者。

【典型案例与分析】
案例一[78]:注射用丹参多酚酸盐致不良反应

案例简介:患者,男,55 岁,因"冠心病(心绞痛型)"于 2014 年 7 月 1 日收入院。既往有原发性高血压史 8 年,无食物及药物过敏史,无输血史,预防接种史不详。查体:T 36.0℃,R 20 次/min,P 80 次/min,BP 148/108mmHg。辅助检查:外院 2014 年 6 月 29 日心电图示室上性心动过速,6 月 30 日心脏彩超示心脏射血分数 62%,即室壁增厚,主动脉内径增宽,左心顺应性减退。入院诊断:

冠心病（心绞痛型）；不稳定型心绞痛；心功能Ⅱ级；阵发性室上性心动过速；高血压3级，极高危组。于7月1日起给予5%葡萄糖注射液250ml+注射用丹参多酚酸盐150mg，q.d.，静脉滴注（滴注速度30~40滴/min），活血化瘀；7月2日行冠状动脉药物涂层支架置入术/单根导管冠状动脉造影/心内电生理检查，手术顺利，未诉特殊不适。术后2日患者一般情况可，未诉不适。7月5日09：25左右开始第5次静脉滴注相同批号的注射用丹参多酚酸盐组液体，10分钟后患者出现全身发冷、颤抖，伴胸闷、呼吸急促，无胸痛，无恶心、呕吐。立即停止丹参多酚酸盐输注。查体：T 36.4℃，BP 130/70mmHg，P 90次/min，氧饱和度（SPO$_2$）82%，律齐，无杂音；双肺呼吸音清晰。急查心电图：无心肌缺血改变。立即给予地塞米松磷酸钠注射液10mg+0.9%氯化钠注射液10ml静脉注射，异丙嗪注射液25mg肌内注射，乳酸钠林格液500ml静脉滴注；予心电监护，血氧饱和度监测。10：00时，患者寒战、呼吸急促等症状较前稍有缓解。体检：T 36.3℃，BP 126/68mmHg，P 85次/min，SPO$_2$ 93%，嘱其卧床休息，适量饮水。13：00查体：T 36.3℃，BP 123/64mmHg，P 80次/min，SPO$_2$ 94%，继续密切观察病情变化。15：00患者寒战、呼吸急促等症状完全缓解，查体：T 36.5℃，BP 120/60mmHg，P 70次/min，SPO$_2$ 98%。继续使用其他药物，未再次出现上述反应。

　　药师点评：本例患者非过敏体质，发生不良反应的原因可能包括①注射用丹参多酚酸盐成分的复杂性——只提纯了丹参中的多酚酸盐活性成分，除主要成分丹参乙酸镁外，还含有紫草酸镁、迷迭香酸钠等同系物，成分多样，导致过敏反应的发生。②抗原-抗体引起全身性过敏反应——丹参中的鞣质是由多羟基芳香酸组成，代谢产物、辅料、杂质作为抗原或半抗原，一旦进入机体后，可作为半抗原而引起全身性过敏反应。③患者的主要症状是全身发冷、颤抖、呼吸急促，因此不能排除是输液反应中的热原反应。

案例二[79]：注射用丹参多酚酸盐致过敏性休克

　　案例简介：患者，男，72岁，因"头晕2周，加重3天"于2014

年 12 月 31 日入院。患者心悸不适，双下肢有麻木感，以左侧下肢为甚，无发热、头痛、耳鸣及视物旋转，无胸闷、胸痛及肢体抽搐。初步诊断：颈椎病；冠心病前降支、回旋支病变、不稳定型心绞痛；2 型糖尿病，糖尿病周围神经病变。入院给予注射用血塞通、天麻素注射液、注射用甲钴胺等药物治疗，患者头晕症状明显缓解。1 月 15 日天气变冷后患者出现阵发性心慌、胸闷，每次持续时间约几分钟不等，服用速效救心丸后缓解，查体：T 36.5℃、P 77 次 /min、R 20 次 /min，BP 122/70mmHg。2012 年 10 月患者行冠脉造影确诊冠心病（前降支、回旋支病变），未行支架植入术，长期口服硫酸氢氯吡格雷片、阿托伐他汀钙片及阿司匹林肠溶片治疗。考虑冠心病心绞痛发作，停用天麻素注射液、注射用甲钴胺等药物，改为 0.9% 氯化钠注射液 250ml+ 注射用丹参多酚酸盐 200mg，q.d.，静脉滴注，30 滴 /min，输注 5 分钟后，患者主诉头痛、呼吸困难，继之四肢冰冷、昏迷，无皮疹，抽搐。查体：血压测不出，昏迷，面色苍白，四肢冰凉，心脏听诊心音遥远。诊断为过敏性休克。立即停用注射用丹参多酚酸盐，更换输液器，更换 0.9% 氯化钠注射液 250ml，予吸氧，肾上腺素抗休克，地塞米松、葡萄糖酸钙及盐酸异丙嗪注射液抗过敏，多巴胺、间羟胺升压等处理。30 分钟后患者意识逐渐清醒，面色转红，无头痛及呼吸困难，神志清楚，对答流利，肢端皮温恢复，测血压 100/60mmHg，改为单硝酸异山梨酯及曲美他嗪胶囊口服，患者未再出现上述症状，后头晕明显缓解，无胸闷、心悸等症状，患者出院。

药师点评：该患者出现的过敏性休克可能的原因主要有 3 点。①中药成分的复杂性：产生的抗体与机体出现的过敏样反应。②与使用剂量有关：丹参多酚酸盐使用说明书中的推荐剂量为每次 200mg，该患者使用剂量为 200mg，虽未超最大剂量，但该患者为 72 岁老年患者，基础疾病多，各脏器功能衰退，药物清除能力差，药物容易蓄积，用量应为成人剂量的 3/4 左右，否则极易引起不良反应。③与药物之间的相互反应有关：与丹参多酚酸盐配伍或连续滴注后出现不溶物、pH 改变或混浊的药物较多，本患者在静脉滴注完血塞通后未冲管直接静脉滴注注射用丹参多酚酸盐,两药物可能会相互作用产生不溶性微粒,进入人体诱发过敏反应。提示:中药注射剂在老年患者中使用应减量,且疗程应短。两组液体间应用生理氯化钠溶液冲管再输注下一组液体。

十七、毛冬青注射液

【药物组成】毛冬青。

【功能主治】心血管疾病用药,有扩张血管及抗菌消炎作用。用于冠状动脉硬化性心脏病,血栓闭塞性脉管炎,并用于中心性视网膜炎、小儿肺炎。

【方解】毛冬青注射液是由毛冬青单独提取制成的注射剂。毛冬青性寒凉,因而寒邪阻滞所致者兼见畏寒肢冷、舌淡暗、脉紧者及气血两虚者如面白乏力、舌质淡白者均不宜单独使用。主要适用于肝郁、食郁化火,灼津成痰,痰火交结,阻滞心脉而见胸闷胸痛等痛痹之症;痰火上炎头目,则视物不清,云雾遮睛等症状;热邪犯肺,肺热壅盛,宣降失司,致咳喘不安、痰多色黄等肺炎之症。

【临床应用】[80-81]临床上主要用于以下几方面:①治疗冠心病;②治疗血栓闭塞性脉管炎;③治疗缺血性脑卒中;④治疗慢性肾炎;⑤治疗小儿急性上呼吸道感染;⑥用于治疗高胆固醇血症、高血压、血栓性静脉炎、中心性浆液性脉络膜视网膜病变、葡萄膜炎、慢性盆腔炎、输卵管炎性阻塞、萎缩性鼻炎、唇风及外科感染性外伤均有较好疗效。

【不良反应】尚不明确。

【禁忌】尚不明确。

【注意事项】尚不明确。

【用法用量】肌内注射,一次 2ml,一日 1~2 次。

【剂型规格】注射液:每支装 2ml(含毛冬青提取物 40mg)。

【典型案例与分析】

案例[81]:毛冬青注射液致过敏

案例简介:患者,王某,男,73 岁,患高血压、冠心病十余年。

肌内注射毛冬青注射液 4ml 小时后（在此期间未用其他药物）全身瘙痒，继之全身出现绿豆大小疱疹，尤以胸颈部为甚，伴明显左颈和左眼上睑的血管神经性水肿。即停该药，经用苯海拉明、葡萄糖酸钙等药后症状消失。

药师点评：毛冬青注射液临床常用于冠心病、高血压动脉硬化患者。据文献记载，此药无明显不良反应。此药用量不大，用后即出现过敏反应，应予以重视。

十八、川参通注射液[29]

【药物组成】丹参、麦冬、当归、川芎。

【功能主治】活血化瘀，清肺利水。用于良性前列腺增生所致的小便不畅、排尿费力、淋漓不尽等。

【方解】方中丹参味苦，性微寒，活血散瘀、消肿止血、消炎止痛。当归味甘辛，性温，补血活血、调经止痛、润肠通便，有调节机体免疫功能、抗炎抑菌、调节平滑肌收缩、解除痉挛之功。川芎味辛，性温，行气开郁、活血止痛，能上行头目、下行血海、走而不守，性善疏通，为血中气药。当归不仅能化瘀通络、止痛，且因其具辛香走窜之性，故能疏通气之郁滞，而调整血行之不畅。而膀胱之气，必得上焦清肃之令行，而火乃下降，而水乃下通。夫上焦清肃之令禀于肺也，肺气热，则肺清肃之令不行，而膀胱火闭，水亦闭矣。故欲通膀胱者，必须清肺金之气。麦冬味甘、微苦，性微寒，清中有补、养阴生津、润肺清心，能泻膀胱之火，又不损膀胱之气。诸药合用，共奏活血化瘀、清肺利水之功。四药配伍，主甘寒而平，气血两虚者如面白乏力、舌质淡白者不宜单独使用。

【临床应用】用于良性前列腺增生所致的小便不畅、排尿费力、淋漓不尽等。

【不良反应】部分患者治疗期间和治疗后有局部胀痛感，随着治疗的进行，胀痛感可逐渐消失。

【禁忌】前列腺癌患者禁用。

【注意事项】

1. 少数患者由于医生操作不当,可以出现血尿,一般不需处理,血尿可自行消失,偶有个别相对严重者,可服用适量止血药。

2. 个别患者由于对治疗方法不适应,治疗初期可出现大便困难,服用清火、缓泻药后,随着治疗的进行可消失。

3. 前列腺癌、前列腺结核、严重尿潴留、前列腺纤维化、后尿道炎等不属于本品功能主治。

4. 本品含丹参,对于阳气虚衰如面白乏力、唇色舌质淡白者不宜单独使用。

5. 服药期间饮食宜清淡,忌辛辣、油腻食物和鱼腥发物。

6. 本品是纯中药制剂,保存不当可能影响产品质量,所以使用前必须对光检查,发现药液出现混浊、沉淀、变色及瓶身漏气等现象时不能使用。

【药物相互作用】

1. 本品含有丹参,与丹参有配伍禁忌的药物皆不能与本品配伍,详见本章"七、丹参注射液"中的相关叙述。

2. 中药十八反　藜芦反丹参。

【用法用量】在有外科条件的医院,由经过训练的医师注射,可在 B 超或 X 光引导下进行操作,患者取胸膝卧位或屈膝仰卧位,肛门及会阴部位严密消毒,用特制 6 号细长针头,左手戴无菌手套,食指探入肛门作引导,在肛门与后尿道之间的侧方进针,深约 4~5cm,穿入前列腺即注药,阻力大时可稍后退少许,略有阻力,即将药物注射于前列腺两侧叶中,每侧 2ml,共 4ml,间隔 3~4 日注射 1 次,2 周为 1 个疗程,可连续使用 1~2 个疗程。

【剂型规格】注射液:每支装 4ml。

十九、瓜蒌皮注射液

【药物组成】瓜蒌皮提取液。辅料为注射用水。

【功能主治】行气除满,开胸除痹。用于痰浊阻络之冠心病,稳定型心绞痛。

【方解】瓜蒌皮味甘、微苦,性寒,具有清热涤痰、宽胸散结、润燥滑肠等功效,用于治疗肺热咳嗽、痰浊黄稠、结胸痞满、胸痹心痛、肺痈、乳痈、肠痈肿痛、大便秘结等病证。本品性寒,脾虚便溏者及寒痰、湿痰等忌用。

【临床应用】[82-84]瓜蒌皮注射液是瓜蒌皮经提取纯化制成的中药制剂,具有活血化瘀、抗血小板聚集、稳定血管内皮和抗自由基等作用。能治疗冠状动脉粥样硬化、痰浊内阻证冠心病患者的血清胆固醇、三酰甘油和低密度脂蛋白明显降低,同时可不同程度地抑制葡萄糖苷酶活性,从而达到降血脂、降血糖的目的。

【不良反应】尚不明确。

【禁忌】对本品过敏者禁用;孕妇忌用;药品性状发生改变时禁止使用。

【注意事项】

1. 过敏体质者慎用。

2. 本品可引起胃肠道不适,应避免空腹用药。

3. 用药期间宜清淡饮食,忌食生冷、油腻助湿之品。

4. 本品不宜在同一容器中与其他药物混用。

5. 本品是纯中药制剂,保存不当可能影响产品质量,所以使用前必须对光检查,发现药液出现混浊、沉淀、变色及瓶身漏气等现象时不能使用。

【药物相互作用】本品应单独使用,避免与其他药物混合使用。中药十八反:乌头反瓜蒌。

【用法用量】

1. 肌内注射 一次 4ml,一日 1~2 次。

2. 静脉注射 一次 8ml,用 25% 葡萄糖注射液 20ml 稀释,一日 1 次。

3. 静脉滴注 一次 12ml,用 5% 葡萄糖注射液 250~500ml 稀释,一日 1 次。

【剂型规格】注射液:每支装 4ml。

【医保】《国家基本医疗保险、工伤保险和生育保险药品目

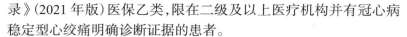

录》(2021 年版)医保乙类,限在二级及以上医疗机构并有冠心病稳定型心绞痛明确诊断证据的患者。

【典型案例与分析】

案例[85]:瓜蒌皮注射液致皮疹一例

案例简介:患者,女,83 岁。主因"气短 3d,活动后加重",于 2013 年 9 月 8 日入院。既往冠心病史 4 年余,心律失常、房颤 4 年余,既往无药物及食物过敏史。入院后查体:体温 36.8℃,脉搏 88 次 /min,呼吸 20 次 /min,血压 130/70mmHg,心率 93 次 /min,心律不齐,第一心音强弱不等,二尖瓣听诊区可闻及杂音性质。在我院行心电图检查示:心律不齐,心房颤动。诊断为"冠状动脉粥样硬化性心脏病、心律失常、心房颤动"。于 2013 年 9 月 9 日予 5% 葡萄糖注射液 250ml+ 瓜蒌皮注射液(上海第一生化药业有限公司,批号 130101)8ml,静脉滴注,1 次 /d,单药治疗:此前患者未输注其他药物,前两日用药过程中无不适,用药至 9 月 11 日,全身皮肤可现皮疹,呈红色丘疹,以四肢显著,发痒。其他生命体征正常。皮肤科会诊考虑为药物过敏性皮疹。因此建议:①立即停药;②避免搔抓等刺激;③马来酸氯苯那敏片 4mg,口服,每晚 1 次;④嘱咐患者多饮水加速药物代谢。经上述治疗,3 日后皮疹逐渐减退,6 日后痊愈。住院期间未再使用该药物。

药师点评:瓜蒌皮注射液是以现代技术从葫芦科植物瓜蒌的干燥果皮中提取有效成分研制而成。具活血化瘀、抗血小板凝聚、扩张小动脉、缓解胸闷,用于治疗冠心病、心绞痛、脑栓塞等症。现代研究证实:瓜蒌皮注射液具有扩张冠状动脉、增强冠状动脉血流量和耐缺氧、对抗垂体后叶素所致的急性心肌缺血、显著保护心肌缺血后再灌注损伤的作用。本例患者,既往无药物、食物过敏史,此次患者静脉滴注瓜蒌皮注射液为首次使用,无并用药物,不良反应发生时间与使用该药有明显关系,并可排除其他药物致敏可能。本例发病至痊愈过程中,临床症状典型,诊断明确,治疗有效。目前瓜蒌皮注射液说明书中"不良反应"项表述为"尚不明确",其"注意事项"仅表达为"请遵医嘱"。医务人员在首次使用瓜蒌皮注射液时应仔细辨证,按用法用量、功能主治给药,掌握配伍溶媒,以防止注射液中杂质或不溶物引起过敏反应。用药过程中,应加强用药监护、密切观察用药反应,特别是开始30分钟。发现异常,立即停药,对症治疗。

二十、大株红景天注射液

【药物组成】大株红景天。

【功能主治】活血化瘀。用于治疗冠心病稳定型劳累性心绞痛,中医辨证为心血瘀阻证,症见胸部刺痛、绞痛,固定不移,痛引肩背及臂内侧,胸闷、心悸不宁,唇舌紫暗,脉细涩。

【方解】大株红景天具有扶正固本、补气养血、清热润肺的作用。藏药本草《晶珠本草》记载,大株红景天具有"治瘟病时疫,消肺热,治脉病"等功效。

【临床应用】[86]劳累性心绞痛:疼痛由体力劳累、情绪激动或其他足以增加心肌需氧量的情况所诱发,休息或舌下含用硝酸甘油后迅速消失。

【不良反应】说明书提示:临床试验期间发现1例高敏体质患者用药后出现皮疹、瘙痒的案例,停药后自行恢复。

有文献报告[86]其他的不良反应包括:有4例出现心悸,4例出现头晕,2例出现头痛,2例出现皮肤瘙痒,1例出现皮疹,2例出现口干,1例出现血便,1例报告使用大株红景天注射液后血压偏高,1例报告使用后出现药物性肝损伤,故在使用中药注射剂时,应加强药学监护,警惕其不良反应。

【禁忌】有出血倾向者禁用。孕妇禁用。

【注意事项】

1. 哺乳期妇女用药对受乳婴儿的影响尚不明确。

2. 临床使用应辨证用药,严格按照药品说明书规定的功能主治使用,禁止超功能主治用药。

3. 本品应单独使用,禁忌与其他药品混合配伍使用。谨慎联合用药,当确需联合使用其他药品时,应谨慎考虑与本品的间隔时

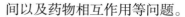

间以及药物相互作用等问题。

4. 医护人员应严格按照说明书规定用量用药,不得超剂量、高浓度应用;儿童、老人应按年龄或体质情况酌情减量;本品稀释前温度应达到室温并现配现用。

5. 严格控制滴速,一般控制在 50~60 滴/min,耐受者方可逐步提高滴速,以 60 滴/min 为宜。

6. 本品是纯中药制剂,保存不当可能影响产品质量。本品使用前应对光检查,发现药液出现混浊、沉淀或瓶身有漏气、裂纹等现象时不得使用,如经葡萄糖或氯化钠注射液稀释后出现混浊,亦不得使用。

7. 加强用药监护。用药过程中,应密切观察用药反应,特别是开始 30 分钟。发现异常,立即停药。采用积极救治措施。

8. 对老人、儿童、肝肾功能异常等特殊人群和初次使用本品的患者应慎重使用,加强监测。对长期使用的患者,在用药的每个疗程间要有一定的时间间隔。

【药物相互作用】[87-88]大株红景天注射液应单独使用,不推荐与以下溶媒合用:

1. 与果糖注射液配伍,微粒超出规定。

2. 与木糖醇氯化钠注射液配伍由于含电解质,造成蛋白和鞣质的析出。

【用法用量】静脉滴注。一次 10ml,加入 250ml 的 5% 葡萄糖注射液中,一日 1 次。10 日为一个疗程。

【剂型规格】注射液:每支装 5ml、10ml。

【典型案例与分析】

案例[89]:大株红景天注射液致过敏性休克

案例简介:患者,女,80 岁,因"血糖升高 3 年,肢端发凉 1 年,心悸 1 周"入院。查体:体温 36.5℃、脉搏 75 次/min、呼吸 18 次/min、血压 100/66mmHg,心肺听诊无异常;随机快速血糖检测示:15mmol/L;既往冠心病史 10 年,无药物过敏史。予 0.9% 氯化钠注射液 250ml+ 大株红景天注射液 5ml 静脉输注,滴速 30 滴/min。

当液体输入 200ml 时,患者出现烦躁、气促、胸闷、面色苍白伴出汗。 查 体:T 36 ℃、P 120 次 /min、R 24 次 /min、BP 80/52mmHg。考虑大株红景天注射液过敏性休克,立即停止输入,更换液体及输液器,遵医嘱立即吸氧 3L/min,给予心电、血压监护,心电图示:窦性心动过速。更换液体 0.9% 氯化钠注射液 250ml+ 盐酸多巴胺 60mg,q.d.,静脉滴注,盐酸多巴胺 20mg 经墨菲氏滴管给药,地塞米松磷酸钠 5mg 经墨菲氏滴管给药。15 分钟后患者面色好转,自觉症状减轻。查体:P 88 次 /min、R 18 次 /min、BP 92/60mmHg。1 小时后除稍感疲乏之外无其他不适。

药师点评:该患者非过敏体质,同时未口服及输注其他药物,在输注大株红景天注射液时出现休克症状,可确诊为大株红景天注射液致过敏性休克。该案例未使用说明书中推荐的葡萄糖做溶媒,而使用了 0.9% 氯化钠注射液。因氯化钠含电解质,与大株红景天混合时造成蛋白质和鞣质的析出,不排外由此造成的过敏反应。该病例提醒,在使用中药注射剂时,应严格按照说明书的溶媒、溶媒量、剂量等配伍。同时,医务人员应密切观察患者生命体征,一旦出现过敏反应,及时停药和对症处理,以确保患者用药安全。

二十一、血必净注射液

【药物组成】红花、赤芍、川芎、丹参、当归,辅料为葡萄糖。

【功能主治】化瘀解毒。用于温热类疾病,症见发热、喘促、心悸、烦躁等瘀毒互结证;适用于因感染诱发的全身炎症反应综合征;也可配合治疗多器官功能障碍综合征的脏器功能受损期。

【方解】以血府逐瘀汤为基础研制而成,具有活血化瘀、扶正固本、清热解毒、菌毒并治等功效。方中红花、赤芍入血分,具化瘀凉血解毒之效。川芎、丹参具行气活血、止痛、除血热之效。当归活血祛瘀而不伤正。诸药配伍具有清热凉血、化瘀解毒之功。红花味辛,性微温;赤芍味苦,性微寒;川芎味辛,性温;丹参味苦,性微寒;当归味甘、辛,性温。五药配伍,主入血分,主要治疗温热类疾病。

【临床应用】[90] 用于肺部、肾脏、肝脏功能受损期保护和严重感染性烧伤、胰腺炎、颅骨外伤、肺炎、脓毒血症等疾病及其导致的全身炎症反应综合征的治疗。

【不良反应】个别患者出现皮肤痒感。

【禁忌】

1. 孕妇禁用。

2. 在静脉滴注过程中禁止与其他注射剂配伍使用。与其他注射剂同时使用时,要用 50ml 生理氯化钠溶液间隔,不宜混合使用。

【注意事项】

1. 在治疗由感染诱发的全身炎症反应综合征及多器官功能障碍综合征时,在控制原发病的基础上联合使用本品。

2. 过敏体质者慎用。

3. 月经期及有出血倾向者慎用。

4. 对于阳气虚衰如面白乏力、唇色舌质淡白者不宜单独使用,有出血倾向者慎用。

5. 服药期间饮食宜清淡,忌辛辣、油腻食物和鱼腥发物。

6. 本品是纯中药制剂,保存不当可能影响产品质量,所以使用前必须对光检查,发现药液性状发生改变如出现混浊、毛点、絮状物、沉淀物、颜色异常加深、瓶身漏气或细微破裂等禁止使用。

【药物相互作用】

1. 本品应单独使用,避免与其他药物混合使用。不宜与转化糖电解质在同一容器中混用:转化糖电解质与血必净注射液(稀释比为 250ml∶50ml)配伍,虽配伍液体仍然澄清,但会出现一团絮状物。

2. 中药十八反　藜芦反丹参、芍药。

【用法用量】

1. 全身炎症反应综合征　50ml 加 0.9% 氯化钠注射液 100ml,静脉注射或静脉滴注,在 30~40 分钟内滴毕,一日 2 次。病情重者,一日 3 次。

2. 多器官功能障碍综合征 100ml 加 0.9% 氯化钠注射液 100ml 静脉滴注,在 30~40 分钟内滴毕,一日 2 次。病情重者,一日 3~4 次。

【剂型规格】注射液:每支装 10ml。

【医保】《国家基本医疗保险、工伤保险和生育保险药品目录》(2021 年版)医保乙类,限二级及以上医疗机构重症患者的急救抢救。

【典型案例与分析】

案例一[91]:血必净注射液致过敏性休克

案例简介:患者,男,23 岁,因"高热伴右侧胸痛、胸闷、气短 2 天"于 2013 年 3 月 19 日入院。在当地医院行胸部 X 线检查考虑右侧胸腔积液,入院诊断:右侧胸腔积液,脓胸。查体:T 38.2℃,P 92 次 /min,R 23 次 /min,BP 100/70mmHg,精神萎靡,被动体位,急性热病容,呼吸急促,入院体温最高达 39.0℃,药物治疗效果欠佳,需行手术治疗。完善术前各项检查,无手术禁忌。于 3 月 21 日 14 :40 在全麻下行腹腔镜下脓液清除纤维板剥脱术,麻醉满意后手术。16 :54 术中给予血必净注射液 50ml+0.9% 氯化钠注射液 100ml,1 次 /d,静脉滴注。约 17 :08 患者突然出现 BP 下降至 40/20mmHg,P 增快至 160 次 /min,血氧饱和度(SaO$_2$)持续下降至 82%,立即停用血必净注射液,终止手术,立即给予去甲肾上腺素 4mg 肌内注射,效果不佳,呼吸机维持呼吸。BP 持续下降至 30/20mmHg,P 增快至 170 次 /min,SaO$_2$ 持续下降至 49%,且患者全身多处出现荨麻疹,皮肤及球结膜水肿。首先考虑过敏性休克,其次考虑脓毒症休克,积极给予肾上腺素 4mg 肌内注射、多巴胺 2mg 肌内注射、甲泼尼龙 80mg 肌内注射、地塞米松 10mg 肌内注射、10% 葡萄糖酸钙 20ml 肌内注射等药物抢救治疗,经 35 分钟积极抢救后,患者 BP 升至 90/60mmHg,SaO$_2$ 维持在 92% 左右,P160 次 /min,休克纠正。19 :30 患者病情无特殊变化,由手术室送 ICU 进一步治疗。

药师点评:该病例出现休克症状的同时,全身多处也出现荨

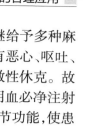

麻疹,该患者手术前未使用血必净注射液,且术前相继给予多种麻醉药物,均未出现过敏反应。同时,个案病例报道亦有恶心、呕吐、头晕、静脉炎、皮肤红痒、皮疹,严重者可能会出现过敏性休克。故考虑由血必净导致的过敏性休克。该患者系术中使用血必净注射液,麻醉(全身麻醉和局部麻醉)会影响机体的体温调节功能,使患者的体温降低,心律呼吸相应减慢,平均动脉压也降低,内脏血流减慢,导致肝脏功能降低,因此依赖肝脏代谢和排泄的药物半衰期延长,药物在肝脏内的代谢时间延长。另外,由于低体温使肾脏血流及肾小球过滤下降,经肾脏排泄的药物半衰期随之延长,故麻醉状态下使用血必净注射液是否也会延缓药物的代谢,从而增加不良反应的发生,这部分内容有待深入研究。

案例二[92]:血必净注射液致胸闷、头痛、咳嗽

案例简介:患者,男,23 岁,因"机器绞伤"就诊,确诊为"多处软组织损伤"收治入院。患者无食物、药物过敏史,于 2013 年 7 月 9 日先给予疏血通注射液 60ml+5% 葡萄糖注射液 250ml,q.d.,i.v.gtt,再给予血必净注射液 50ml+0.9% 氯化钠注射液 100ml,q.d.,i.v.gtt,用药 7 分钟后,患者出现胸闷、头痛、咳嗽等症状。查体:BP 105/60mmHg,P 70 次/min,立即停止输液,并更换输液,10 分钟后不适症状逐步消失,恢复正常。

药师点评:说明书规定,本品静脉滴注时不得与其他注射剂配伍使用,与其他注射剂同时使用时,要用 50ml 生理氯化钠溶液间隔。因此,与其他药物,特别是与部分重叠作用的药物如疏血通注射液等联合使用,如果两组输液连续使用未进行冲管,则增加不良反应的发生率。

案例三[93]:血必净注射液致速发型过敏反应

案例简介:患者,男,46 岁,主因"间断胸部疼痛不适半年,加重 1 个月"于 2015 年 7 月 27 日入院。既往有口服"清开灵颗粒"过敏史。入院查体:体温 36.6℃,脉搏 98 次/min,呼吸 18 次/min,血压 107/77mmHg(1mmHg=0.133kPa),心率 98 次/min,律齐。患者入院第 1 日(2015 年 7 月 27 日)未使用药物治疗,入院第 2 日

（2015 年 7 月 28 日）给予 3 组液体治疗：第 1 组为 5% 葡萄糖注射液 100ml+ 薄芝糖肽注射液 4ml 静脉滴注，第 2 组为 0.9% 氯化钠注射液 100ml+ 注射用溴己新 8mg 静脉滴注，第 3 组为 0.9% 氯化钠注射液 100ml+ 血必净注射液 30ml 静脉滴注，血必净注射液静脉滴注的速度为 30~40 滴 /min。第 3 组液体静脉滴注不到 5 分钟，患者出现双眼憋胀、结膜充血、流泪异常，继而出现鼻塞、咽干、咽痛、烦躁，立即给予停药，更换输液器，监测生命体征平稳。2 分钟后患者出现周身荨麻疹，前胸部及双上肢为主，伴瘙痒，给予地塞米松 5mg 治疗后，患者症状好转，全身荨麻疹逐渐消退。第 3 日（2015 年 7 月 29 日）停用此药后，患者未再出现上述不适。

药师点评：血必净注射临床中广泛用于多脏器功能失常综合征，在治疗急性呼吸窘迫综合征和改善脓毒症患者凝血功能的临床应用中都取得显著疗效。本例患者既往无血必净注射液使用史，且使用血必净注射液前的其他 2 组药物治疗未出现不适，在静脉滴注血必净注射液后不到 5 分钟即出现过敏性症状，停用血必净注射液后按原医嘱使用薄芝糖肽注射液和注射用溴己新未再出现上述不良反应，考虑患者上述症状为血必净注射液所致。该药说明书上标明的与上述不良反应有关的描述为：罕见皮肤过敏反应、皮疹、瘙痒，十分罕见皮肤潮红；十分罕见呼吸困难、胸闷、憋气、气促；十分罕见面部水肿、结膜充血、流泪异常。该患者既往有"清开灵颗粒"过敏史，目前血必净注射液用法用量亦属正常，在用药不到 5 分钟出现过敏性症状，考虑与过敏性体质有关，提示过敏性体质的患者应慎用本品，确需使用时，除应降低剂量外，在输注前 10 分钟内，输液速度应放慢，并做好临床观察，一旦出现不良反应，应立即停药并采取相应处理措施，以免错过抢救时机。

参考文献

[1] 景子霞. 应用脉络宁注射液引起尿频 2 例 [J]. 中国民康医学, 2003, 15 (02): 86.

［2］ 魏士卒，王丽艳.脉络宁注射液致严重过敏反应 1 例 [J].中国社区医师：医学专业，2012，14（32）：253.

［3］ 冷毓青.脉络宁注射液致喉头水肿 1 例 [J].时珍国医国药，2007，18（04）：932.

［4］ 刘建红，张秀云.香丹注射液的临床应用 [J].西北药学杂志，2008，23，（04）：253-254.

［5］ 何月光.香丹参注射液的临床新用 [J].中医学报，2010，25（02）：265-267.

［6］ 黄国整.氟罗沙星注射液与香丹注射液的配伍禁忌一例报告 [J].临床合理用药杂志，2012，5（06）：161.

［7］ 王秀.香丹注射液与青霉素配伍发生反应一例报告 [J].中国疗养医学，2012，21（06）：544-545.

［8］ 张英，徐珊珊，尤婷.香丹注射液致寒战 2 例探讨 [J].海峡药学，2011，23（05）：263.

［9］ 杨晓静，王海琛，姚舜路，等.香丹注射液引起不良反应 2 例 [J].中药新药与临床药理，2004，15（04）：296.

［10］ 岳峰梅，张薇，许志.血栓通注射液在临床中的应用概况 [J].时珍国医国药，2003，14（02）：107-108.

［11］ 缪杭芳，汪永坚，岑捷芳.血栓通注射液致过敏性休克 1 例报告 [J].实用中医药杂志，2006，22（09）：577.

［12］ 孙彦国，陈奕名，孙广平.中药制剂血栓通注射液引起严重血小板减少 1 例 [J].医学信息：上旬刊，2012，25（4）：379.

［13］ 薛菊霞.血栓通注射液致双眼球结膜充血 1 例 [J].中国医院药学杂志，2008，28（10）：860.

［14］ 赵凯娥，付璟，杨宝珍.血塞通注射液治疗脑梗死的临床研究概况 [J].中国现代药物应用，2014，8（22）：199-200.

［15］ 田敏，王安静，慕长利，等.注射用血塞通（冻干）与丹参酮 II_A 磺酸钠注射液存在配伍禁忌 [J].中国实用护理杂志，2012，28（34）：68.

［16］ 韩智琴，刘玉清，韩培芝.静滴血塞通致全身皮肤斑丘疹、双上肢水疱 3 例报告 [J].山东医药，2005，45（03）：51.

［17］ 杨立伟，刘长虹，吴雅男.注射用血塞通（冻干）药物不良反应 1 例 [J].河北中医，2013，35（07）：1053-1054.

［18］ 郑连云，顾学存.静滴血塞通冻干粉针致支气管哮喘发作 1 例 [J].中国药事，2008，22（05）：439.

［19］ 时明.红花注射液的临床应用 [J].现代中西医结合杂志，2004，13（15）：2077-2079.

［20］ 于绍军，刘晶. 红花及红花注射液临床应用探要 [J]. 实用中医内科杂志，2007, 21 (06): 28.

［21］ 董雅珍. 丹参与红花注射液联用诱发多脏器损伤 1 例 [J]. 药物流行病学杂志，2003, 12 (06): 308.

［22］ 王媛媛，刘稳. 红花注射液致血尿 1 例 [J]. 按摩与康复医学，2012, 3 (05): 255.

［23］ 张祝. 红花注射液致发热 1 例 [J]. 现代中西医结合杂志，2004, 13 (12): 1563.

［24］ 王会芳. 盐酸普罗帕酮与苦碟子注射液存在配伍禁忌 [J]. 医药世界，2011, 11 (07): 370.

［25］ 张翠兰. 苦碟子注射液致血压升高 1 例 [J]. 大家健康，2014, 8 (22): 310.

［26］ 王桂蓉. 丹参注射液的药理作用与临床研究进展 [J]. 现代医药卫生，2006, 22 (10): 1473-1474.

［27］ 王相海，蒋光峰. 国家基本药物使用手册 [M]. 青岛：中国海洋大学出版社，2010: 291.

［28］ 言庆庆. 丹参注射液的不良反应及配伍禁忌 [J]. 求医问药，2012, 10 (04): 664-665.

［29］ 曾聪彦，梅全喜. 中药注射剂安全应用案例分析 [M]. 北京：人民卫生出版社，2015.

［30］ 杨丽花，徐辉. 右旋糖酐 40 葡萄糖注射液配伍丹参注射液静脉滴注致过敏性休克 1 例 [J]. 中国药师，2016, 19 (04): 736-737.

［31］ 邓廷飞. 灯盏花素注射液在临床中的应用 [J]. 中国药业，2002, 11 (09): 72-73.

［32］ 苏金祥. 灯盏花素注射液的临床用途 [J]. 现代中西医结合杂志，2004, 13 (20): 2798.

［33］ 唐爱当，黄桂英. 灯盏花素注射液与碳酸氢钠存在配伍禁忌 [J]. 护理学报，2009, 16 (10): 79.

［34］ 肖霞. 注射用灯盏花素与肌苷注射液存在配伍禁忌 [J]. 护理实践与研究，2015, 12 (05): 30.

［35］ 刘肖. 注射用灯盏花素与速尿注射液存在配伍禁忌 [J]. 医学理论与实践，2011, 24 (16): 1996.

［36］ 杨卫红. 灯盏花素注射液致过敏反应 2 例报道 [J]. 中药材，2004, 27 (07): 546.

［37］ 刘瑞花，杜秀芳. 灯盏细辛注射液的临床应用 [J]. 河北中医，2006, 28 (08): 614-615.

［38］ 孟庆峰, 刘国安. 灯盏细辛注射液的临床应用进展 [J]. 云南中医中药杂志, 2008 (02): 42-43.

［39］ 韩甜甜, 王术红. 拜复乐与灯盏细辛注射液存在配伍反应 [J]. 中国误诊学杂志, 2010, 10 (03): 743.

［40］ 李梅云, 周苹, 李素云, 等. 灯盏细辛与氨茶碱存在配伍禁忌 [J]. 中国中医急症, 2006, 15 (09): 1058.

［41］ 王琼华. 灯盏细辛注射液连续应用致过敏性休克 1 例 [J]. 中国药业, 2004, 13 (04): 71.

［42］ 尼丽英. 灯盏细辛注射液致过敏性哮喘 1 例 [J]. 中国药物警戒, 2008, 5 (06): 384.

［43］ 杨苏敏, 邓桂平. 冠心宁注射液的临床应用进展 [J]. 现代医院, 2007, 7 (11): 68-70.

［44］ 李旭梅, 涂厉标. 冠心宁注射液与其他输液的配伍禁忌及其预防 [J]. 海峡药学, 2009, 21 (09): 119-120.

［45］ 王莉霞. 冠心宁注射液与左氧氟沙星注射液存在配伍禁忌 [J]. 中国药物与临床, 2011, 11 (12): 1390.

［46］ 王志远, 陶礼, 胡小燕. 冠心宁注射液致严重不良反应 1 例报告 [J]. 时珍国医国药, 2004, 15 (08): 542.

［47］ 李明. 冠心宁注射液致高热 1 例报道 [J]. 中国民族民间医药杂志, 2015, 24 (05): 100.

［48］ 高曦明. 舒血宁注射液临床应用近况 [J]. 现代医药卫生, 2006, 22 (07): 997-999.

［49］ 朱建新, 宛战权, 马丽萍, 等. 舒血宁注射液配伍禁忌文献研究 [J]. 中国医院用药评价与分析, 2014, 14 (09): 860-863.

［50］ 贾秋敏, 许继芹, 杨洪杰. 呋塞米与舒血宁注射液存在配伍禁忌 [J]. 护理学报, 2009, 16 (14): 75.

［51］ 林金梅. 舒血宁与注射用阿莫西林钠氟氯西林钠存在配伍禁忌 [J]. 全科护理, 2011, 9 (26): 2440.

［52］ 随海波, 蒋圆圆, 左效艳. 舒血宁注射液与肌苷注射液存在配伍禁忌 [J]. 实用医药杂志, 2012, 29 (03): 275.

［53］ 谢荣梅. 舒血宁注射液致不良反应报道 5 例 [J]. 中国医药指南, 2010, 8 (15): 128-129.

［54］ 韩丽华, 王蕾. 舒血宁致不良反应 3 例 [J]. 现代医药卫生, 2008, 24 (19): 2989.

［55］ 郭伦, 崔瑛, 杨亚蕾, 等. 疏血通注射液的临床应用研究进展 [J]. 中国

现代药物应用, 2015, 9 (01): 240-241.

[56] 吴雪花, 王昌锋. 疏血通致过敏性休克合并过敏性肺水肿 1 例 [J]. 中医药导报, 2016, 22 (11): 91.

[57] 郑雪. 疏血通注射液致严重腹泻 1 例 [J]. 中国现代应用药学, 2015, 32 (02): 219.

[58] 刘金虹. 丹红注射液的临床应用进展 [J]. 中国药房, 2014, 25 (23): 2189-2190.

[59] 李昊, 李亚伟, 刘拥军, 等. 丹红对股骨干骨折愈合的影响 [J]. 中国实用医药, 2011, (02): 161-162.

[60] 郭淑辉. 甲磺酸酚妥拉明注射液与丹红注射液存在配伍禁忌 [J]. 护理实践与研究, 2013, 10 (17): 132.

[61] 王宏蕾, 范峥, 郭桂明. 丹红注射液致药物性肝损伤 1 例 [J]. 中国医院药学杂志, 2015, 35 (16): 1527-1528.

[62] 韩伟智, 巩密密. 丹红注射液致喉头水肿 1 例 [J]. 医药导报, 2011, 30 (09): 1247.

[63] 王忠全, 丁卓伶. 红花黄色素临床应用研究进展 [J]. 中国药业, 2014, 23 (16): 125-126.

[64] 许明月, 赵海花. 红花黄色素的配伍禁忌文献概述 [J]. 中国药物滥用防治杂志, 2016, 22 (05): 292.

[65] 郑学军, 冯冬梅, 罗寰, 等. 静脉滴注红花黄色素致面部血管神经性水肿 1 例 [J]. 河北医科大学学报, 2012, 33 (08): 873.

[66] 倪庆芳, 张化冰. 红花黄色素注射液引起发热反应 1 例 [J]. 中国药师, 2011, 14 (06): 856.

[67] 丁红, 李晓静, 罗璇. 注射用红花黄色素致过敏性紫癜 1 例 [J]. 内蒙古中医药, 2013, 32 (13): 152.

[68] 万莉芳, 万钟, 刘秀英. 红花黄色素氯化钠注射液致呼吸困难视物不清 1 例 [J]. 基层医学论坛, 2016, 20 (06): 865.

[69] 周小玉, 张晓, 李杰. 红花黄色素氯化钠注射液致迟发型变态反应性休克 1 例 [J]. 实用医药杂志, 2014, 31 (06): 532.

[70] 邹士宗. 丹香冠心注射液的临床应用近况 [J]. 中国当代医药, 2012, 19 (08): 14-15.

[71] 马丽萍, 康艳萍. 丹香冠心注射液与注射用阿奇霉素存在配伍禁忌 [J]. 解放军护理杂志, 2005, 22 (01): 73.

[72] 纪春霞. 硫酸奈替米星与丹香冠心注射液存在配伍禁忌 [J]. 中国误诊

学杂志, 2010, 10 (01): 243.

［73］ 贺荟允, 柴淑英. 注射用盐酸吡硫醇与丹香冠心注射液存在配伍禁忌 [J]. 护理实践与研究, 2012, 9 (04): 6.

［74］ 陈慧琴, 危丽华. 丹香冠心注射液与维生素 B_1 注射液存在配伍禁忌 [J]. 中国误诊学杂志, 2007, 7 (17): 4190.

［75］ 陶玉华, 邓春杰, 王景佳, 等. 丹香冠心注射液致严重过敏反应 1 例报告 [J]. 亚太传统医药, 2011, 7 (08): 72.

［76］ 李莉, 朱艳兰, 李丹, 等. 丹香冠心注射液致血压升高 1 例 [J]. 中国现代药物应用, 2012, 6 (21): 90.

［77］ 王洪涛, 熊建群, 何珍. 丹参多酚酸盐的理化配伍禁忌相关文献分析 [J]. 海峡药学, 2016, 28 (06): 237-239.

［78］ 廖小娟, 阎敏, 邓宇豪. 注射用丹参多酚酸盐致不良反应 1 例 [J]. 药物与临床, 2016, 19 (06): 1142-1143.

［79］ 朱艺平. 静脉滴注注射用丹参多酚酸盐致过敏性休克 1 例 [J]. 中国现代应用药学, 2016, 33 (09): 1213-1214.

［80］ 张红蕊. 浅谈毛冬青的临床应用 [J]. 中国民康医学, 2015, 27 (11): 69-70.

［81］ 王跃钢. 毛冬青注射液过敏 1 例报告 [J]. 中西医结合杂志, 1987, 7 (04): 232.

［82］ 李飞高, 刘西哲. 瓜蒌皮注射液临床应用研究进展 [J]. 世界中医药, 2016, 11 (08): 1627-1630.

［83］ 卢鹏飞, 施伟丽, 王志国, 等. 瓜蒌皮的临床应用及作用机制 [J]. 中医杂志, 2013, 54 (16): 1428-1431.

［84］ 朱玉霞, 陈锡阳, 陈秋. 瓜蒌皮在痰浊内阻证冠心病治疗中的应用 [J]. 上海医药, 2013, 34 (17): 25-27.

［85］ 张燕. 瓜蒌皮注射液致皮疹 1 例 [J]. 内蒙古中医药, 2014, 33 (29): 32-32.

［86］ 李艳娇, 张晓茨, 周微, 等. 大株红景天注射液的临床应用分析 [J]. 实用药物与临床, 2015, 18 (02): 199-201.

［87］ 周芬, 高声传, 史英, 等. 大株红景天注射液与不同溶媒配伍的不溶性微粒考察 [J]. 中国药师, 2016, 19 (03): 599-601.

［88］ 阙翼, 谢雁鸣, 廖星, 等. 大株红景天注射液的安全性系统评价 [J]. 中国中药杂志, 2016, 41 (20): 3866-3874.

［89］ 周建日. 1 例静脉输注大株红景天注射液致过敏性休克的报道 [J]. 护理学报, 2014, 21 (03): 67.

［90］ 郭宁. 血必净注射液的临床应用进展 [J]. 天津药学, 2016, 28 (03): 58-60.

[91] 吴文利, 董颖, 张平, 等. 术中使用血必净注射液致过敏性休克 1 例 [J]. 中国药物警戒, 2015, 12 (02): 120+122.

[92] 张雷. 血必净注射液不良反应 4 例 [J]. 中国医院药学杂志, 2015, 35 (05): 471-472.

[93] 李国胜, 王海燕, 杨红娟. 血必净注射液致速发型过敏反应一例 [J]. 山西医药杂志, 2016, 45(09): 1118-1119.

补益类中药注射剂的合理应用

　　凡以补益人体物质亏损、增强人体活动功能,提高抗病能力、消除虚弱证候为主要作用的药品,称为补益药,又称补虚药或补养药。该类药品具有益气、养血、滋阴、助阳的作用,主要适用于大病之后正气虚衰和正虚邪实,或病邪未尽、正气已衰的病症。结合药物的归经,该类药品又分别具有补肺气、补脾气、补心气、补心血、补肝血、补肺阴、补胃阴、补肝阴、补肾阴、补肾阳、强筋骨等不同作用。根据药性和主治病证的不同,一般分为补气药、补血药、补阳药、补阴药四类。

　　思考题:

　　一、生脉注射液处方组成及方解是什么?

　　二、参附注射液的临床应用有哪些?

一、黄芪注射液

　　【药物组成】黄芪。

　　【功能主治】益气养元,扶正祛邪,养心通脉,健脾利湿。用于心气虚损、血脉瘀阻之病毒性心肌炎、心功能不全及脾虚湿困之肝炎。

　　【方解】黄芪味甘,性微温,具有补气升阳,益卫固表、敛疮生肌、利水消肿之功,用于气虚乏力、血虚萎黄,可以改善患者的临床症状。且黄芪还有增强免疫功能、增强机体耐缺氧及应激能力、促进机体代谢、抗菌及抑制病毒作用。本品为温养之品,补气升阳,易于助火,故上焦热盛、下焦虚寒者忌用。有热象者,表实邪盛、气滞湿阻、食积内停、阴虚阳亢、痈疽初起或溃后热毒尚盛等以及"心肝热盛,脾胃湿热"者禁用。

【临床应用】[1-4]

1. 心脏疾病　黄芪注射液临床可用于心功能不全,冠心病心力衰竭,病毒性心肌炎,心肌梗死等的辅助治疗。

2. 消化系统疾病　黄芪注射液联合化疗可提高对胃癌的疗效,改善患者的生活质量,降低化疗药物的毒副反应;喜炎平注射液联合黄芪注射液可治疗轮状病毒性肠炎,具有作用迅速、安全有效的特点。

3. 血液肿瘤疾病　黄芪注射液联合化疗可增强抗肿瘤作用,改善儿童急性淋巴细胞白血病的近期预后,提高临床疗效。

【不良反应】①全身性损伤:过敏样反应、过敏性休克、寒战、发热、面色苍白等;②呼吸系统:呼吸困难、发绀、哮喘、咳嗽;③心血管系统:心悸、胸闷;④消化系统:恶心、呕吐;⑤皮肤及其附件:多汗、皮疹、瘙痒;⑥神经系统:头晕、头痛。

【禁忌】

1. 对本品或对含有黄芪的制剂曾有过敏或严重不良反应病史者禁用。

2. 本品含有聚山梨酯80,对含有聚山梨酯80类过敏者禁用。

3. 孕妇及婴儿禁用。

4. 本品为温养之品,有热象者,表实邪盛、气滞湿阻、食积内停、阴虚阳亢、痈疽初起或溃后热毒尚盛等以及"心肝热盛,脾胃湿热"者禁用。

【注意事项】

1. 本品不良反应包括过敏性休克,应在有抢救条件的医疗机构使用,用药后出现过敏反应或其他严重不良反应须立即停药并及时救治。

2. 严格按照药品说明书规定的功能主治使用，禁止超功能主治用药。

3. 严格掌握用法用量，按照药品说明书推荐剂量使用药品，不可超剂量和长期连续用药。

4. 用药前应仔细询问患者用药史和过敏史，过敏体质者慎用；各种低血压患者慎用；患呼吸系统疾病者慎用。

5. 用药前应认真检查药品以及配制后的滴注液，发现药液出现混浊、沉淀、变色、结晶等药物性状改变以及瓶身细微破裂者，均不得使用。

6. 药品与稀释液配药后，应坚持即配即用，不宜长时间放置。

7. 严禁混合配伍，谨慎联合用药。中药注射剂应单独使用，禁忌与其他药品混合配伍使用。谨慎联合用药，如确需要联合使用其他药品，应谨慎考虑与中药注射剂的间隔时间以及药物相互作用等问题。

8. 目前，尚无儿童及哺乳期妇女应用本品的系统研究资料，1岁以上儿童及哺乳期妇女应慎重使用。

9. 对老人、肾功能异常患者等特殊人群和初次使用中药注射剂的患者应慎重使用，加强监测。对长期使用的患者，在用药的每个疗程间要有一定的时间间隔。

10. 监测数据提示，有与本品有关的肝功能异常个案病例报告，建议在临床使用过程中加强肝功能监测。

11. 加强用药监护。用药过程中应缓慢滴注，同时密切观察用药反应，特别是开始30分钟，如发现异常，应立即停药，采取积极措施救治患者。

【药物相互作用】[5-6]研究表明，本品与常用输液可配伍使用，与其他药物配伍时要特别小心，尽量单独使用，以确保临床用药安全，与氯霉素配伍后立即产生沉淀。黄芪与丹参存在配伍禁忌，发生输液反应率比较高；黄芪与庆大霉素配伍产生沉淀、混浊，即使两药先后输入，输液管内界面接触，也产生配伍禁忌，发生输液反应的可能性较大；不能与青霉素、头孢菌素类等抗菌药物联合使用；与10%氯化钾、维生素C、维生素B_1、腺苷三磷酸（ATP）、辅酶A、氨甲苯酸、胰岛素合用使微粒数增加。

【用法用量】肌内注射，一次2~4ml，一日1~2次。静脉滴注，一次10~20ml，一日1次，或遵医嘱。

【剂型规格】注射液：每支装10ml（相当于原药材20g）。

【医保】《国家基本医疗保险、工伤保险和生育保险药品目录》（2021年版）医保乙类，限二级及以上医疗机构病毒性心肌炎患者。

【典型案例与分析】

案例一[6]：丹参注射液与黄芪注射液配伍输液致输液反应

案例简介：2010年8月5日—2010年9月24日，某科丹参注射液与黄芪注射液配伍使用的患者共52例，发生输液反应11例。每次发生输液反应时，把液体批号、输液器批号、注射器批号及输液中使用的各类药物的批号详细记录。通过观察发现，每次输液反应发生时，每个患者都有寒战、高热的症状；输液时或输液前均有丹参注射液与黄芪注射液配在同一瓶液体的现象。此后停用丹参注射液与黄芪注射液配在同一瓶液体使用，再无一例同类输液反应发生。

药师点评：丹参注射液与黄芪注射液配在同一瓶液体中发生输液反应的可能性很大，应该避免同时使用。如果必须联合使用，二者应该分开使用，其间使用其他液体分隔。

案例二[7]：黄芪注射液引起不良反应

案例简介：患者，女，56岁，有糖尿病史5年，无药物过敏史，来院做保健治疗。第1组给药为：香丹注射液20ml+5%葡萄糖注射液250ml，i.v.gtt，滴速为50滴/min；第2组给药为：黄芪注射液20ml+5%葡萄糖注射液250ml，i.v.gtt，滴速为40滴/min。第1组输液静脉滴注后，患者无任何身体不适，继续给予第2组液体，15分钟时，患者出现胸闷、心慌、心悸、呼吸急促、皮肤瘙痒等症状。查体：T 37.2℃，P 94次/min，R 29次/min，BP 150/96mmHg。立即停止该组液体,并给予 5% 葡萄糖注射液 250ml+ 地塞米松注射液 5mg+ 维生素 C 注射液 2.0g+10% 葡萄糖酸钙注射液 10ml,i.v.gtt;异丙嗪注射液 25mg,i.m.。约 10 分钟后,患者胸闷、心悸减轻,情绪稳定,皮肤瘙痒感消失,继续观察 2 小时后,患者好转回家。第 2 日继续使用香丹注射液,并加用舒血宁注射液 10ml+5% 葡萄糖注射液 250ml,i.v.gtt,未出现任何不适症状。

药师点评:该患者否认既往药物过敏史,其他本院治疗患者也使用同一批次溶媒、一次性卫生耗材,均未出现发热,可排除热原反应,判定可能是黄芪注射液引起的不良反应。中药注射剂成分复杂,在生产过程中受生产工艺及辅料影响,很多杂质均能成为过敏原而导致机体过敏,从而诱发各种类型的变态反应。使用中药注射剂应严格遵照医生或药师指导,使用前仔细询问患者的过敏史,属过敏体质的患者使用应慎重。针对不同病症,用药剂量应从小剂量开始,滴速也不宜过快,使用时一旦出现头昏、头晕、胸闷、心悸等不适,应立即停药,给予抗过敏等对症治疗,同时注意过敏反应有延迟发作的可能,医师应进行治疗跟踪,确保患者安全。

案例三[8]:黄芪注射液致寒战

案例简介:患者,女,54 岁,既往原发性高血压 II 级、慢性胃炎、胆囊结石胆囊切除史。因上呼吸道感染出现忽冷忽热症状,体温升高至 39℃,伴胸部憋闷,乏力,未进行治疗,后未发热,但胸闷、乏力症状仍然持续存在,无心悸、咳嗽、咳痰、胸痛、呼吸困难等症状。10 日后胸闷、乏力症状仍然持续存在,于 2012 年 6 月 27 日入院治疗。诊断为急性上呼吸道感染。给予利巴韦林、左氧氟沙星、曲美他嗪、奥美拉唑、依那普利、黄芪注射液等治疗。于 6 月 27 日 16:55 开始给予黄芪注射液 20ml 加入 5% 葡萄糖注射液 250ml 中静脉滴注,约 45 分钟后出现寒战、全身发热症状,无胸闷、呼吸困难,血压 120/80mmHg,心率 68 次 /min,数分钟后寒战停止,体温升高达 39℃。立即停止使用本品,更换输液器,给予地塞米松 5mg 加入小壶静脉滴注,15 分钟后体温逐渐下降,症状缓解,体温

38.3℃,2 小时后体温 37.5℃,之后未再次发生不良反应。

药师点评:该患者无药物过敏史,在首次予以黄芪注射液静脉滴注过程中发生过敏反应,而停止使用后未再次发生,说明此反应为使用黄芪注射液所致。在临床应用中,减少黄芪注射液过敏反应的主要措施有:

1. 严格掌握本品功能主治　黄芪注射液的主要成分为黄芪,黄芪补气升阳,易于助火,存在热象以及表实邪盛、气滞湿阻、食积内停、阴虚阳亢、痈疽初起或溃后热毒尚盛等忌用。

2. 使用前应详细询问患者是否过敏体质及用药过敏史,对于过敏体质或有过敏史的患者,要尽量避免使用。

3. 对于中药注射剂,应严格控制质量,发现药品有混浊、变色、沉淀等情况应禁止使用。

4. 中药注射剂要严格按照说明书规定的用法用量使用,不得超剂量使用。

5. 首次使用时,应从小剂量开始,静脉滴注速度应缓慢,一般滴速应控制在 40 滴 /min 以内,尤其在开始使用的前 30 分钟内。

二、注射用黄芪多糖

【药物组成】黄芪多糖。

【功能主治】用于倦怠乏力、少气懒言、自汗、气短、食欲缺乏属气虚证。因化疗后白细胞减少、生活质量降低、免疫功能低下的肿瘤患者。

【方解】黄芪多糖作为黄芪的主要成分,具有增强免疫系统功能、抗炎症、抗病毒、抗肿瘤、抗氧化、延缓衰老、降血糖作用。

【临床应用】[9-10]注射用黄芪多糖具有增强免疫系统功能、抗肿瘤、保肝、降血糖、抗病毒、抗氧化、延缓衰老等作用。注射用黄芪多糖对恶性肿瘤进行联合化疗具有良好疗效。注射用黄芪多糖可从多方面发挥免疫增强作用,提高机体的抵抗力;还可以用于病毒性疾病、肿瘤等的防治。

【不良反应】个别患者使用后可出现发热、皮肤红斑、瘙痒、荨麻疹等过敏反应,轻者可自行消失,如持续存在甚至加重者应及时处理。

【禁忌】皮试阳性者禁用,孕妇忌用。

【注意事项】

1. 本品使用前需先进行皮试,皮试阴性者方可使用。结果判断:阴性(−),皮试部位无反应或皮疹径 <3mm,不痒。可疑(±),风团直径 3~5mm,不痒;阳性(+),风团不明显,但局部充血伴瘙痒,或风团直径 >5mm。强阳性(+),风团直径 >10mm,周围充血,伴伪足,有皮试部位以外的反应。

2. 本品即配即用,不宜久置。

3. 过敏体质者慎用。

4. 本品尚无儿童及哺乳期妇女的临床研究数据。

【药物相互作用】中药注射剂禁忌与其他药品混合配伍,宜单独使用。

【用法用量】静脉滴注,用注射器抽取 10ml 0.9% 氯化钠注射液加入到西林瓶中,立即振摇至药品完全溶解,然后将其加入到 500ml 0.9% 氯化钠注射液或 5%~10% 的葡萄糖注射液中,滴注时间不少于 2.5 小时。一次 250mg,一日 1 次。免疫功能低下者疗程 21 日,其他疗程 7 日。

【剂型规格】注射用无菌粉:每瓶装 250mg。

【医保】《国家基本医疗保险、工伤保险和生育保险药品目录》(2021 年版)医保乙类,限二级及以上医疗机构肿瘤患者,单次住院最多支付 14 天。

三、骨痨敌注射液

【药物组成】三七、黄芪、骨碎补、乳香(制)、没药(制)。

【功能主治】益气养血、补肾壮骨、活血化瘀。用于骨关节结核、淋巴结核、肺结核等各种结核病以及瘤型麻风病等。

【方解】黄芪味甘,性微温,具有补气固表、敛疮生肌之功,用于气虚乏力、血虚萎黄;三七味甘微苦,性温,有止血、散瘀之功效,活血不留瘀；骨碎补味苦、性温，具补肾强骨、续伤止痛之功；三药共为君药。乳香和没药皆有活血化瘀、行气止痛之功效，两药为臣药。五药配伍共奏益气养血、补肾壮骨、活血化瘀、扶正固本之功，能增强免疫力，改善患者的免疫功能。

【临床应用】用于骨关节结核、淋巴结核、肺结核等各种结核病以及瘤型麻风病等。

【不良反应】偶见皮疹。

【禁忌】尚不明确。

【注意事项】孕妇或哺乳期妇女，应在医师指导下使用。

【药物相互作用】根据《中药注射剂临床使用基本原则》，中药注射剂禁忌与其他药品混合配伍，宜单独使用。

【用法用量】肌内注射，一次 2~4ml，一日 1~2 次。

【剂型规格】注射液：每支装 2ml。

【典型案例与分析】

案例[11]：骨痨敌注射液致皮疹

案例简介：患者，女，33 岁，于 2008 年 4 月在某医院确诊为肺结核，规律服用异烟肼、利福平、吡嗪酰胺、乙胺丁醇 6 个月。复查后，治愈停药，近 10 日因劳累出现咳嗽咳痰、午后低热（T 37.5℃），行胸部 X 线检查显示：右肺上中，左上中斑片状阴影，部分密度较高痰涂片：抗酸杆菌（3+），确诊浸润型肺结核，化疗方案为：3HRZE/6HRE（强化期：异烟肼，利福平，吡嗪酰胺，乙胺丁醇顿服2 个月。巩固期：异烟肼，利福平，乙胺丁醇服用 6 个月）。患者规律服药一个月，无明显药物不良反应，体温恢复正常，咳嗽减轻。因病情较重，体质较差，住院期间加用骨痨敌注射液，肌内注射，一次 4ml，一日 1 次注射后，第 2 日全身出现红色斑丘疹，伴瘙痒，于当日给予患者口服马来酸氯苯那敏、维生素 C（均为一日 3 次，一次 1 片），期间仍在肌内注射骨痨敌注射液。注射后第 3 日患者全身皮疹增多，头颈部皮肤潮红，胸背部皮疹呈斑片状互相融合，考虑为骨痨敌过敏，立即停用，静脉滴注维生素 C 0.2g/ 次、葡萄糖酸钙 10ml、地塞米松 4mg，肌内注射苯海拉明 10mg。3 日后皮疹逐渐痊愈,患者仍服用异烟肼、利福平、吡嗪酰胺、乙胺丁醇,未再出现过敏反应。

药师点评:患者为复治结核病,过去曾用过异烟肼、利福平、吡嗪酰胺、乙胺丁醇6个月,本次过敏前后均使用上述药物,无明显不良反应。患者无哮喘、荨麻疹、花粉症病史、无药物或食物过敏史。停用骨痨敌注射液,抗过敏治疗后皮疹痊愈,考虑为骨痨敌注射液过敏。因该药为中药复方制剂,包含多种不同药物,很难分辨为何种成分过敏。

四、鹿茸精注射液

【药物组成】梅花鹿鹿茸,辅料为甲酚。

【功能主治】能增强机体活力及促进细胞新陈代谢。用于神经衰弱,食欲不振,营养不良,性机能减退及健忘症等。

【方解】鹿茸性味甘温,归肾经,具有温阳壮阳、补肾填精、强筋健骨之功,为治疗元阳不足的要药。任脉关元为任脉和足三阴经交会穴,元气所存之处,有扶助元阳、回阳救逆祛寒之功效,取之使真元得充,恢复肾之作强之功;肾俞、太溪分别为足少阴肾经的背俞穴和原穴,俞原相配,补肾益精,培元固本,温阳散寒;脾俞为足太阴脾经背俞穴,根据脾主四肢肌肉,取之助阳散寒。本药主要治疗虚寒之病症阴虚阳亢、痰火内盛、血热出血、外感热病者忌讳服实热证不宜使用。

【临床应用】用于神经衰弱,食欲缺乏,营养不良,性功能减退及健忘症等。穴位注射治疗四肢逆冷[12],取穴:关元、太溪、肾俞、脾俞;穴位注射治疗阳痿[13]取穴:肾俞(双)、关元、中极、足三里(双)、三阴交(双)。

【不良反应】偶可引起过敏反应,症见皮疹、心慌、呕吐、恶心、腹痛、剥脱性皮炎、过敏性紫癜[14]等。有报道引起过敏性休克而致死亡的病例。

【禁忌】对本类药品有过敏或严重不良反应病史者禁用。

【注意事项】用药期间告知患者忌辛辣、生冷、油腻食物,忌烟酒、浓茶,宜进食营养丰富而易消化吸收的食物,饮食有节。

【药物相互作用】本品与青霉素 G 配伍应慎用。其余相互作用尚无资料。但中药注射剂成分复杂,禁忌与其他药品混合配伍,宜单独使用。

【用法用量】肌内注射或皮下注射,一次 1~2ml,一日 1 次。

【剂型规格】注射液:每支装 2ml。

【典型案例与分析】

案例[15]:鹿茸精注射液致肌肉、骨关节痛

案例简介:患者,男,66 岁,因"睡眠欠佳、轻度头晕、畏寒体软"自购鹿茸精注射液 6 支,隔日肌内注射 2ml,每次 1 支。当肌内注射第 3 次后,患者出现遍体肌肉、骨关节痛,头痛,卧床不起。用小建汤合藿香正气散,连服 5 剂而痊愈。

药师点评:本例将鹿茸精注射液作为滋补品,忽视了中药注射剂的安全问题,应严格遵循《中药注射剂临床使用基本原则》,在使用中药注射剂时,应辨证用药。

五、生脉注射液

【药物组成】红参、麦冬、五味子。

【功能主治】益气养阴,复脉固脱。用于气阴两亏、脉虚欲脱所致的心悸、气短、四肢厥冷、汗出、脉欲绝及心肌梗死、心源性休克、感染性休克等具有上述证候者。

【方解】生脉注射液由中医经典方药生脉散发展而来,用药包括麦冬、红参及五味子[16]。本方红参是人参的熟用品,味甘性平,归脾、肺经,为君药,有大补元气、复脉固脱、益气摄血之功;麦冬味甘、微苦,性微寒,归胃、肺、心经,为臣药,具养阴生津、清心除烦之功;五味子性酸温,为佐使药,三药配伍共奏益气养阴、复脉固脱之功全方配伍,补中兼清敛,共奏益气复脉养阴生津之功,故善治气阴两虚所致的心悸气短、脉微自汗。

【临床应用】用于气短、心悸,以及四肢厥冷、心肌梗死、汗出、心源性休克与感染性休克等具有上述证候者。

【不良反应】据文献报道,本品偶见红色斑丘疹、瘙痒、面色潮红、角膜水肿、低血压、过敏性休克、呕吐、腹胀、静脉炎、窦性停搏。

【禁忌】对本品有过敏或严重不良反应病史者禁用。新生儿、婴幼儿禁用。对有实证及暑热表证未解者、咳而尚有表证未解者禁用。

【注意事项】临床应严格按照本品功能主治辨证使用。

1. 本品不宜用于寒凝血瘀所致胸痹心痛者。

2. 本品孕妇、有药物过敏史或过敏体质的患者慎用。

3. 年老体弱者、心肺严重疾病者用药要加强临床监护。

4. 伴有糖尿病等特殊情况时,改用 0.9% 氯化钠注射液稀释后使用。

5. 临床应用时,滴速不宜过快,儿童及年老体弱者以 20~40 滴 /min 为宜,成年人以 40~50 滴 /min 为宜,以防止不良反应的发生。

6. 本品不宜与中药藜芦或五灵脂同时使用。

7. 治疗期间,心绞痛持续发作,宜加服硝酸酯类药物或遵医嘱。

8. 本品含有皂苷,摇动时产生泡沫是正常现象,不影响疗效。

9. 本品是中药制剂,保存不当可能影响产品质量。使用前必须对光检查,如发现药液出现混浊、沉淀、变色及瓶身漏气或细微破裂等异常情况,均不能使用。

本品稀释后及输注前均应对光检查,若出现混浊或沉淀不得使用。

10. 配制好后,请在 4 小时内使用。

11. 本品不宜与其他药物在同一容器内混合使用。

12. 输注本品前后,应用适量稀释液对输液管道进行冲洗,避免输液前后两种药物在管道内混合,引起不良反应。

13. 静脉滴注初始 30 分钟内应加强监护,发现不良反应应及时停药,处理遵医嘱。

【药物相互作用】

1. 生脉注射液按常用量稀释后,与庆大霉素配伍立即产生沉淀、混浊。即使两药先后输入,输液管内界面接触,也产生配伍禁忌。

2. 本品使 10% 氯化钾半数致死量增加 10% 以上,可使血钾明显升高。

3. 不宜与氯霉素合用。

4. 本品用 5% 葡萄糖注射液作溶媒,与维生素 C 配伍后,pH有一定变化,临床宜少配伍。

5. 中药十八反、十九畏 本品含人参,不宜与藜芦、五灵脂同时使用。

【用法用量】肌内注射:一次 2~4ml,一日 1~2 次。静脉滴注:一次 20~60ml,用 5% 葡萄糖注射液 250~500ml 稀释后使用,或遵医嘱。

【剂型规格】注射液:每支装 2ml、5ml、10ml、15ml、20ml、50ml、100ml。

【医保】《国家基本医疗保险、工伤保险和生育保险药品目录》(2021 年版)医保甲类,限二级及以上医疗机构并有急救抢救临床证据的患者。

【典型案例与分析】

案例一[17]:生脉注射液致皮肤瘙痒

案例简介:患者,女,48 岁,就诊时有头晕、心悸、乏力、出汗、低血压等症状。用生脉注射液 50ml 加入 10% 葡萄糖注射液 250ml 静脉滴注。在滴注生脉注射液(50~60 滴 /min)15 分钟后,首先在注射部位周围出现小丘疹,逐步扩大并融合成片。继而遍布全身伴瘙痒、烦躁。立即停药,更换液体和输液管,肌内注射苯海拉明 20mg,静脉注射 10% 葡萄糖酸钙 1g,地塞米松 5mg 加入 10% 葡萄糖注射液 100ml 静脉滴注,30 分钟后症状逐步缓解,皮疹消退。

药师点评:此患者初期滴速达 60 滴 /min,滴速过快,在静脉首次用药时采用的滴速应小于 40 滴 /min,并严密观察。

案例二[18]:生脉注射液致寒战

案例简介:患者,男,78 岁,因"食管中段癌"入院。由于放疗后体虚,静脉滴注生脉注射液 60ml。约 20 分钟后,患者出现寒战、

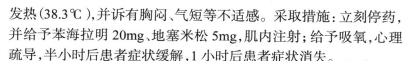

发热(38.3℃),并诉有胸闷、气短等不适感。采取措施:立刻停药,并给予苯海拉明 20mg、地塞米松 5mg,肌内注射;给予吸氧,心理疏导,半小时后患者症状缓解,1 小时后患者症状消失。

药师点评:此患者用药符合该药功能主治,但用量均按药品说明书用量的最大限度(60ml/次),不良反应的发生与用药有合理的时间顺序。患者年龄 78 岁,且本品作为癌症的辅助治疗用药,老年患者对药品的耐受能力低于年轻患者,用量偏大可能是发生不良反应的主要原因。

案例三[19]:生脉注射液致呼吸困难

案例简介:患者,女性,20 岁,因"间断性心慌 2 周余"来院就诊。既往有房间隔缺损病史,血、尿常规及红细胞沉降率(简称血沉)、C反应蛋白(CRP)均在正常范围内,谷丙转氨酶(GPT)051.3U/L。心电图提示:局限性右束支传导阻滞。胸部 X 线检查、腹部 B 超未见异常。甲状腺超声提示:甲状腺饱满,彩超表现为火海征。心脏超声提示:二尖瓣前叶轻度脱垂;三尖瓣少量反流。因患者以心悸为主要症状,中药以益气养心、活血安神为法,并给予生脉注射液治疗。2003 年 9 月 24 日,以生脉注射液 60ml 加入到 5% 葡萄糖注射液 500ml 中,静脉滴注。输入该药约 1 分钟时(约输入5ml 液体),患者出现面色发绀、咳嗽、恶心、欲呕、心慌、胸闷、呼吸困难等症状。查体:神志清楚,血压 120/80mmHg,心率 110 次/min,可闻及期前收缩(即早搏,约 12 次/min),心脏各瓣膜未闻及杂音,双肺听诊未闻及干、湿啰音。立即停用生脉注射液,更换输液器,静脉给予地塞米松注射液 5mg,高流量吸氧。约 10 分钟后患者上述症状明显缓解,无心悸、胸闷,无咳嗽、呕吐等症状。

药师点评:患者静脉输液注生脉注射液约 5ml 后,出现面色发绀、咳嗽、恶心、欲呕、心慌、胸闷、呼吸困难等症状,且患者否认既往药物过敏史。近年来,临床报道的生脉注射液不良反应常见有过敏性皮疹、腰背剧痛、严重腹胀、诱发心动过速、诱发低血压等。但如同该患者年龄较小、仅输液约 1 分钟就出现不良反应的病例极为少见,考虑与该患者既往有房间隔缺损、甲状腺功能亢进病史相关。

案例四[20]: 生脉注射液致全身乏力

案例简介: 患者, 女, 23 岁, 因"胸闷、心悸"给予 5% 葡萄糖注射液 250ml + 生脉注射液, 静脉滴注完毕约 1 小时后, 患者突然感到发冷、全身乏力、寒战, 继而发热, 体温升至 38.9℃。自服"感冒通胶囊" 2 粒, 经 7 小时后体温降至正常。次日继续滴注生脉注射液, 1 小时后再次出现同样的症状, 处理同上。停用生脉注射液后未再发生类似症状。

药师点评: 为防止生脉注射液不良反应的发生, 应该做到以下几点。

1. 对症下药, 并全过程观察患者的用药反应, 需常备急救药品, 防止突发事件。

2. 用药前要认真询问患者的药物过敏史, 对有严重过敏史的患者用药应慎重, 一旦发生不良反应, 应立即停药, 积极救治。

3. 尽量减少与其他药物的配伍应用, 尤其不能与青霉素混合使用, 配药注射器也不应混用。

4. 首次用药, 应密切观察患者的反应, 尤其在用药的 30 分钟内, 一旦出现皮疹、瘙痒、颜面充血, 特别是心悸、胸闷、呼吸困难、咳嗽等应立即停药, 及时给予脱敏治疗。

5. 产品生产过程严格控制制备工艺质量, 最大限度去除杂质。

6. 药品运输、储存过程应注意低温、避光等, 确保产品在有效期内的质量。

六、参芪扶正注射液

【药物组成】党参、黄芪, 辅料为氯化钠、焦亚硫酸钠、依地酸二钠。

【功能主治】益气扶正。用于肺脾气虚引起的神疲乏力、少气懒、自汗眩晕; 肺癌、胃癌见上述证候者的辅助治疗。

【方解】党参用于脾肺虚弱、气短心悸、食少便溏、虚喘咳嗽、内热消渴等。《本草从新》记载:"补中益气、和脾胃、除烦渴。中气微弱,用以调补,甚为平妥"。黄芪有补气固表、敛疮生肌之效,用于气虚乏力、血虚萎黄,可以改善患者的临床症状;且黄芪还有增强免疫功能、增强机体耐缺氧及应激能力、促进机体代谢、抗菌及抑制病毒等作用。方中党参补中益气、健脾和胃,为君药;黄芪补肺健脾益气,兼能升举中气,为臣药。两药配伍共奏益气健脾扶正之功。

【临床应用】[21] 参芪扶正注射液具有抗癌抑瘤、抗心力衰竭、增强免疫功能等方面的药理作用,临床可用于各种癌症、心脑血管疾病、血液系统疾病和昏迷等病症的治疗。

【不良反应】非气虚证患者用药后可能发生轻度出血。少数患者用药后,可能出现低热、口腔炎、嗜睡。偶有皮疹、注射部位疼痛、恶寒、寒战、高热、呕吐、胸闷、心慌等。

【禁忌】有内热者忌用,以免助热动血。

【注意事项】

1. 本品应认真辨证用于气虚证者。

2. 有出血倾向者慎用。

3. 本品不得与化疗药混合使用。

4. 临床应用时滴注不宜过快,成年人以每分钟 40~60 滴为宜,年老体弱者以每分钟 40 滴为宜。

5. 静脉滴注初始 30 分钟内应加强监护,如发现不良反应应及时停药,处理遵医嘱。

【药物相互作用】参芪扶正注射液与丝裂霉素的配伍液在低温时较稳定,随温度升高及存储时间延长稳定性变差,应谨慎配伍;不可与依托泊苷配伍使用;不宜与维生素 C、烟酸、谷氨酸、胃酶合剂等酸性较强的药物合用,易引起苷类分解、药效降低。

【用法用量】静脉滴注。一次 250ml(即 1 瓶),一日 1 次,疗程 21 日;与化疗药物合用,在化疗前 3 日开始使用,疗程可与化疗同步结束。

【剂型规格】注射液:每瓶装 250ml。

【医保】《国家基本医疗保险、工伤保险和生育保险药品目录》(2020年版)医保乙类,限二级及以上医疗机构;与肺癌、胃癌放化疗同步使用并有血象指标低下及免疫功能低下证据的患者。

【典型案例与分析】

案例[22]: 参芪扶正注射液致胸闷

案例简介:患者,女性,39岁,因"再发咳嗽,胸闷,喘息3天"于2012年12月8日入院。患者既往有"哮喘"病史多年,门诊诊断:支气管哮喘。入院查体:T 36.2℃,P 84次/min,R 18次/min,BP 115/78mmHg,神志清楚,精神欠佳。听诊双肺呼吸音粗,可闻及散在干啰音,未闻及湿啰音,余未见阳性体征。治疗以平喘(多索茶碱)、解痉(沙丁胺醇气雾剂吸入)、抗感染(头孢哌酮钠舒巴坦钠)、化痰(盐酸氨溴索注射液)及对症支持治疗。2日后患者胸闷、喘息的症状明显好转。因患者近段病情反复发作,考虑患者免疫力低下。12月10日下午3点遵医嘱加用参芪扶正注射液250ml静脉滴注,滴速为60滴/min。5分钟后,患者出现胸闷加重,并有呼吸急促、面色苍白、手足发麻、喉部发痒、痛苦表情、大汗淋漓。测血压80/60mmHg、心率110次/min。考虑患者可能注射参芪扶正过敏,立即停用参芪扶正,更换液体和输液管,给予氧气吸入、行心电监护、0.1%肾上腺素1mg皮下注射、地塞米松5mg静脉注射,患者仍诉胸闷、呼吸困难,听诊双肺满布哮鸣音。经持续氧气吸入,肌内注射异丙嗪25mg,半小时后,患者上述症状逐渐缓解,面色逐渐红润,患者自觉呼吸困难好转,测血压100/70mmHg,但患者感觉周身乏力、头痛、精神不振,告知患者平卧休息。继续给予静脉滴注其他药物,无不良反应发生。在患者住院7日期间,之后也未再用参芪扶正注射液,未出现任何异常反应。

药师点评:参芪扶正注射液说明书上提示用药期间可能出现轻度出血,少数患者用药后可能出现低热、口腔炎、嗜睡。近年来,该药报道的不良反应主要有皮疹、呼吸困难、眼睑水肿、浅静脉炎等,引起过敏性休克者临床罕有报道。本例患者此次输注参芪扶正注射液约5分钟,出现胸闷加重、呼吸急促、手足发麻、喉部发痒等症状,其不良反应的发生与该药有明确的时间关联性。患者经抗过敏、升压、吸氧等对症治疗后好转。住院 7 日期间，患者一直静脉滴注多索茶碱、头孢哌酮钠舒巴坦钠、盐酸氨溴索注射液等未出现任何异常反应，故可排除由这些药物引起的过敏反应。过敏反应前后，患者未用参芪扶正注射液，未出现上述过敏反应，故上述过敏反应应考虑是参芪扶正注射液所致。

七、参麦注射液

【药物组成】红参、麦冬。

【功能主治】益气固脱，养阴生津、生脉。用于治疗气阴两虚型之休克、冠心病、病毒性心肌炎、慢性肺心病、粒细胞减少症。

【方解】红参是人参的熟用品，有大补元气、复脉固脱、益气摄血功效，为君药；麦冬味甘、微苦，性微寒，归胃、肺、心经，有养阴润肺、益胃生津、清心除烦的功效，为臣；两药共奏益气固脱，养阴生津、生脉之功。

【临床应用】[23-28]本品为益气养阴之品，应以气阴两虚证为主，避免用于实证或虚实夹杂者。

1. 治疗心血管疾病　冠心病、慢性心力衰竭、充血性心力衰竭、病毒性心肌炎等。

2. 治疗脑血管病　急性脑梗死。

3. 肿瘤的辅助治疗　参麦注射液配合化疗可治疗晚期乳腺癌。

【不良反应】据文献报道，参麦注射液的不良反应以过敏反应和输液反应为主。症状主要有皮疹、潮红、心悸、胸闷、口唇发绀等过敏样反应及发热、寒战等输液反应，严重可致过敏性休克等。

【禁忌】对含有红参、麦冬的制剂及对本品成分中所列辅料过敏或有严重不良反应病史者禁用。新生儿、婴幼儿禁用。孕妇、哺乳期妇女禁用。对药物有过敏史或家族过敏史者、过敏体质者禁用。

【注意事项】

1. 本品含有皂苷，摇动时产生泡沫是正常现象。

2. 本品不能与其他药混合滴注。

3. 静脉给药时应尽量采用静脉滴注,避免静脉注射,且剂量不宜过大,速度不宜过快。

4. 静脉滴注时应小心,防止渗漏血管外而引起刺激疼痛;冬季可用 30℃温水预热,以免除物理性刺激。

5. 使用本品应采用一次性输液器(带终端滤器)。

6. 用药期间宜进低盐、低脂饮食,不要食用辛辣、油腻食物。

7. 用药期间不要饮酒、吸烟。

8. 多吃水果及富含纤维食物,保持大便通畅。

【药物相互作用】参麦注射液不宜与其他药物在同一个容器内混合使用。

1. 不宜与 0.9% 氯化钠注射液或含有氯离子溶液配伍。

2. 不宜与地高辛、毛花苷丙(西地兰)等强心苷类药物合用,因二者合用可相互增强作用,易发生强心苷中毒。

3. 本品用 5% 葡萄糖注射液作溶媒,与维生素 C 配伍后,pH有一定变化,不推荐配伍。

4. 中药十八反、十九畏　本品含人参,不宜与藜芦、五灵脂同时使用。

【用法用量】肌内注射:一次 24ml,一日 1 次。静脉滴注:一次 10~60ml(用 5% 葡萄糖注射液 250~500ml 稀释后应用)或遵医嘱。

【剂型规格】注射液:每支装 2ml、10ml、15ml、20ml、50ml、100ml。

【医保】《国家基本医疗保险、工伤保险和生育保险药品目录》(2021 年版)医保甲类,限二级及以上医疗机构并有急救、抢救临床证据或肿瘤放化疗证据的患者。

【典型案例与分析】
案例一[29]: 参麦注射液致心慌、胸闷
案例简介:患者,女,45 岁,受凉后出现头痛、咽痛、全身无力、疲乏。查咽部充血,脉搏 45 次/min。患者既往健康。给予静脉注射 50% 葡萄糖注射液 20ml 加参麦注射液 20ml。在静脉注射过

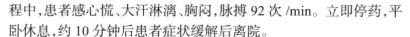

程中,患者感心慌、大汗淋漓、胸闷,脉搏 92 次/min。立即停药,平卧休息,约 10 分钟后患者症状缓解后离院。

药师点评:应用中药注射剂应该合理选择给药途径。能口服给药的,不选用注射给药;能肌内注射给药的,不选用静脉滴注或静脉注射。目前已有参麦注射液的生产厂家在说明书中明确要求禁止静脉注射给药。本例患者仅因受凉后出现头痛、咽痛、全身无力、疲乏症状,无须静脉注射给药。本病例提示,临床应用参麦注射液时应选择合适的给药途径。

案例二[30]:参麦注射液致过敏反应

案例简介:患者,男,73 岁,因反复"胸闷、气紧"1 年余入院。否认有结核、高血压、糖尿病等病史,无食物药物过敏史。患者第 3 日在输注参麦注射液 10 分钟后,感面部皮肤瘙痒,随后相继出现发热,体温 38℃,眼睑、双手背部及颜面部皮肤出现脱屑红肿,考虑为参麦注射液所致过敏反应引起剥脱性皮炎。立即停用参麦注射液,并给予静脉注射地塞米松磷酸钠注射液 5mg,葡萄糖酸钙注射液 5ml 及口服西替利嗪片对抗过敏。17 日后,患者症状逐渐缓解好转,体温恢复正常。

药师点评:患者在第 3 日输注参麦注射液大约 10 分钟时,自诉感皮肤瘙痒不适,随后相继出现发热和眼睑、双手背部及颜面部皮肤出现脱屑、红肿,因患者出现皮肤瘙痒症状是在输注参麦注射液过程中发生,所以重点考虑由参麦注射液所引起,治疗上暂时只予停用参麦注射液,在平喘、利尿治疗基础上加用抗过敏药,改善微循环对症治疗。17 日后,患者皮肤症状较前逐渐缓解,体温也逐渐恢复正常,且未再次出现类似症状。所以患者出现剥脱性皮炎与参麦注射液具有一定的相关性,故认为本例患者出现剥脱性皮炎确定由参麦注射液所致。

案例三[31]:参麦注射液致咽部不适

案例简介:患者,女,43 岁,因"反复咳嗽、胸闷 1 年余,再发伴心悸 1 周"于 2012 年 12 月 10 日入院。诊断为"扩张型心肌病,心功能 3 级,频发室性期前收缩,偶发房性期前收缩"。既往无药物、食物过敏史。12 月 13 日,口服盐酸胺碘酮片后 15 分钟,遵医嘱加用参麦注射液 50ml+5% 葡萄糖注射液 250ml 静脉滴注,约 3 小时后继续输注注射用丹参多酚酸盐,当日无不适。12 月 14 日继续上述用药,在参麦注射液静脉输入 30 分钟后患者感全身瘙痒、皮肤发红,继而出现口唇肿胀、发麻及咽部发痒,予立即停药,急测脉搏 70 次 /min,呼吸 18 次 /min,体温 37℃,给予地塞米松磷酸钠 10mg 静脉注射。30 分钟后患者瘙痒症状消退,1 小时后症状好转。

药师点评:患者首次使用本品时并无不适,第 2 日用本品 30 分钟后出现不良反应,不良反应的发生与用药有时间相关性,在停药和抗过敏治疗后,不良反应症状消失。继续使用其他药物治疗,未再出现不适。基本可以确定为参麦注射液所致的不良反应。本品说明书提示偶见过敏反应。笔者检索文献发现,参麦注射液引起的不良反应主要为胸闷、气促、呼吸困难、心悸、颜面潮红等,偶见过敏性休克。但未见应用本品后出现口唇肿胀、发麻及咽部发痒的报道。其引起不良反应的机制尚不明确,可能与其成分复杂有关,也可能与该患者特异性过敏体质有关。患者首次使用本品时便在机体内产生了相应特异性抗体,当再次使用含人参的参麦注射液时,作为致敏原激活了细胞内的酶,释放组胺等活性物质,引起过敏反应。建议医务人员使用该药前应询问患者有无过敏史,如属过敏体质或对此药有过敏史的患者应慎用。在输液过程中密切观察患者变化,如出现不良反应应立即停药并对症治疗。

八、人参糖肽注射液

【药物组成】人参糖肽注射液是从人参根部提取的有效成分。

【功能主治】补气、生津、止渴,用于消渴病,气阴两虚型。症见气短懒言、倦怠乏力、自汗盗汗、口渴喜饮、五心烦热。

【方解】人参味甘、微苦,性微温,归脾、肺、心经,有大补元气、复脉固脱、益气摄血的功效,用于体虚欲脱、肢冷脉微、气不摄

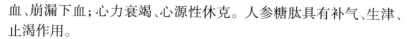

血、崩漏下血；心力衰竭、心源性休克。人参糖肽具有补气、生津、止渴作用。

【临床应用】[32]辅助治疗 2 型糖尿病。

【不良反应】注射部位疼痛。

【禁忌】阴虚阳亢证和实证热盛者慎用。

【注意事项】用药期间告知患者忌辛辣、生冷、油腻食物，忌烟酒、浓茶，宜进食营养丰富而易消化吸收的食物，饮食有节。

【药物相互作用】根据《中药注射剂临床使用基本原则》，中药注射剂禁忌与其他药品混合配伍，宜单独使用。

【用法用量】肌内注射。一次 2ml，一日 2 次，或遵医嘱。

【剂型规格】注射液：每支装 2ml。

九、薄芝菌注射液

【药物组成】薄芝菌丝体粉，辅料为氯化钠、注射用水。

【功能主治】扶正培本，滋补强壮。用于红斑狼疮、皮肌炎、硬皮病等结缔组织病的辅助治疗[33]。

【方解】[34]薄芝菌具有扶正培本、增强免疫之功。可调节中枢神经、消除炎症、改善局部的血液循环、提高机体的耐缺氧能力。

【临床应用】用于红斑狼疮、皮肌炎、硬皮病等结缔组织病辅助治疗。

【不良反应】无相关报道。

【药物相互作用】根据《中药注射剂临床使用基本原则》，中药注射剂禁忌与其他药品混合配伍，宜单独使用。

【用法用量】肌内注射：一次 2ml（1 支），一日 1~2 次；治疗硬皮病可行病灶皮下注射，一次 4ml（2 支），一周 1~2 次；或遵医嘱。

【剂型规格】注射液：每支装 2ml。

十、参附注射液

【药物组成】红参、附片，辅料为聚山梨酯 80。

【功能主治】回阳救逆，益气固脱。主要用于阳气暴脱的厥脱症(感染性、失血性、失液性休克等);也可用于阳虚(气虚)所致的惊悸、怔忡、喘咳、胃疼、泄泻、痹症等。

【方解】红参是人参的熟用品,有大补元气、复脉固脱、益气摄血功效,用于体虚欲脱、肢冷脉微、气不摄血、崩漏下血、心力衰竭、心源性休克,为扶正补虚之要药;附子可回阳救逆、补火助阳、散寒止痛,为"回阳救逆第一品药"。二药合用,具有益气温阳、蠲化寒饮、振奋心阳、回阳救逆、益气固脱、温通心脉等功效。

【临床应用】

1. 治疗炎症反应性疾病[35] 用于治疗关节炎、溃疡性结肠炎、胰腺炎、支气管炎,保护胃黏膜。

2. 肿瘤的辅助治疗[36] 主要作用是减轻各种化疗方案导致的免疫功能低下、骨髓抑制、脏器损伤等副反应,提高患者生存质量。

3. 休克治疗 可用于失血性休克、烧伤性休克的治疗。

4. 用于治疗慢性充血性心力衰竭[37]、慢性心律失常、冠心病、急性心肌梗死、病毒性心肌炎等心血管疾病。

5. 用于治疗脑血管疾病 如急性脑梗死、急性颅脑损伤、血管性痴呆、局灶性脑缺血损伤与急性脑缺血再灌注损伤等多种脑血管疾病。

【不良反应】据文献报道,临床偶有心动过速、皮疹等过敏反应以及头晕、头痛、呃逆、震颤、呼吸困难、胸闷、恶心、视觉异常、肝功能异常、尿潴留、多汗、过敏性休克等症状。目前,本品上市后再评价的结果显示,在全国 31 家医院内安全性集中监测不良反应/事件累积发生率为 92.1%,发生率为"罕见",状态均为"一般",无"严重"不良反应/事件。不良反应/事件表现为:皮疹、呕吐、寒战、发热、瘙痒、恶心、心悸、头晕、注射部位反应等。

【禁忌】对本品有过敏或严重不良反应病史者禁用;新生儿、婴幼儿禁用。

【注意事项】

1. 本品孕妇、有药物过敏史或过敏体质者慎用。

2. 年老体弱者、心肺严重疾病者用药要加强临床监护。

3. 临床应辨证使用。气虚、阳虚的一般临床表现主要有：疲乏无力，少气懒言，语言低微，自汗怕冷，舌质淡、胖嫩，脉虚无力等。本品益气回阳，也可用于心力衰竭、冠心病、围手术期及肿瘤等见阳虚、气虚之证者。

4. 临床应用时，滴速不宜过快，儿童及年老体弱者以 20~40 滴/min 为宜，成年人以 40~60 滴/min 为宜，以防止不良反应的发生。

5. 本品一般连续使用不宜超过 20 日。

6. 除按说明书使用以外，伴有糖尿病等特殊情况时，改用 0.9% 氯化钠注射液稀释后使用。

7. 本品不宜与中药半夏、瓜蒌、贝母、白蔹、白及、五灵脂、藜芦等同时使用。

8. 治疗期间，心绞痛持续发作，宜加服硝酸酯类药物或遵医嘱。

9. 本品含有皂苷，摇动时产生泡沫是正常现象，不影响疗效。

10. 本品是中药制剂，保存不当可能影响产品质量。如发现药液出现混浊、沉淀、变色及瓶身漏气或细微破裂等异常情况，均不能使用。

11. 本品稀释后及输注前均应对光检查，配制好后，请在 4 小时内使用。

12. 本品不与其他药物在同一容器内混合使用。

13. 输注本品前后，应用适量稀释液对输液管道进行冲洗，避免输液的前后两种药物在管道内混合，引起不良反应。

14. 静脉滴注初始 30 分钟内应加强监护，发现不良反应及时停药，处理遵医嘱。

【药物相互作用】本品宜单独使用：

1. 不宜与氯霉素合用。

2. 有研究发现，参附注射液分别与葡萄糖注射液、0.9% 氯化钠注射液室温配伍后 24 小时内各混合液均澄明、pH 稳定、含量基本无变化；与 5% 果糖注射液、0.9% 氯化钠注射液在说明书中相关用法用量规定的浓度下配伍,在 8 小时内稳定性较好。本研究的统计结果表明,使用葡萄糖注射液作溶媒的不良反应构成比高于使用 0.9% 氯化钠注射液,可能与临床用药时多习惯选用葡萄糖注射液作溶媒更具相关性。

3. 中药十八反、十九畏:本品含人参,不宜与藜芦、五灵脂同时使用。

【用法用量】肌内注射:一次 2~4ml,一日 1~2 次;静脉滴注:一次 20~100ml(用 5%~10% 葡萄糖注射液 250~500ml 稀释后使用);静脉注射:一次 5~20ml(用 5%~10% 葡萄糖注射液 20ml 稀释后使用);或遵医嘱。

【剂型规格】注射液:每支装 10ml。

【医保】《国家基本医疗保险、工伤保险和生育保险药品目录》(2021 年版)医保甲类,限二级及以上医疗机构有阳气虚脱的急重患者。

【典型案例与分析】

案例一[38]:参附注射液致心悸、胸闷、呼吸困难

案例简介:患者,女,48 岁,因"乳腺癌术后 2 周进行化疗"入院。体格检查:心、肺无异常,既往无药物、食物过敏史。给予参附注射液 40ml+5% 葡萄糖注射液 250ml 静脉滴注,60 滴 /min。1 分钟后,患者出现心悸、胸闷、呼吸困难,面色发绀;查体:心率 108 次 /min,律齐,呼吸 9 次 /min。立即停用参麦注射液,同时给予吸氧 3L/min、地塞米松 5mg 静脉注射、异丙嗪 25mg 肌内注射。3 分钟后上述症状缓解;7 分钟后呼吸平稳,皮肤红润,心率 72 次 /min,律齐,血压 115/70mmHg,患者诉无心慌,胸闷等不适。

药师点评:虽患者无过敏史,但首次应用时应严格观察,静脉滴注时速度宜慢,保证患者用药安全,用药前 10 分钟内静脉滴速度宜控制在 15~20 滴 /min,并对患者进行密切观察,10 分钟后无不良反应情况发生,再将滴速调至 30~40 滴 /min。

案例二[39]:参附注射液致过敏性休克

案例简介:患者,女,56 岁,因"卧床 2 年,纳差(厌食、消化

不良、食欲不振)1 周余"于 2008 年 9 月 8 日入院。既往有类风湿关节炎 30 余年,饮酒史 30 余年,每日饮白酒约 35g(七两)。临床诊断:类风湿关节炎;重度营养不良;褥疮并感染;贫血原因待查(缺铁性贫血,营养不良性贫血)。治疗给予参附注射液 50ml 加入 5% 葡萄糖注射液 250ml 内静脉滴注,q.d.;当日在滴注参附注射液过程中,患者家属诉患者全身大汗、四肢冰凉、流涎。测血压为 70/40mmHg,血糖为 6.1mmol/L,双侧瞳孔缩小,等大等圆,直径约 1mm。心电监护提示窦性心律,心率 47 次 /min。考虑为参附注射液所致不良反应,立即停药,给予 0.9% 氯化钠注射液 250ml+多巴胺 60mg 静脉滴注维持、肾上腺素 1mg 静脉注射、多巴胺注射液 40mg 静脉注射、尼可刹米 0.375g+ 洛贝林 3mg 静脉注射、阿托品 1mg 静脉注射。反复多次给予升压、呼吸兴奋剂、阿托品,患者逐渐恢复意识,心率波动在 130 次 /min 左右,血压维持在 130/80mmHg。

药师点评:因为本例怀疑是乌头碱中毒,参附注射液的主要成分红参、附片,附片主要成分为乌头碱及其同系衍生物,乌头碱有剧烈的毒性,口服乌头碱 0.2mg 即可中毒,3~5mg 即可使人致死。乌头碱中毒症状主要表现在神经系统、心血管系统和消化系统。其中毒机制主要是:

1. 兴奋迷走神经 表现为出汗、流涎、恶心、呕吐、腹痛、腹泻、心动过缓、血压下降、瞳孔缩小、大小便失禁及肺水肿。

2. 兴奋周围神经 表现为口舌及全身麻木、紧束感、痛温觉减退或过敏,严重者运动失灵。

3. 产生心脏损伤 表现为各种心律失常。而过敏性休克早期临床表现为皮肤潮红、瘙痒,继以荨麻疹和 / 或血管神经性水肿,最多见的临床表现为喉头堵塞感、胸闷、气急、喘鸣、憋气、发绀等。临床使用取得相应疗效的同时,也要预防乌头碱类药物中毒,必须严格掌握功能主治和用量,出现中毒症状时必须迅速及时救治,对病情进行判断,采取综合措施,及时处理。

案例三[40]：参附注射液致头痛、头胀

案例简介：患者，女，69岁，因"反复心慌30天，加重1周"于2010年10月27日入院。既往有原发性高血压3级，有慢性阑尾炎、胆结石、肾结石、肝囊肿等病史，否认糖尿病史，对"复方降压片"过敏。临床诊断：心律失常，阵发性房性心动过速；原发性高血压3级，极高危组；中度脂肪肝，肝囊肿；慢性胆囊炎，胆囊结石；右肾小结石。治疗：入院后即给予口服盐酸维拉帕米缓释片降压，静脉滴注注射用磷酸肌酸钠、银杏叶提取物、香菇多糖。加用参附注射液80ml溶于0.9%氯化钠注射液250ml中静脉滴注，约50滴/min，其余治疗不变，参附注射液静脉滴注约25分钟后，患者出现头痛、头胀，立即停用，给予吸氧，血压140/90mmHg，心率72次/min，律齐，10分钟后病情逐渐好转。继续住院治疗，未再用参附注射液，其余治疗不变，未再出现类似反应。

药师点评：参附注射液是以红参、附片为主要成分制成的中药注射剂。其不良反应偶见心动过速、药物性急性胃肠炎、过敏反应、过敏性休克。出现头痛、头胀等不良反应少见，提醒医务人员临床应用该药时应密切观察病情变化，以便及时发现不良反应的早期症状，及时处理，防止严重不良反应的发生。

十一、肾康注射液

【药物组成】大黄、丹参、红花、黄芪。

【功能主治】降逆泄浊，益气活血，通腑利湿。适用于慢性肾功能衰竭，属湿浊血瘀证，症见恶心呕吐、口中黏腻、面色晦暗、身重困倦、腰痛、纳呆、腹胀、肌肤甲错、肢体麻木、舌质紫暗或有瘀点、舌苔厚腻、脉涩或细涩。

【方解】黄芪甘温，具补气升阳、益胃固表、健脾利湿之功，为君药；大黄苦寒通降、清热解毒，为臣药；两药合用，一升一降，达到化瘀祛湿之效。丹参味苦、性微寒，红花辛温，二者活血祛瘀、通络止痛，为佐使药。诸药合用，共奏降逆泄浊、益气活血、通腑利湿之功。黄芪能补气固表、敛疮生肌，用于气虚乏力、血虚萎黄，可以

改善患者的临床症状,且黄芪还有增强免疫功能;大黄苦寒,能泻下攻积、清热泻火、凉血解毒、逐瘀通经、利湿退黄;丹参具有通血脉、散郁结、祛瘀生新之功。红花注射液属活血药性的药品,所治疾病具有寒瘀血瘀之症之特性。

【临床应用】用于瘀血湿浊内阻、脏腑不利又有气虚之症者,对于阴虚火旺、阳虚等患者不宜使用[41]。有报道用于治疗慢性肾功能衰竭、糖尿病肾病、慢性心力衰竭同时伴有肾功能不全患者。

【不良反应】在静脉滴注过程中偶见发红、疼痛、瘙痒、皮疹等局部刺激症状和口渴现象。有报道本品引起热原反应、过敏性休克、胸痛、血小板减少。

【禁忌】急性心功能衰竭者慎用;高血钾危象者慎用;过敏体质者禁用;有内出血倾向者禁用;孕妇及哺乳期妇女禁用。

【注意事项】

1. 本品必须对症治疗,对长期使用的患者,在用药的每个疗程间应间隔 15~30 日或遵医嘱。

2. 本品为中药注射剂,必须按照药品说明书的推荐剂量、调配要求、给药速度等使用药品或遵医嘱。

3. 本品禁止与其他药物在同一容器(包括输液管内)混合使用。

4. 对老人、儿童等特殊人群,应慎重使用,加强监测。

5. 初次使用中药注射剂或用药开始 30 分钟的患者,应密切观察用药反应,出现异常立即停药,采取积极救治措施,救治患者。

6. 保存不当可能影响产品质量。包装变形、安瓿瓶有裂痕或砂眼等密封不严的药品禁止使用,发现药液出现沉淀、悬浮物、混浊、变色和瓶漏气等异常现象时禁止使用。

7. 除按用法用量使用外,还可用肾康注射液 60~100ml,按每20ml 药液加入 40~60ml 5% 葡萄糖注射液(或 0.9% 氯化钠注射液)稀释后使用或遵医嘱。

8. 患者在用药期间,宜用低蛋白、低磷、高热量饮食。

【药物相互作用】本品与盐酸左氧氟沙星注射液配伍,易生成红棕色絮状混浊。中药十八反:本品含丹参,不宜与藜芦同时使用。

【用法用量】静脉滴注。一次 100ml，一日一次，使用时用 10% 葡萄糖注射液 300ml 稀释。每分钟 20~30 滴。疗程 4 周。

【剂型规格】注射液：每支装 20ml。

【医保】《国家基本医疗保险、工伤保险和生育保险药品目录》（2021 年版）医保乙类，限二级及以上医疗机构慢性肾功能衰竭的患者。

【典型案例与分析】

案例一[42]：肾康注射液致严重过敏反应

案例简介：患者，男，42 岁。慢性肾功能不全 8 年，既往无药物和食物过敏史。治疗期间患者单独使用肾康注射液及普通胰岛素注射液，未出现不良反应。给予肾康注射液 100ml+5% 葡萄糖注射液 250ml+ 普通胰岛素 2U 静脉滴注，滴速 60 滴 /min。10 分钟后，患者出现全身皮肤瘙痒，斑片状风疹，略高于皮肤表面，双上肢、头及颈部较严重，无呼吸困难。立即停药，给予抗过敏治疗，20 分钟后未再出现皮肤瘙痒，仍有皮肤斑片状风疹。1 日后症状好转，其余药品继续使用，未再发生类似反应。

药师点评：该患者在两药单独使用时未出现异常，但将胰岛素加入到肾康注射液后使用即出现不良反应。因中药制剂成分复杂，混合配伍时容易出现不可预期的不良反应，根据《中药注射剂临床使用基本原则》，中药注射剂禁忌与其他药品混合配伍，宜单独使用。肾康注射液说明书规定：每次 100ml q.d.，用 10% 葡萄糖注射液 300ml 稀释。使用中应防止其在 0.9% 氯化钠注射液中发生盐析作用。肾康注射液说明书要求 20~30 滴 /min，本病例滴速 60 滴 /min，滴速过快，也易导致不良反应。

案例二[43]：肾康注射液致胸骨柄处疼痛不适

案例简介：患者，男，72 岁，因"膀胱癌电切术后 6 年"于 2012 年 7 月 2 日入院。查体：T 36℃，P 86/min，R 18 次 /min，KPs（卡氏评分）80 分。诊断：膀胱癌多次电切术后复发（膀胱高级别尿路上皮癌，局灶肉瘤样癌）。考虑患者术后再次复发，给予 EL 方案（依托泊苷＋洛铂）化疗，并于 2012 年 7 月 13 日 10：00 给予 5% 葡萄糖注射液 300ml+ 肾康注射液 100ml。输注肾康注射液约 20 分钟，患者出现胸骨柄处疼痛不适,考虑既往有心脏病病史,给予速效救心丸含服后症状无缓解,诉头晕、恶心、呕吐,心电监护显示各项生命体征正常。急查心电图提示:窦性心律,陈旧性下壁心肌梗死。排除心脏病所致心绞痛发作,考虑药品不良反应,立即停用肾康注射液。给予地塞米松注射液 10mg i.v.,盐酸异丙嗪注射液 25mg i.m.。2012 年 7 月 13 日 10:40 患者胸骨柄处疼痛感稍有缓解,心电监护各项生命体征正常。次日 9:30 患者胸骨柄前疼痛及不适消失。

药师点评:与肾康注射液同时使用的前一组输液为托烷司琼,已使用 3 日,患者未出现上述症状。肾康注射液使用时滴速也按照说明书规定每分钟 20~30 滴。肾康注射液主要成分为大黄、丹参、红花、黄芪,适用于慢性肾功能衰竭的治疗。常见的不良反应是在静脉滴注过程中偶有发红、疼痛、瘙痒、皮疹等局部刺激症状和口渴现象。既往的文献中有肾康注射液致过敏反应、热原反应的报道,尚未见肾康注射液致心前区疼痛的报道。

案例三[44]:肾康注射液致头晕

案例简介:患者,男,55 岁,以"切除右前臂动静脉瘘"收入院。于 2014 年 2 月 21 日在外院行肾移植术,术程顺利,术后予抗炎、免疫抑制剂、循环补液及保护胃黏膜等治疗,术后肾功能基本恢复正常。此次术后次日给予肾康注射液 100ml+10% 葡萄糖注射液 300ml 改善肾功能,滴注 15 分钟后患者诉头晕,考虑药品不良反应所致。立即停用肾康注射液,余治疗同前,未再出现头晕现象。

药师点评:静脉滴注肾康注射液约 15 分钟后感头晕,停药后继续使用其他药物,未再出现类似反应,故考虑为肾康注射液所致药品不良反应。滴注速度过快易造成局部药物浓度过高,对敏感患者可能造成输液反应是中药注射剂引起不良反应的原因之一。而且,药品不良反应在给药前 30 分钟内发生的占 83.3%,故给药的前 30 分钟合理控制滴速尤为关键。临床静脉滴注肾康注射液时应注意询问患者药物过敏史;单独使用一次性精密过滤输液器;

严格控制输液速度、用药剂量；初次使用前 30 分钟内密切观察用药反应，出现异常立即停药并对症处理；注意配伍禁忌，本品禁止与其他药物在同一容器（包括输液管内）混合使用，配制药物时不同药物应使用不同注射器、避免因操作不当造成污染，输液过程中注意间隔，确保用药安全。

参考文献

［1］高维娟. 黄芪注射液临床应用研究进展 [J]. 承德医学院学报，2014，31 (002): 129-131.

［2］李惠，李建成，李静，等. 黄芪注射液联合化疗治疗胃癌的临床观察 [J]. 科技信息，2012 (28): 456-456.

［3］赵晓红，罗广立. 喜炎平联合黄芪治疗轮状病毒性肠炎的临床观察 [J]. 当代医学，2012，18 (015): 140-141.

［4］颜培花，严媚，王学梅，等. 黄芪注射液对儿童急性淋巴细胞白血病近期预后的影响 [J]. 中国当代儿科杂志，2014，016 (002): 141-146.

［5］吕碧华. 黄芪注射液与多种药物配伍情况分析 [J]. 海峡药学，2008，020 (008): 11-12.

［6］杨顺芳. 丹参与黄芩注射液存在配伍禁忌 [J]. 西南国防医药，2013 (07): 796-796.

［7］赵跃恒，魏艳芳，常姗. 黄芪注射液致过敏反应 1 例 [J]. 药物流行病学杂志，2014，023 (006): 367-367.

［8］王瑞明. 黄芪注射液致高热、寒战为主的过敏反应 1 例 [J]. 临床合理用药杂志，2013，006 (002): 24-24.

［9］何文涓，袁志坚，何晓升. 黄芪多糖的药理作用研究进展 [J]. 中国生化药物杂志，2012 (05): 692-694.

［10］刘海晔，周洁. 注射用黄芪多糖联合化疗减毒增效 96 例临床观察 [J]. 天津药学，2007 (2): 31-33.

［11］张雁，张永强，李淑芳. 骨痨敌注射液致过敏反应 1 例 [J]. 临床肺科杂志，2012，17 (011): 2125-2125.

［12］李种泰. 鹿茸精注射液穴位注射治疗四肢逆冷 55 例 [J]. 中国针灸，2005，25 (005): 354-354.

［13］夏晓峰. 鹿茸精注射液穴位注射治疗阳痿 23 例 [J]. 中医外治杂志，

2001, 10 (02): 32.

［14］董汉明. 鹿茸精注射液致紫癜型药疹 1 例报告 [J]. 岭南皮肤性病科杂志, 1998, 005 (002): 9.

［15］岑维璠. 肌注鹿茸精注射液引起过敏反应 1 例报告 [J]. 广西中医药, 1982 (5): 38.

［16］徐淑华, 刘生友. 生脉注射液的药理作用研究进展 [J]. 中国药事, 2010, 24 (4): 405-407.

［17］黄培芬. 生脉注射液临床应用及不良反应的文献研究 [J]. 中国民族民间医药, 2015, 24 (06): 97-98.

［18］金育忠, 达朝亮. 生脉注射液致不良反应 5 例 [J]. 中国药物警戒, 2009, 6 (06): 375-376.

［19］冷鹏. 生脉注射液不良反应 1 例及原因分析 [J]. 中国药物应用与监测, 2004, (04): 4

［20］周国强. 生脉注射液的不良反应及原因分析 [J]. 海峡药学, 2010, 22 (06): 243-244.

［21］廖巧, 邢蓉. 参芪扶正注射液的药理作用和临床应用研究进展 [J]. 中国药房, 2016, 27 (24): 3455-3456.

［22］赵咏梅, 贺国文, 张红燕. 参芪扶正注射液致过敏性休克 1 例报告 [J]. 贵阳中医学院学报, 2014, 36 (02): 142-143.

［23］运乃茹. 参麦注射液药理及临床研究进展 [J]. 河北中医, 2011, 33 (08): 1253-1255.

［24］宋雪莲, 王爱霞. 参麦注射液治疗慢性心力衰竭疗效观察 [J]. 华北煤炭医学院学报, 2010, 1: 80-81.

［25］佟家龙. 参麦注射液治疗充血性心力衰竭的临床观察 [J]. 中国民康医学, 2010 (10): 1256-1256.

［26］王彩霞, 张国兰, 宋业华. 参麦注射液治疗病毒性心肌炎的临床分析 [J]. 中国医学创新, 2010 (16).

［27］张东涛, 陈喜珊, 何文贞. 参麦注射液治疗急性脑梗死的临床研究 [J]. 河北医学, 2005, 11 (009): 792-794.

［28］黄常江, 刘俊波, 蔡凯, 等. 参麦注射液联合化疗治疗晚期乳腺癌 30 例临床观察 [J]. 中国中医药科技, 2009, 16 (002): 144-145.

［29］黎颖然, 潘泰先. 170 例参麦注射液不良反应文献分析 [J]. 中国药物警戒, 2010, 7 (10): 623-625.

［30］张宇, 宋晓兵, 王元春. 1 例参麦注射液致剥脱性皮炎的药物不良反应分析 [J]. 中国执业药师, 2016, 13 (10): 54-55.

［31］ 胡兰兰，孔飞飞，郭良君. 静脉滴注参麦注射液致疑似罕见不良反应
1 例 [J]. 药学实践杂志, 2015, 33 (02): 190.

［32］ 张秋梅，张吉，于德民，等. 人参糖肽治疗 2 型糖尿病的临床观察 [J].
中国现代医学杂志, 2003, 13 (06): 59-62.

［33］ 程甘露. 温阳通痹汤联合薄芝菌注射液治疗局限性硬皮病 32 例观
察 [J]. 实用中医药杂志, 2015, 31 (06): 498-499.

［34］ 邓起，王丽. 薄芝菌注射液联合米诺地尔溶液治疗斑秃临床观察 [J].
中国中西医结合皮肤性病学杂志, 2010, 9 (01): 37-38.

［35］ 朱晨晨. 参附注射液临床应用的研究进展 [J]. 海峡药学, 2016, 28 (08):
115-116.

［36］ 毛敏，陈超，朱立平，等. 参附注射液辅助治疗肿瘤的研究进展 [J]. 中
国药房, 2010, 21 (44): 4220-4222.

［37］ 朱金墙，梁钰彬，华声瑜，等. 参附注射液的成分及其对心血管系统
的药理作用研究进展 [J]. 中成药, 2014, 36 (04): 819-823.

［38］ 吴朝霞，付世龙. 参附注射液致不良反应 130 例文献分析 [J]. 中国药房,
2014, 25 (16): 1496-1498.

［39］ 程斌. 参附注射液致不良反应 1 例 [J]. 中国医院药学杂志, 2009, 29 (13):
1151.

［40］ 李素娟，胡琪. 参附注射液致不良反应 1 例 [J]. 医药导报, 2011, 30 (增):
253.

［41］ 楚加元. 肾康注射液药理及临床研究进展综述 [J]. 现代中药研究与实
践, 2014, 28 (02): 76-78.

［42］ 刘蔚红，高永丽，宋晓红. 肾康注射液不良反文献概述 [J]. 中国药物
滥用防治杂志, 2016, 22 (02): 113-114.

［43］ 韩毅音，裴保香，王洪刚. 肾康注射液与普通胰岛素注射液合用致过
敏反应 [J]. 中国药物应用与监测, 2011, 8 (02): 128-130.

［44］ 许彩燕，俞惠翻，郑燕红. 肾康注射液静脉滴注致药品不良反应 2 例 [J].
中国药业, 2015, 24 (20): 98.

第六章

抗肿瘤类中药注射剂的合理应用

　　肿瘤严重威胁人类健康,近年来恶性肿瘤发病率呈上升趋势,抗肿瘤中药注射剂亦被广泛研究和应用。中药注射剂是指以中医药理论为指导,采用现代科技手段,从中药或天然药物的单方或复方中提取的有效物质制成的无菌溶液、混悬液或临用前配成溶液的灭菌粉末,供注入体内用的制剂,具有生物利用度高、起效快的特点,广泛应用于临床,在特定疾病的治疗中发挥重要作用,尤其是在肿瘤的治疗方面有着独特的治疗优势,占据着不可或缺的地位。

　　思考题:

　　一、艾迪注射液可能发生的不良反应有哪些?

　　二、复方苦参注射液的用药注意事项是什么?

一、艾迪注射液

　　【药物组成】斑蝥、人参、黄芪、刺五加。

　　【功能主治】消瘀散结,清热解毒。用于原发性肝癌,肺癌,直肠癌,恶性淋巴瘤,妇科恶性肿瘤等。

　　【方解】[1]方中斑蝥味辛、性热,善攻毒蚀疮、破瘀散结,为君药。人参大补元气,黄芪补脾益肺,刺五加补脾益肾,相须为用,可补气扶正,使全方破瘀解毒而不伤正,并可防止瘀毒扩散,共为臣药。四药合用,共奏消瘀散结、益气解毒之功。

【临床应用】适用于原发性肝癌、肺癌、肠癌、鼻咽癌、泌尿系统肿瘤、妇科肿瘤及恶性淋巴瘤等多种肿瘤的治疗及术后的巩固,也可与化疗药物配合使用。

【不良反应】偶有面红、荨麻疹、发热等,个别患者有心悸、胸闷、恶心等反应,一般给予对症处理即可。

【禁忌】孕妇及哺乳期妇女禁用。

【注意事项】

1. 首次用药应在医师指导下,给药速度开始宜 15 滴 /min;30 分钟后如无不良反应,给药速度控制在 50 滴 /min。

2. 如有不良反应发生应停药并作相应处理。再次应用时,艾迪注射液用量从 20~30ml 开始,加入 0.9% 氯化钠注射液或 5%~10% 葡萄糖注射液 400~450ml,同时可加入地塞米松注射液 5~10mg。

3. 因本品含有微量斑蝥素,外周静脉给药时可对注射部位静脉有一定刺激,可在静脉滴注本品前后给予 2% 利多卡因 5ml 加入 0.9% 氯化钠注射液 100ml 静脉滴注。

【药物相互作用】艾迪注射液宜单独使用,不宜与其他药品混合配伍使用;与多烯磷脂酰胆碱混合会发生黄色混浊,不宜配伍,输液接瓶时应使用 5% 葡萄糖注射液冲瓶后再续瓶。临床在使用本品时,应谨慎联合用药;如确需联合其他药品,医护人员应谨慎考虑联合药品与艾迪注射液的时间间隔以及药物相互作用等因素。

【用法用量】静脉滴注,每次 50~100ml,加入 0.9% 氯化钠注射液或 5%~10% 葡萄糖注射液 400~450ml 中,一日 1 次,15 日为 1 个周期,周期间间隔 3 日,连用 2 个周期为 1 个疗程。晚期恶病质患者可连用 30 日。

【剂型规格】注射液:每支装 10ml。

【医保】《国家基本医疗保险、工伤保险和生育保险药品目录》(2021 年版)医保乙类,限二级及以上医疗机构中晚期癌症。

【典型案例与分析】

案例一[2]: 艾迪注射液致过敏反应

案例简介: 患者, 男, 82 岁, 因"肺癌"给予 10% 葡萄糖注射液 250ml 加艾迪注射液 50ml 静脉滴注, 一日 1 次, 无不适反应。第 3 日再次给予 5% 葡萄糖注射液 450ml 加本品 50ml 静脉滴注, 输注 5 分钟后, 患者全身皮肤瘙痒、发红。第 4 日患者腹部及四肢皮肤表面出现红色斑丘疹, 高出皮肤表面, 部分融合成片, 瘙痒加重。立即肌内注射异丙嗪 25mg, 口服氯苯那敏片, 症状无明显改善。第 5 日静脉给予地塞米松和葡萄糖酸钙注射液, 并口服酮替芬片, 外用炉甘石洗剂。患者腹部及四肢皮肤表面的斑丘疹逐渐由红色转变为深紫红色, 压不褪色, 呈出血性皮疹。持续治疗 8 日, 出血疹逐渐消退, 瘙痒消失, 出疹区皮肤出现色素沉着。

药师点评: 此病例前 2 日艾迪注射液的溶媒剂量与说明书推荐的不符, 艾迪注射液 50ml 溶于 250ml 溶媒, 高于说明书推荐的给药浓度, 浓度过高可能使微粒数增加、微粒变大, 从而增加栓塞、肉芽肿、静脉炎及过敏反应的发生率。该患者使用艾迪注射液后出现过敏反应, 可能与给药浓度过高有关。

案例二[3]: 艾迪注射液致静脉炎

案例简介: 患者, 女, 48 岁, 主因"肾癌综合治疗 8 月余, 腹胀 2 周", 为复查及进一步中西医结合治疗于 2015 年 8 月 11 日收入院。患者于 2014 年 12 月无明显诱因出现无痛、全程肉眼血尿, 伴血块, 就诊于当地医院, 诊断右肾癌肺转移, 行腹腔镜下右肾癌根治术。病理: 乳头状肾细胞癌 + 集合管癌。后行 1 次细胞免疫治疗(具体不详)。2 周前出现腹胀、纳差、嗳气, 偶有呕吐, 内容物为白色泡沫样痰涎。患者既往体健, 无特殊用药史。无食物药物过敏史。入院体检: T 36.2℃, P 96 次/min, R 18 次/min, BP 138/100mmHg。腹膨隆, 右 12 肋下可见约 20cm 陈旧性术后瘢痕, 愈合好。移动性浊音(+)。心率 96 次/min, 律齐, 心脏各瓣膜未闻及病理性杂音。余检查生理反射存在, 病理反射未引出。肿瘤患者生活质量评分(QOL)51 分(良好)。诊断: 右肾癌肺转移、盆腔积液、腹腔积液。入院后,于 8 月 13—14 日给予艾迪注射液 100ml+0.9% 氯化钠注射液 400ml,静脉滴注,一日 1 次,消瘀散结;8 月 11—17 日给予托拉塞米注射液 10μg 入壶 0.9% 氯化钠注射液 100ml,静脉滴注,一日 1 次,利尿。患者第 1 日静脉滴注艾迪注射液起始速度为 15 滴 /min,输注 30 分钟后无明显不良反应,调整滴速 50 滴 /min,治疗顺利结束。第 2 日早上 8 时左右开始静脉滴注艾迪注射液,滴速 40 滴 /min,10 时左右患者左侧输液手臂从手背至腕部沿输液静脉呈现紫红色反应,无肿胀,无渗出,患者诉左上肢隐痛,无麻木感,无活动受限等,并表示可以忍耐继续输液。考虑药物所致静脉炎可能性大,予立即停药处置。30 分钟后左上肢疼痛基本消失。后续治疗中停用艾迪注射液,如常使用托拉塞米注射液,再无类似症状出现。

药师点评:该例反应为输液所致静脉炎较轻阶段,给予及时停药,未出现严重后果。患者在输注托拉塞米注射液时未见任何不良反应,因此可排除温度和无菌操作技术问题。艾迪注射液的给药剂量、药液浓度、滴速等均符合药品说明书规定,考虑艾迪注射液产生静脉炎为药物本身导致的刺激性可能性较大。

二、蟾酥注射液

【药物组成】蟾酥。

【功能主治】清热解毒。可作为抗肿瘤辅助用药。用于恶疮,瘰疬,咽喉肿痛及各种牙痛。

【临床应用】用于急性、慢性化脓性感染;作为抗肿瘤、抗放射辅助用药,有改善全身状况、恢复细胞免疫功能、提升白细胞等作用,对白血病、食管癌、贲门癌、胃癌、肺癌、乳腺癌、肠癌有显著疗效;用于肺结核、骨结核、附睾结核、淋巴结核病和淋巴结核等,抢救呼吸及循环衰竭。《本草汇言》:"蟾酥,疗疔积,消臌胀,解疔毒之药也。能化解一切瘀郁壅滞诸疾,如积毒、积块、积脓,内疗痈肿之证,有攻毒之功也"。《本草便读》:"善开窍辟恶搜邪,惟诸闭证救急方中用之,以开其闭"。

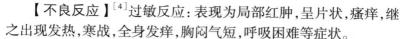

【不良反应】[4]过敏反应：表现为局部红肿,呈片状,瘙痒,继之出现发热,寒战,全身发痒,胸闷气短,呼吸困难等症状。

【禁忌】

1. 对本品有过敏或严重不良反应病史者禁用。

2. 孕妇及哺乳期妇女禁用。

【注意事项】用药期间,告知患者饮食宜清淡,忌辛辣、生冷食物,禁食鱼腥发物。有使用强心苷类药物的患者应主动告知医生,以免发生中毒反应。过敏体质或既往有药物过敏史的患者应告知医务人员。

【药物相互作用】[5]蟾酥注射液宜单独使用,不宜与其他药品混合配伍使用。本品与阿托品、去乙酰毛花苷混合会出现理化、药理、药动学、药效学等方面的配伍禁忌,与地高辛、洋地黄毒苷配伍,致毒性、不良反应增加,与氟尿嘧啶配伍疗效和稳定性显著降低,均不宜配伍。

【用法用量】肌内注射:一次 2~4ml,一日 2 次。静脉滴注:一次 10~20ml,用 5% 葡萄糖注射液 500ml 稀释后缓慢滴注,一日 1 次。抗感染,7 日为一个疗程;抗肿瘤,30 日为一个疗程;或遵医嘱。

【剂型规格】注射液:每支装 2ml、10ml。

【典型案例与分析】

案例一[2]:蟾酥注射液致过敏反应

案例简介:患者,男,58 岁,行左侧自发性气胸胸腔闭式引流术后 48 日入院。患者 48 日前因剧烈咳嗽,突然出现左侧胸闷、气短、呼吸困难,紧急拍片显示:左侧自发性气胸。行胸腔闭式引流、抗炎治疗 48 日后仍漏气。既往无药物过敏史。入院查体:体温 37.0℃,脉搏 100 次 /min,血压 100/80mmHg。口唇轻度发绀,气管居中,左侧胸廓塌陷,肋间隙变窄,左肺呼吸音弱,引流液呈黄绿色混浊,血常规检查结果:白细胞 14.1×10^9/L,中性粒细胞百分比 84.4%,淋巴细胞百分比 11.9%,红细胞 4.58×10^{12}/L,血红蛋白 152g/L。入院后第 1 日静脉滴注蟾酥注射液 10ml。入院后第 3

日,在输注本药过程中出现穿刺部位红肿,呈片状,局部痒,全身无皮疹。停止输液后,局部红肿逐渐消退,约 1 小时后出现发热、寒战、全身发痒、胸闷气短、呼吸困难,体温 39.0℃,脉搏 140 次 /min,血压 120/90mmHg,双肺可闻及哮鸣音,心率 140 次 /min。即刻给予持续低流量吸氧、肌内注射异丙嗪 25mg、静脉滴注地塞米松 10mg 后体温逐渐下降,心率减慢,呼吸困难明显缓解,约 30 分钟后恢复正常,全身症状消失。

药师点评:在使用蟾酥注射液前,应详细询问患者既往用药情况和过敏史,对个人或家庭有过敏史者,应慎重用药,对本品过敏者禁用。蟾酥注射液说明书明确规定 10~20ml 应用 5% 葡萄糖注射液 500ml 稀释后缓慢滴注。在静脉滴注过程中,应按照说明书要求严格控制滴速,避免因滴速过快引起局部血管刺激性疼痛。首次使用时,滴速宜控制在 20~30 滴 /min,如无不良反应,可逐渐加速至 40~50 滴 /min。该药易引起皮疹、瘙痒等过敏反应,用药期间应密切观察并及时询问,用药后应密切观察短时间内患者的临床反应,并时刻备齐肾上腺素、地塞米松、异丙嗪等抗休克、抗过敏药物。不宜与其他药物同瓶滴注。

案例二[6]:蟾酥注射液致血管红肿

案例简介:患者,男,22 岁,因"左膝关节红肿疼痛 10 天"于 2003 年 3 月 15 日入院。患者既往体健,无药物过敏史。查体:T 38.5℃,P 96 次 /min,R 20 次 /min,BP 120/80mmHg。皮肤黏膜无黄染,颈软,全身浅表淋巴结未触及,双肺听诊未闻及干、湿啰音。心率 96 次 /min,律齐,各瓣膜听诊区未闻及病理性杂音,腹软,腹部无压痛、反跳痛,肝脾肋下未及,肠鸣音正常,双下肢无明显水肿,血、尿、便常规正常。初步诊断为左膝关节炎。入院当日给予蟾酥注射液 10ml 加入 5% 葡萄糖液 500ml 中静脉滴注,静脉滴注 10 分钟时发现输液部位血管呈暗红色,沿血管走行方向至肘部,略高于皮肤表面,疼痛、刺痒,更换液体 5 分钟后症状完全消失。连续使用 3 次,每次均发生上述血管红肿现象,遂停用该液体。

药师点评:蟾酥注射液是蟾酥提纯的水溶性提取物,其有效成分是吲哚碱衍生物。药理研究表明,蟾酥具有抗感染、提高机体免疫功能的作用,对细胞免疫和体液免疫均具有显著的调节作用,临床用于急、慢性化脓性感染治疗,亦可作为抗肿瘤的辅助用药。蟾酥注射液在体内半衰期很短,临床应用不良反应较少。此例患者出现血管红肿现象,为用药局部药物浓度过高、药物直接作用于血管壁刺激所致。

三、复方苦参注射液

【药物组成】苦参、白土苓。

【功能主治】清热利湿,凉血解毒,散结止痛。用于湿热瘀毒内结所致的癌性疼痛、出血。

【方解】[1]方中苦参味苦性寒,以清热利湿、解毒散结为主要功效,主治心腹结气,癥瘕积聚,为君药。白土苓具有清热利湿、解毒消肿之功,为臣药,辅佐君药加强清热利湿、解毒散结的作用。两药合用,共奏清热利湿、解毒消肿、散结止痛之效。

【临床应用】癌性疼痛,出血。症见灼热疼痛,出血,口苦、口干而不多饮,身热不扬,食欲缺乏,便溏或便秘,小便黄赤,舌红,苔黄腻,脉滑数或弦脉。

【不良反应】文献报道偶有头晕、便秘、恶心、过敏等,有速发型和迟发型。

【禁忌】严重心肾功能不全者慎用。

【注意事项】

1. 首次用药应在医师指导下使用。根据病情可以用 0.9% 氯化钠注射液 250~500ml 稀释应用。给药速度开始每分钟不宜超过 40 滴,30 分钟后如无不良反应,给药速度可控制在 60 滴 /min。

2. 哺乳期妇女慎用。

3. 本品不宜加入其他药物混合使用。如需与其他药品联合使用,应注意与本品用药时间的间隔,输液器应单独使用。

4. 配液时应在洁净条件下进行,输液室使用精密药液过滤器。

5. 使用过程中应密切观察患者的反应。在静脉滴注初始 30

分钟应加强监护,如发现不良反应,应及时停药,处理遵医嘱。本品是中药制剂,应按规定条件储存,使用前应对光检查,若出现混浊、沉淀、变色或瓶身破损等情况,均不能使用。

6. 常温下保存,忌冷冻及高温。

【药物相互作用】[5]复方苦参注射液建议单独使用;有报道本品与 5% 葡萄糖注射液配伍可出现颗粒状乳黄色沉淀物,与 5% 葡萄糖注射液、10% 葡萄糖注射液配伍后 pH 较低,10% 葡萄糖注射液溶解后的不溶性微粒数超出《中华人民共和国药典》规定的范围,但也有文献报道认为与 5% 葡萄糖注射液、10% 葡萄糖注射液配伍稳定性尚可,仅个别批次不溶性微粒数超出《中华人民共和国药典》规定,可能与操作有关,可以配伍,但不如 0.9% 氯化钠注射液稳定。因此,建议临床使用本品时溶媒应首选 0.9% 氯化钠注射液。因尚无可靠数据证实复方苦参注射液与其他药物的配伍相容性,从安全用药的角度考虑,不建议本品与其他药物配伍使用。

【用法用量】肌内注射,一次 2~4ml,一日 2 次;静脉滴注,一次 12ml,用 0.9% 氯化钠注射液 200ml 稀释后应用,一日 1 次。儿童酌减,全身用药总量 200ml 为一个疗程,一般可连续使用 2~3 个疗程。

【剂型规格】注射液:每支装 2ml、5ml。

【医保】《国家基本医疗保险、工伤保险和生育保险药品目录》(2021 年版)医保乙类,限二级及以上医疗机构中晚期癌症。

【典型案例与分析】

案例一[2]:复方苦参注射液致过敏反应

案例简介:患者,女,56 岁,因"乳腺癌肝脏转移"收住院。入院后给予 0.9% 氯化钠注射液 200ml 加复方苦参注射液 20ml 静脉滴注,一日 1 次。第 4 日输液 30 分钟时,患者全身寒战、口唇及面部发绀,持续 10 分钟后高热,体温达 39℃,立即更换液体及输液器,给予地塞米松 10mg 加 50% 葡萄糖酸钙 10ml 静脉注射,异丙嗪 25mg 肌内注射,同时给予吸氧、保暖及物理降温,1 小时后症状缓解,体温降至 37.8℃。

药师点评:此病例中患者使用的复方苦参注射液的剂量、给药浓度均与说明书推荐的不符。超剂量使用、给药浓度过高等均可使中药注射剂的不溶性微粒增多,导致静脉炎、肉芽肿、血管栓塞、过敏反应、热原样反应,严重的甚至危及生命。

案例二[7]:复方苦参注射液致胃肠道反应

案例简介:患者,女,57 岁,因"纵隔肿瘤"于 2001 年 6 月 2 日入院。住院期间予复方苦参注射液 20ml 加入 5% 葡萄糖注射液 250ml 静脉滴注,一日 1 次。用药至第 12 日,输液到 15 分钟,约静脉滴注完一半,患者出现恶心、呕吐,同时吐出带有臭味的胃内容物。立即停止输液,用西咪替丁注射液 0.2g 加地塞米松注射液 10mg 静脉注射,经治疗后病情迅速好转,不再恶心、呕吐,患者也能安静平卧。第 13 日再使用复方苦参注射液静脉滴注,出现同样症状,立即停止输液,用西咪替丁注射液 0.2g 加地塞米松注射液 10mg 静脉注射,后停用复方苦参注射液,未再见胃肠道反应,确定为复方苦参注射液的不良反应。

药师点评:复方苦参注射液是苦参提取物苦参碱、氧化苦参碱、槐定碱等组成的一类新型中药制剂,是一类既有良好的抗癌效应,又有缓解疼痛作用的抗癌新药。其不良反应偶有报道,主要的不良反应有头晕、便秘、恶心、过敏等,有速发型和迟发型两类。此病例中患者使用的复方苦参注射液的剂量、溶媒均与说明书推荐的不符,应严格按照说明书推荐用法使用。临床应用复方苦参注射液时应注意观察其药品不良反应。

四、华蟾素注射液

【药物组成】华蟾蜍毒素,主要含吲哚类总生物碱。

【功能主治】消肿,止痛,解毒,提高机体免疫功能,增强化疗药物抗癌作用,降低毒副反应,减轻或改善全身症状。合用或单独用于中晚期乳腺癌、胃癌、食管癌、肺癌、肝癌等。

【临床应用】消肿、止痛、解毒。用于中晚期肿瘤、慢性乙型肝炎等。

【不良反应】个别人有轻度恶心,用药量过大或两次用药间隔不足 6~8 小时,给药 30 分钟后出现发冷现象。

【禁忌】避免与强效兴奋心脏药物配伍。

【注意事项】

1. 本品局部吸收缓慢,注射部位有刺痛感,少数患者有恶心、畏寒反应。

2. 应用时应注意观察患者的心脏功能,避免与氨茶碱、异丙肾上腺素等同时应用。

【药物相互作用】[5]本品不宜与其他药物混合同时滴注。本品与乳酸钠林格注射液、肾上腺素、去甲肾上腺素、间羟胺等存在配伍禁忌,应避免混合使用。

【用法用量】

1. 肌内注射　一次 2~4ml,一日 2 次。

2. 静脉滴注　一次 10~20ml,用 5% 葡萄糖注射液 500ml 稀释后缓缓滴注,用药 7 日,休息 1~2 日,4 周为一个疗程,或遵医嘱。

【剂型规格】注射液:2ml、5ml、10ml。

【医保】《国家基本医疗保险、工伤保险和生育保险药品目录》(2021 年版)医保甲类,限癌症疼痛且吞咽困难者。

【典型案例与分析】

案例一[2]:华蟾素注射液致过敏性休克

案例简介:患者,女,47 岁,因 "原发性肝癌切除后复发" 给予华蟾素注射液 20ml 加入 5% 葡萄糖注射液 250ml 中静脉滴注,静脉滴注后 3 分钟出现恶心、呕吐,继而口唇发麻、腹痛、有便意、面色苍白、全身瘙痒、烦躁、头昏、血压下降至 55/38mmHg,诊断为过敏性休克。立即停药,给予吸氧、肾上腺素注射液 1mg 皮下注射、盐酸异丙嗪注射液 12.5mg 肌内注射、地塞米松 5mg 静脉注射等治疗,症状逐渐缓解。

药师点评:此病例中,患者使用的华蟾素注射液的给药浓度

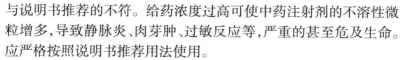

与说明书推荐的不符。给药浓度过高可使中药注射剂的不溶性微粒增多，导致静脉炎、肉芽肿、过敏反应等，严重的甚至危及生命。应严格按照说明书推荐用法使用。

案例二[8]：华蟾素注射液致寒战

案例简介：患者，男，38 岁，因"乙型肝炎"于 2002 年 6 月 5 日收入院。查体：T 37.5℃，P 85 次 /min，R 19 次 /min，BP 104/72mmHg。6 月 7 日给予华蟾素注射液 20ml 加 5% 葡萄糖注射液 500ml 静脉滴注，患者以往均无过敏史。当滴注 20 分钟后，患者出现畏寒、颤抖，继而恶心、呕吐、面色苍白、表情呆板。体检：T 41.3℃，P 112 次 /min，R 24 次 /min，BP 70/40mmHg。立即停用华蟾素，给予 10% 葡萄糖注射液 250ml 加地塞米松 5mg、山莨菪碱 10mg、多巴胺 60mg 静脉滴注，同时静脉注射 10% 葡萄糖酸钙 10ml，肌内注射复方氨基比林 2ml，30 分钟后症状逐渐好转，观察 2 小时后恢复正常。

药师点评：华蟾素注射液有明显的抗肿瘤和抑制乙肝病毒复制的作用，主要用于中、晚期癌症及乙型肝炎患者。该患者在使用华蟾素注射液前无不良反应，停该药后亦无类似反应出现，考虑此反应为华蟾素注射液所致。故临床用此药时除了应该严格掌握药物剂量、输液浓度、滴注速度，还应密切观察药物过敏反应的发生。一旦发生过敏反应，应立即停药并采取相应的抗过敏措施，以保证患者的用药安全。

五、康艾注射液

【药物组成】黄芪、人参、苦参素。

【功能主治】益气扶正，增强机体免疫功能。用于原发性肝癌、肺癌、直肠癌、恶性淋巴瘤、妇科恶性肿瘤；各种原因引起的白细胞低下及减少症，以及慢性乙型肝炎的治疗。

【方解】[1]方中黄芪补益脾肺、益气升阳、固表止汗，为君药；人参大补元气、补脾益肺、固脱生津、安神增智，为臣药；苦参素清热燥湿，祛风利尿，为佐药。诸药相配，共奏益气扶正、调节免疫、祛邪之功。

【临床应用】主要用于原发性肝癌、非小细胞肺癌、大肠癌、胃癌、食管癌、恶性淋巴瘤、妇科肿瘤、乳腺癌、恶性胸腔积液、放射性肺损伤等。

【不良反应】临床偶见过敏现象,如寒战、发热、轻度恶心和轻度静脉炎。

【禁忌】禁止和含有藜芦的制剂配伍使用。

【注意事项】过敏体质、有药物过敏史的患者慎用。

【药物相互作用】[5]康艾注射液宜单独使用,不宜与其他药品混合配伍使用;禁止与含有藜芦的制剂配伍使用。

【用法用量】缓慢静脉注射或滴注,一日 40~60ml,分 1~2 次,用 5% 葡萄糖注射液或 0.9% 氯化钠注射液 250~500ml 稀释后使用。30 日为一个疗程。

【剂型规格】注射液:每支装 10ml。

【医保】《国家基本医疗保险、工伤保险和生育保险药品目录》(2021 年版)医保乙类,限二级及以上医疗机构,说明书标明恶性肿瘤的中晚期治疗。

【典型案例与分析】

案例一[2]:康艾注射液致过敏反应

案例简介:患者,女,40 岁,因"双侧卵巢肿瘤"给予本品 200ml 静脉滴注,一日 1 次,控制滴速 20~40 滴 /min。首次输注完毕约 1 小时后,患者双大腿前侧出现局部皮疹,尚可忍受,未经药物治疗。第 2 日继续使用本品,滴注完毕约 30 分钟后,患者出现全身红斑性皮疹,以胸、背部和大腿前后为甚,面部亦可见,伴瘙痒,体温、血压、呼吸、脉搏等均正常。停止使用本品后给予氯苯那敏片和维生素 C 片口服,4 日后症状消失。

药师点评:此病例中患者使用的康艾注射液的给药剂量及浓度与说明书推荐的不符。超剂量使用、给药浓度过高均可使中药注射剂的不溶性微粒增多,导致过敏反应、过敏性休克,严重的甚至危及生命。本品不良反应以速发型过敏反应为主,使用本品前应详细询问患者过敏史,临床监护中应特别注意观察用药过程中

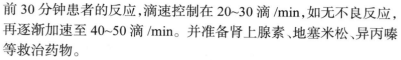

前 30 分钟患者的反应,滴速控制在 20~30 滴 /min,如无不良反应,再逐渐加速至 40~50 滴 /min。并准备肾上腺素、地塞米松、异丙嗪等救治药物。

案例二[9]:康艾注射液致四肢麻木

案例简介:患者,男,60 岁,因"胃癌术后 7 个月,要求复查"于 2012 年 5 月 10 日入院。患者既往无食物、药物过敏史,于 7 个月前在我院门诊行胃镜检查提示为胃恶性肿瘤,于 2011 年 10 月 5 日在全麻下行胃癌根治术。2012 年 1 月 13 日患者于门诊行腹部检查考虑胃癌术后伴肝、双肾转移,于 2012 年 1 月 16 日、2012 年 2 月 9 日、2012 年 3 月 25 日换用 XELOX 方案(卡培他滨联合奥沙利铂)化疗 3 次,化疗过程中及化疗后患者无明显不适。查体:T 36.8℃,P 79 次 /min,R 19 次 /min,血压 100/65mmHg。四肢活动自如。血常规:白细胞 3.33×10^9/L,血红蛋白 106g/L,血小板 104×10^9/L;血生化:GPT 46IU/L,GOT 80IU/L;腹部 B 超示肝囊肿,肝回声略粗,胆胰脾双肾扫查未见异常,腹腔未见肿大淋巴结;心电图正常;胸部 X 线检查示椎体改变、肺无明确实质性病变。予康艾注射液抑制肿瘤生长、升白细胞(芪胶升白胶囊)、营养神经(甲钴胺片)、补液(5% 葡萄糖注射液)等处理。当日患者无不适。2012 年 5 月 11 日,患者继续静脉输注康艾注射液 40ml+5% 葡萄糖注射液 250ml,20 分钟后患者出现四肢麻木不适,无疼痛感、冷热感,活动自如,无头晕、头痛,无恶心、呕吐,无反酸、嗳气,无胸闷、心悸等,考虑为康艾注射液所致不良反应,即停用康艾注射液,并予甲钴胺营养神经。2012 年 5 月 12 日,患者诉手脚末梢发麻较前略有好转,无腹胀、腹痛,无恶心、呕吐,无反酸、嗳气等其他不适。2012 年 5 月 13 日,患者恢复正常。

药师点评:患者胃癌术后伴白细胞减少,使用康艾注射液有指征,且用法正确,用量在正常范围,使用第 2 日出现四肢局部麻木,考虑患者当日未输注其他药物,之前使用升白细胞药物及营养神经药物均无不适,药品检查亦无质量问题,故诊断为康艾注射液所致不良反应。提示临床在使用本品时应注意以下几点:

1. 须严格按照说明书规定的用法用量使用。

2. 过敏体质者慎用。

3. 输注速度宜缓慢,老人、儿童以 20~40 滴 /min 为宜,成人以 40~60 滴 /min 为宜。

4. 在用药开始 30 分钟内应密切观察,一旦出现异常,应及时停药并采取相应治疗措施,确保临床用药安全。

六、康莱特注射液

【药物组成】注射用薏苡仁油,辅料为注射用大豆磷脂、注射用甘油。

【功能主治】益气养阴,消癥散结。适用于手术前及不宜手术的原发性肺癌等恶性肿瘤。

【临床应用】适用于不宜手术的气阴两虚、脾虚湿困型原发性非小细胞肺癌及原发性肝癌。配合放、化疗有一定的增效作用。对中晚期肿瘤患者具有一定的抗恶病质和止痛作用。

【不良反应】临床偶见过敏现象,如寒战、发热、轻度恶心,使用 3~5 日后此症状大多可自然消失而适应。偶见轻度静脉炎。

【禁忌】在脂肪代谢严重失调时(急性休克、急性胰腺炎、病理性高脂血症、脂性肾病等患者)禁用。肝功能严重异常者慎用。孕妇禁用。

【注意事项】

1. 如偶有患者出现严重脂过敏现象可对症处理,并酌情停止使用。

2. 本品不宜加入其他药物混合使用。

3. 静脉滴注时应小心,防止渗漏至血管外而引起刺激疼痛;冬季可用 30℃温水预热,以免除物理性刺激。

4. 使用本品应采用一次性输液器(带终端滤器)。

5. 如发现本品出现油、水分层(乳析)现象,严禁静脉使用。

6. 如有轻度静脉炎出现,可在注射本品前和后适量(50~100ml)输注 0.9% 氯化钠注射液或 5% 葡萄糖注射液。

【药物相互作用】[5]康莱特注射液为静脉乳剂,宜单独使用,不宜与其他药品混合配伍使用。有与舒血宁注射液存在配伍禁忌的文献报道,与其他药物接瓶时建议使用5%葡萄糖注射液冲管,采用生理氯化钠溶液冲管可引起刺激性血管性疼痛,可能与薏苡仁溶解不全产生衍生物有关,具体机制有待进一步明确。

【用法用量】缓慢静脉滴注200ml,一日1次,21日为一个疗程,间隔3~5日,可进行下一个疗程。联合放、化疗时,可酌减剂量。首次使用,滴注速度应缓慢,开始10分钟滴速应为20滴/min,20分钟后可持续增加,30分钟后可控制在40~60滴/min。

【剂型规格】注射液:每瓶100ml:10g。

【医保】《国家基本医疗保险、工伤保险和生育保险药品目录》(2021年版)医保乙类,限二级及以上医疗机构中晚期肺癌或中晚期肝癌。

【典型案例与分析】

案例一[2]: 康莱特注射液致皮肤过敏反应

案例简介:患者,女,40岁,因"右下肺肿瘤"入院治疗。行右下肺全切除手术,术后一切正常,但体质较弱。后又查体发现患双侧卵巢肿瘤,因患者体力尚未恢复,不宜再次手术治疗,遂以药物治疗。给予康莱特注射液200ml,静脉滴注,一日1次,控制滴速20~40滴/min。首次输注完毕约1小时后,患者双大腿前侧出现局部皮疹,尚可忍受,未经药物治疗。第2日,遵医嘱继续使用,滴注完毕约30分钟后,患者出现全身红斑性皮疹,以胸、背部和大腿前后为甚,面部亦可见,伴瘙痒,体温、血压、呼吸、脉搏等均正常。患者既往有药物过敏史,对多数抗菌药物类过敏,手术后仅可使用环丙沙星注射液及环丙沙星片预防感染,无过敏现象发生。即停止后续治疗,给予氯苯那敏片4mg,一日3次,口服;维生素C片0.3g,一日3次,口服。4日后症状消失。

药师点评:本病例属过敏体质患者用药,用药前应详细询问患者过敏史、家族史,输液过程中宜严密监测、加强监护,如有不良反应出现,及时停止用药。

案例二[10]：康莱特注射液致过敏反应

案例简介：患者，女，73岁，因"进食梗阻20余天"于2011年2月9日来院就诊。患者主诉于2009年9月因"进食梗阻"在某院行相关检查，诊断为：食管中段癌，遂于2009年9月23日行食管癌根治术。术后病理：(食管)鳞状细胞癌，分化中等，侵及深肌层，送检切缘及上下两切端均未见癌累及，食管旁7枚淋巴结均未见癌转移。后患者未再行其他任何治疗。20余日前患者再发进食梗阻，进食干硬食物明显，目前仅能进食半流质饮食。门诊行血常规检查：白细胞3.76×10^9/L，血红蛋白96g/L。胸部CT示：考虑食管上段吻合口处肿瘤复发。颈部彩色多普勒超声示：右锁骨上窝肿大淋巴结，右颈部淋巴结可见。门诊以"中段食管癌术后复发"收入院治疗。患者既往体健，否认有药物过敏史。入院后进行肝功能、肾功能、电解质、肿瘤标志物、心电图等检查无明显异常。于2011年2月14日始行中上段食管病灶放疗，200cGy/次，每周5次；给予康莱特注射液100ml静脉滴注，每日1次。患者静脉滴注入约60ml时(约滴注20分钟)，突然出现全身发冷、寒战、大汗淋漓、呼吸急促，立即停止输注康莱特注射液，更换为0.9%氯化钠注射液静脉滴注，地塞米松注射液10mg静脉注射。患者10分钟后症状缓解，20分钟后症状消失。

药师点评：该患者既往无药物过敏史，本次治疗是在放疗后给予康莱特注射液，无其他合并用药，且输注康莱特注射液20分钟后即出现不适，和该药有明确的因果关系，考虑为康莱特注射液所引起的不良反应。患者在治疗前血红蛋白偏低，身体消瘦，患食管癌1年多，且年龄偏大，输注过程中液体滴速约60滴/min，速度偏快。以上信息提示，对于年龄较大、身体虚弱的患者，给予康莱特注射液时需要减慢液体输注速度，同时密切观察，以防出现严重药品不良反应。

七、乳腺康注射液

【药物组成】鸡血藤、地龙、丹参、拳参、莪术、瓜蒌。

【功能主治】本品有活血化瘀、理气通滞之功效。方中莪术油具有消散乳房肿块,解除痛胀的作用。适用于乳腺小叶增生症、乳腺肿瘤。

【方解】[1]方中丹参能活血祛瘀,清心除烦;莪术入肝、脾经,能行气破血,消积止痛;瓜蒌清热祛痰,宽胸散结;地龙清热息风、通络;拳参清热解毒,消肿止血;鸡血藤补血、活血、通络。诸药合用,共奏消肿散结、理气化瘀之功效。

【临床应用】用于乳腺增生、囊肿、胀痛、急性乳腺炎、乳腺小叶增生及乳腺肿瘤等乳腺疾病。

【不良反应】偶见局部炎症、过敏反应。

【禁忌】有出血倾向者禁用;孕妇及哺乳期妇女禁用。

【注意事项】当发现本品性状发生改变或产生混浊时禁用,如有挥发油析出,用前需振摇。

【药物相互作用】[5]乳腺康注射液宜单独使用,不宜与其他药品混合配伍使用;本品含丹参,有报道丹参不宜与复方氢氧化铝片、细胞色素 C 注射液、环磷酰胺、氟尿嘧啶、喜树碱钠、博莱霉素等配伍应用;在临床使用本品时,应谨慎联合用药,如确需联合其他药品,应谨慎考虑与乳腺康注射液的时间间隔以及药物相互作用等因素。

【用法用量】肌内注射:一次 2~4ml,一日 2~3 次。

【剂型规格】注射液:每支装 2ml。

【典型案例与分析】

案例[11]:乳腺康注射液致局部炎症

案例简介:3 例患者,均为女性,年龄分别为 26 岁、33 岁、49 岁,其中慢性乳腺炎 2 例,早期乳腺癌 1 例。分别肌内注射乳腺康注射液 2ml,一日 1 次,连续用药 2~4 日后注射部位局部出现红肿、硬结,直径为 5~12cm,伴有热痛。停用本品后局部用 50% 硫酸镁湿敷,并输注 5% 葡萄糖注射液 250ml+ 青霉素 800 万单位,3 日后局部炎症消失。

药师点评:乳腺康注射液主要成分为莪术、丹参、地龙、鸡血藤等,具有活血化瘀、理气通滞的功效,孕妇和月经过多者慎用。患者出现局部感染,可能与药物的纯度、患者的体质及个体差异有关。因此,在治疗过程中要密切观察患者可能出现的不良反应。一旦发现局部感染症状,要采取积极的治疗措施,以确保患者用药安全。

八、消癌平注射液(通关藤注射液)

【药物组成】通关藤。

【功能主治】能增强机体免疫功能,具有抑制肿瘤、延长荷瘤小鼠生存期的作用,同时还具有消炎、平喘、利尿等作用。

【临床应用】主要用于食管癌、胃癌、肝癌、肺癌,对大肠癌、贲门癌、宫颈癌、白血病等肿瘤亦有一定疗效,可配合放疗、化疗及手术治疗。

【不良反应】个别患者有低热、多汗、游走性肌肉关节疼痛等不适症状。

【禁忌】尚不明确。

【注意事项】用药期间忌食生冷。过敏体质者慎用。

【药物相互作用】[5] 消癌平注射液宜单独使用,不宜与其他药品混合配伍使用;临床使用本品时,应谨慎联合用药,如确需联合其他药品时,应谨慎考虑与消癌平注射液的时间间隔以及药物相互作用等因素。

【用法用量】肌内注射:一次 2~4ml,一日 1~2 次。静脉滴注:用 5% 或 10% 葡萄糖注射液稀释后滴注,一次 20~100ml,一日 1 次。

【剂型规格】注射液:2ml(肌内注射);20ml(静脉注射)。

【医保】《国家基本医疗保险、工伤保险和生育保险药品目录》(2021 年版)医保乙类,限二级及以上医疗机构中晚期癌症。

【典型案例与分析】
案例一[12]:消癌平注射液致腹泻

案例简介:患者,女,46 岁,左肺上叶占位病变切除术,术后病理为肉瘤样癌,化疗 3 个周期。2008 年 4 月复查胸部 CT 发现左侧肋骨转移,遂再次化疗 4 个周期,并于 1 个月后入院放疗。精神可,食欲、睡眠好,二便无异常。近期体重无明显变化,无明显疼痛,无胸闷、气短,无咳嗽、咳痰等。体温 36.6℃,脉搏 80 次/min,血压 120/70mmHg,呼吸 18 次/min。酌情用帕米磷酸二钠抑制骨破坏。为加强放疗效果加用消癌平注射液 60ml 加入 5% 葡萄糖注射液 500ml 中静脉滴注,一日 1 次。第 3 日患者出现腹泻,2~3 小时排便 1 次,为稀软便,暂停消癌平注射液。第 6 日患者腹泻痊愈。

药师点评:患者应用消癌平注射液后出现明显腹泻症状,并排除其他原因所致腹泻,停用此药后腹泻痊愈,提示腹泻由消癌平注射液引起。本例消癌平注射液剂量、药物浓度已按说明书推荐用法使用,患者不良反应较轻,予停药处理后,患者腹泻痊愈。提示在用药过程中,除观察患者生命体征外,同时应密切观察患者饮食、睡眠、大小便等情况,并注意鉴别不良反应发生的原因。

案例二[13]:消癌平注射液致眼睑血管神经性水肿

案例简介:患者,男,66 岁,主因"进食哽噎不顺 1 年余,加重 1 周"于 2014 年 9 月以"食管癌"入院。患者入院后根据其症状、体征及中医辨证论治给予消癌平注射液 20ml+5% 葡萄糖注射液 250ml 静脉滴注,滴速为 60 滴/min。当输注时间为 10 分钟左右时,患者突发流泪,双目红肿,按之无压痛,触诊无结节,结膜水肿无充血,无视力下降。考虑为消癌平注射液过敏,立即停药,并急测血压 120/70mmHg,心率 80 次/min,更换为 0.9% 氯化钠注射液 50ml 隔液冲管,并予盐酸苯海拉明注射液 20mg 肌内注射以抗过敏。1 小时后患者仍诉眼部不适,测血压、心率均为正常范围,继予以地塞米松磷酸钠注射液 5mg 静脉注射,并请眼科会诊以明确病情进展。会诊意见结合患者症状、体征,诊断为眼睑血管神经性水肿,予盐酸左西替利嗪片 5mg 口服,并予栀黄滴眼液滴眼。次日患者双目肿胀明显好转,未诉明显不适。

药师点评:中药注射剂出现的不良反应可归因为药物因素及患者自身因素。消癌平注射液以单味中药通关藤制备而成,化学成分主要为甾体苷类、多糖、三萜类等外源性大分子物质,经一系列如煎煮、萃取、水提醇沉等制备工艺,溶质间相互作用形成复合不溶性成分,易对注射剂效果造成一定影响。此外,消癌平注射液中还存在大量鞣质成分,更易与血浆蛋白结合形成高致敏原,诱发严重的药品不良反应。对于初次使用或过敏体质的患者,特别是老年人,更应密切监测生命体征,一旦出现药品不良反应,立即停药并给予急救等相关处理措施。

九、鸦胆子油乳注射液

【药物组成】精制鸦胆子油;辅料:精制豆磷脂、甘油。

【功能主治】用于热毒瘀阻所致的消化道肿瘤、肺癌、脑转移癌。

【临床应用】对消化系统肿瘤、肺癌等,能改善临床症状,主要表现为缓解疼痛、食欲增加,并有升高白细胞作用,与放疗、化疗联合用药,可减轻其副反应。肿瘤局部注射能使瘤体缩小。

【不良反应】毒性反应:一般表现为静脉炎及恶心、厌食等消化道症状,偶有心前区紧迫感、心慌、发绀、呼吸急促、血压下降、昏迷甚至死亡。过敏反应:表现为静脉滴注后感觉不适,呛咳,吐白色泡沫痰,双肾区刺痛。

【禁忌】尚不明确。

【注意事项】用药期间忌烟酒、辛辣、生冷食物,给药速度宜慢。过敏体质者、有药物过敏史者慎用。

【药物相互作用】[5]鸦胆子油乳注射液为静脉乳剂,与其他药物的配伍稳定性尚不明确,宜单独使用,不宜与其他药品混合配伍,以免造成乳剂破坏,产生配伍禁忌。如确需联合其他药品,应谨慎考虑与鸦胆子油乳注射液的时间间隔以及药物相互作用等因素。

【用法用量】静脉滴注,一次 10~30ml,一日 1 次(本品须加灭菌生理氯化钠溶液 250ml,稀释后立即使用)。

【剂型规格】注射液:每支装 10ml。

【医保】《国家基本医疗保险、工伤保险和生育保险药品目录》(2021 年版)医保乙类,限二级及以上医疗机构中晚期癌症。

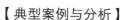

【典型案例与分析】

案例一[14]：鸦胆子油乳注射液致严重心律失常死亡

案例简介：患者，男，67岁，因"左胸中心型晚期肺癌"于1995年2月26日入院治疗。2月28日上午，用鸦胆子油乳注射液30ml加入5%葡萄糖注射液500ml中静脉滴注治疗，滴注40分钟时，患者感不适，心前区有压迫感，心慌，脉细而快，92次/min，心电图除显示心率快外无异常发现。严密观察，未停止输液，于输注完鸦胆子油乳注射液2小时后，患者上述症状缓解，恢复平静，心率72次/min。次日，与患者商讨后，又以同样剂量、方法、滴速再次给予鸦胆子油乳注射液治疗。30分钟时，又出现前次相似症状。50分钟时，心慌加剧，急做心电图：心率112次/min，频繁性期前收缩，随即转成二联律。即停用鸦胆子油乳注射液，以地塞米松5mg静脉滴注、利多卡因100mg加入5%葡萄糖注射液500ml静脉注射，患者口唇及末梢发绀，血压下降，后检测不出血压，心音微弱，呼吸渐速，经吸氧、用升压药物等抢救无效而死亡。

药师点评：应严格掌握功能主治，鸦胆子油乳注射液主要用于肺癌、肺癌脑转移及消化道肿瘤，其他肿瘤或疾病不宜使用。对本品过敏者或有严重不良反应病史者禁用。用药后应密切观察短时间内患者的反应。鸦胆子油乳注射液有致严重心律失常死亡的案例，临床在应用时应注意严密观察，一旦发现应立即停药并给予抗心律失常等处理。

案例二[2]：鸦胆子油乳注射液致过敏性休克

案例简介：患者，男，60岁，因"肺癌根治术后1年需化疗治疗"入院。给予0.9%氯化钠注射液500ml加本品30ml静脉滴注过程中，患者突然出现抽搐、面色苍白、胸闷、呼吸困难、口唇发绀、皮肤瘙痒、大汗淋漓、血压下降为80/40mmHg。立即停药，给予肾上腺素1mg皮下注射，地塞米松10mg入壶，平卧位，吸氧，异丙嗪25mg肌内注射，5%葡萄糖注射液500ml加氢化可的松0.2g静脉滴注。30分钟后症状逐渐缓解，血压逐渐回升为110/80mmHg。

药点师评：在使用鸦胆子油乳注射液前，详细询问患者既往用药情况和过敏史,特别要注意患者既往药物过敏史和是否为过敏性体质,对个人或家庭有过敏史者,应慎重用药,对本品过敏者或有严重不良反应病史者禁用。用药后应密切观察短时间内患者的反应,并备肾上腺素、地塞米松、异丙嗪等抗休克、抗过敏药物。

十、猪苓多糖注射液

【药物组成】猪苓多糖。

【功能主治】增强免疫功能、抑制肿瘤、降低转氨酶、修复肝损伤等。主要用于肿瘤、慢性病毒性肝炎等。可作为肿瘤扶正药,能改善症状;与化疗药物合用,增强疗效和降低副反应。

【临床应用】本品能调节机体免疫功能,对慢性肝炎、肿瘤有一定疗效。与抗肿瘤化疗药物合用,可增强疗效,减轻毒副反应。

【不良反应】少数患者有胃肠道反应,如恶心、呕吐等。也包括一般过敏反应、药物性皮炎、血管神经性水肿、过敏性休克、关节疼痛等。

【禁忌】尚不明确。

【注意事项】忌烟酒、生冷。过敏体质者慎用。

【药物相互作用】[5]未检索到与猪苓多糖有配伍禁忌的文献报道,但检索到 400 种中、西药物配伍禁忌表显示与维生素 C 存在配伍禁忌。从药物安全性的角度考虑,不推荐猪苓多糖与其他药物混合配伍给药。

【用法用量】肌内注射:一次 2~4ml,一日 1 次。小儿酌减。

【剂型规格】注射液:每支 2ml(20mg)。

【医保】《国家基本医疗保险、工伤保险和生育保险药品目录》(2021 年版)医保乙类,限恶性肿瘤化疗免疫功能低下。

【典型案例与分析】
案例一[15]:猪苓多糖注射液致关节疼痛
案例简介:患者,男,34 岁,有乙型肝炎病史 3 余年,曾多次住院治疗。使用猪苓多糖合并乙肝疫苗治疗,肌内注射猪苓多糖 40mg,一日 1 次,乙肝疫苗两周 1 次,一次 3μg。治疗第 3 日出现发热(体温 38℃),伴颈淋巴结及腹股沟淋巴结肿大。继续观察使用。至第 6 日时全身出现猩红热样皮疹,给予马来酸氯苯那敏、葡萄糖酸钙抗过敏治疗,皮疹消退。第 7 日出现关节疼痛。第 9 日症状明显加重,且注射一侧(右下肢)出现髋关节和膝关节疼痛,患者行走困难。由于肘关节和腕关节活动受限,患者不能自理。第 10 日用药后注射一侧左下肢出现上述相同症状。停药观察,患者症状继续加重。查体:体温 39℃,全身未见皮疹及出血点,双侧腹股沟淋巴结明显肿大,似蚕豆大小,压痛明显。全身大关节周围红肿及疼痛,活动受限。心、肺、脊柱无异常。右侧臀部注射部位有直径约 6cm 大小的肿块,有明显触痛。血常规检查结果:白细胞 13.4×10^9/L,中性粒细胞百分比 72%,淋巴细胞百分比 28%,红细胞沉降率 20mm/h,抗链球菌溶血素 500U 以下。给予抗感染(青霉素)治疗,体温逐渐恢复正常,关节疼痛明显缓解。继续抗感染治疗 7 日后痊愈。

药师点评:本品引起的关节疼痛,多数患者症状较轻,一般停药后即可自行消失,无须特殊处理。症状严重不能耐受者,可予抗感染治疗,可用普鲁卡因、泼尼松局部封闭对症治疗。使用本品过程中,应密切观察患者生命体征及不良反应情况。

案例二[16]:猪苓多糖注射液致消化道反应

案例简介:患者,男,21 岁,因"慢性活动性肝炎"给予猪苓多糖 40mg,一日 1 次肌内注射。第一次用药 1 小时后,感头晕、满腹不适、恶心、呕吐胃内容物 200ml,腹部无明显阳性体征。经肌内注射甲氧氯普胺后缓解,遂停药观察。5 日后重复使用该药,半小时后再现上述现象。

药师点评:猪苓多糖注射液的临床疗效肯定,但其不良反应不容忽视。猪苓多糖注射液的不良反应主要是过敏反应,也不排除会发生消化道反应、血管神经性水肿、关节炎等不良反应,这些不良反应与药物的化学结构、提取纯度、个体差异及过敏体质有关,临床使用时应予以注意。并注意观察患者,若发现异常,立即停药,并采取有效措施以减轻不良反应的危害。

参考文献

［1］刘福强. 医师案头用药参考 [M]. 北京：中国中医药出版社，2012：118.

［2］吴嘉瑞，张冰. 中药注射剂不良反应与安全应用 [M]. 北京：中国中医药出版社，2012：298-300.

［3］王静，史忠梅，韩锐. 艾迪注射液致静脉炎一例 [J]. 中国药师，2017，20（01）：137-138.

［4］欧明，王宁生. 中药及其制剂不良反应大典 [M]. 沈阳：辽宁科学技术出版社，2002：328.

［5］曾聪彦，梅全喜. 中药注射剂安全应用案例分析 [M]. 北京：人民卫生出版社，2015：230-232.

［6］向英. 蟾酥注射液致血管红肿 1 例 [J]. 现代中西医结合杂志，2004，13（20）：2685.

［7］马春芳，郭建声. 复方苦参注射液致不良反应 2 例 [J]. 中国药事，2002，16（06）：375.

［8］江忠贵. 华蟾素注射液致过敏反应 1 例 [J]. 中国现代应用药学杂志，2003，20（04）：310.

［9］朱美银，孔飞飞，沈洁. 康艾注射液致四肢麻木 1 例 [J]. 药物流行病学杂志，2013，22（05）：279.

［10］黄开云. 康莱特注射液致不良反应一例 [J]. 山西医药杂志，2011，40（09）：888.

［11］宋培仙，吴晓英. 肌注乳腺康注射液出现局部炎症 3 例 [J]. 中国中药杂志，2005，30（01）：74.

［12］刘端凝，张文治. 消癌平注射液致腹泻 1 例 [J]. 中国药师，2009，12（09）：1300.

［13］车丽娜，陈军. 一例消癌平注射液不良反应报道 [J]. 亚太传统医药，2015，11（22）：95-96.

［14］齐学东，杨兰甲. 鸦胆子油乳致严重心律失常死亡 1 例 [J]. 西北药学杂志，1995，10（06）：266.

［15］樊国斌. 猪苓多糖引起严重关节疼痛 1 例 [J]. 现代应用药学，1996，13（02）：63.

［16］殷立新，刘宝库，张国琪. 猪苓多糖注射液的不良反应 [J]. 中国药业，1999，8（01）：62-63.

第七章 祛风类中药注射剂的合理应用

凡以祛除风湿、解除痹痛为主要功效的药物，称为祛风湿药。本类药辛散苦燥，具有祛除肌表、经络风湿作用，有的还分别兼有散寒或清热、舒筋、通络、止痛、解表，以及补肝肾、强筋骨等作用。本类药主要适用于风寒湿痹、筋脉拘挛、麻木不仁、腰膝酸痛、下肢痿弱；兼治痹证兼肝肾不足、外感表证夹湿、头风头痛等。痹证多属慢性疾病，需较长时间治疗，本类药中的部分药物辛温香燥，易耗伤阴血，故阴亏血虚者应慎用。因此，应用本类药物，要根据痹症的类型、病程的新久或邪犯部位的不同，进行辨证后选择相应的药物。

思考题：

一、正清风痛宁注射液不良反应发生机制及处置方法是什么？

二、为什么儿童不能肌内注射含苯甲醇成分的注射剂？

一、正清风痛宁注射液

【药物组成】盐酸青藤碱，辅料为依地酸二钠、亚硫酸氢钠、注射用水。

【功能主治】祛风除湿、活血通络，消肿止痛。用于因风、寒、湿等外邪侵袭人体，闭阴经而致气血运行不畅，出现肌肉、筋骨、关节等部位酸痛或麻木、重着（湿气重）、屈伸不利或关节肿大灼热等。

【方解】青藤碱(是防己科植物青风藤及毛青藤的干燥茎中提取的生物碱单体)辛散、苦燥,祛风邪、除湿痹,能消肿活血止痛。善祛风除湿、通络止痛。凡痹痛拘挛无论寒热新久皆可酌选。药用多为其盐酸盐,具有显著的抗炎、免疫调节、镇痛等作用[1]。

【临床应用】用于风寒湿痹证,症见肌肉酸痛、关节肿胀、疼痛、屈伸不利,麻木僵硬及风湿与类风湿关节炎具有上述证候者,痛风性关节炎。

【不良反应】

1. 本品具有强烈的释放组胺的作用[2],部分患者在注射后1~10分钟内出现瘙痒、潮红、出汗,痛肿加重现象,一般无须特殊处理,在 0.5~1 小时内上述现象可自行消失(一过性);反应严重者,剂量可适当减少或停药,必要时可用异丙嗪 25~50mg 对抗。

2. 注射过程中,患者若出现手足或口唇发麻、胸闷、胸痛等,可能是误入血管致快速降压所致。应立即停药,必要时对症处理。

3. 偶见报道个别患者出现过敏性休克[3],立即给予吸氧、肌内注射 0.1% 肾上腺素注射液 0.5~1mg、静脉注射或肌内注射地塞米松注射液 5~10mg 进行抢救,滴注生理氯化钠溶液及时补充血容量。

【禁忌】支气管哮喘患者禁用。

【注意事项】

1. 孕妇或哺乳期妇女慎用。

2. 既往有药物过敏史者、低血压患者慎用。

3. 首次注射一定要在医院进行且注射完成后嘱患者静坐 10 分钟,无特殊不适方可离去。

【药物相互作用】中药注射剂宜单独注射;药物相互作用尚不明确。

【用法用量】仅供肌内注射:每次 1~2ml,一日 2 次。

【剂型规格】注射液:每支装 2ml(50mg);每支装 1ml(25mg)。

【医保】《国家基本医疗保险、工伤保险和生育保险药品目录》(2021 年版)医保乙类。

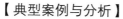

【典型案例与分析】

案例[4]: 正清风痛宁注射液致过敏性休克

案例简介: 患者, 男, 14 岁, 因"左膝关节肿痛十余日"就医。病前有膝关节外伤史, 否认有药物过敏史。诊断为膝关节软组织挫伤。予正清风痛宁注射液 25mg 肌内注射, 约 5 分钟后患者出现头晕、眼花、胸闷、面色苍白、四肢冰冷、昏倒在地, 神志不清, 测 BP 60/45mmHg, 心率 110 次/min, 呼吸 20 次/min, 考虑为过敏性休克。立即给氧, 肌内注射 0.1% 肾上腺素 1mg、静脉注射地塞米松注射液 5mg, 并静脉滴注 ATP(三磷酸腺苷)、辅酶 A 等治疗。10 分钟后症状缓解, 神志清醒, 血压等生命体征逐渐恢复正常。

药师点评: 青藤碱为强组胺释放剂, 致皮肤过敏反应和过敏性休克与其促进组胺释放和降压作用有关。其次, 由于青藤碱化学结构与吗啡相似, 因而可能具有与吗啡相似的呼吸抑制作用, 从而加重呼吸道过敏反应症状。过敏性休克可能与注射剂成分复杂, 除有效成分外, 植物蛋白、多糖、鞣酸、苷类等有免疫原性的杂质未被除尽有关, 这些杂质进入机体后通过促使释放组胺、缓激肽、前列腺素等生物活性物质而导致变态反应。另外, 加入的助溶剂、稳定剂都可能成为致敏原引起过敏反应。因此在使用该药时, 应严格掌握功能主治及注意事项。首次注射剂量建议不超过 25mg(1ml), 要在医院使用且注射完毕后静坐 10 分钟观察, 无特殊不适方可离开。

二、当归寄生注射液

【药物组成】当归、槲寄生, 辅料为聚山梨酯 80、苯甲醇。

【功能主治】舒筋活络, 祛风湿, 镇痛。用于风湿性关节炎, 肥大性脊柱炎, 腰膝劳损, 痛经, 坐骨神经痛, 偏头痛。

【方解】当归味甘、辛, 性温, 归肝、心、脾经, 补血活血、调经止痛、润肠通便。槲寄生味苦、甘, 性平, 归肝、肾经, 具祛风湿、补肝肾、强筋骨、安胎之功, 治阴血亏虚、筋脉失养、虚风内动、津液亏损、液少血枯、血不养筋。两药合用有舒筋活络、祛风湿、镇痛作用。

【临床应用】用于风湿性关节炎、肥大性脊椎炎、腰膝劳损、腰腿痛、痛经、坐骨神经痛、神经性头痛。具有造血、抗血小板聚集、抗心律失常、抗辐射、抗肿瘤、抗高血压、抗抑郁、镇痛、调节平滑肌以及保护脏器的作用,对肺癌也有一定治疗作用[5]。

【不良反应】过敏反应。有过敏性休克的文献报道。

【禁忌】儿童禁用;过敏体质、低血压者应慎用。

【注意事项】孕妇慎用;本品含苯甲醇,儿童禁用。槲寄生风湿痹痛、邪实不虚者不宜使用。

【药物相互作用】宜单独注射。有当归寄生药理作用报告,当归对循环系统有一定影响,各种制剂对心脏都有不同程度的抑制作用,抑制量大时,可使心脏停止于舒张期,并有降压、呼吸抑制等作用。槲寄生可兴奋循环系统的内感受器,通过迷走神经传入纤维抑制血管运动中枢,而使血压下降。对有过敏体质,有过敏史及低血压者应慎重使用,避免不良后果发生[6]。当归的有效成分中含有香豆素,蛋白结合力强,可使磺胺类药物被游离出来,磺胺类药物的血药浓度增加而增强药效,必要时磺胺类药物应减量使用。

【用法用量】穴位痛点注射。每穴注射 1/2~2 支,一日或隔日1 次,一次 3~4 个穴位。

【剂型规格】注射液:每支装 2ml。

【典型案例与分析】

案例[7-8]:当归寄生注射液致过敏性休克

案例简介:患者,女,54 岁,因"下肢麻木、关节疼痛 3 天"首次肌内注射当归寄生注射液 2ml,即刻出现头痛、头晕、面部麻木,2 分钟后晕倒在地上,口吐白沫、抽搐,意识丧失伴小便失禁。BP 60/42mmHg,神清,肢湿冷,脉细弱,唇发绀,双肺呼吸音清晰,心率加快 110 次/min,心音低钝、无杂音。心电图示窦性心动过速;血二氧化碳结合力 9.45mmol/L。给予吸氧、静脉滴注 10% 葡萄糖注射液 500ml 加入多巴胺 40mg 静脉滴注,静脉注射地塞米松 10mg,5% 碳酸氢钠注射液 150ml 及补液。2 小时后血压回升至 114/78mmHg。2 日后痊愈出院。

药师点评：现代医药研究显示，当归对心脏有抑制作用，剂量大时，可使心脏停搏并有降压、抑制呼吸等作用；槲寄生可兴奋循环系统的内脏感受器，通过迷走神经传入纤维抑制血管运动中枢，使血压下降。因此，应严格按药品说明书的用法用量用药，不可超剂量使用。对过敏性体质、低血压者应慎用，严格掌握功能主治，权衡利弊，谨慎使用并备好抢救用药，一旦出现过敏性休克立即抢救。

三、夏天无注射液

【药物组成】夏天无，辅料为盐酸。

【功能主治】通络，活血，止痛。用于高血压偏瘫，小儿麻痹后遗症，坐骨神经痛，风湿关节痛，跌打损伤。

【方解】夏天无苦、辛，温。归肝经[9]。苦能燥湿，辛温能祛寒除湿、活血止痛、舒筋活络。用于中风偏瘫、跌扑损伤、风湿痹痛、腰腿疼痛、头痛等。辅助治疗脑卒中痰迷、湿热痹证应与其他治疗药物一同使用。

【临床应用】①用于高血压偏瘫、小儿麻痹后遗症、周围神经性损伤性瘫痪[10]；②止痛：神经性头痛、腰腿痛、坐骨神经痛、风湿关节痛；③肥大性脊椎炎、跌打损伤、腰膝劳损、腰椎间盘突出症；④改善记忆力，用于阿尔茨海默病（Alzheimer's disease，AD）[11]；⑤抗炎：风湿病、心肌炎；⑥抗病毒、抑菌；⑦镇静、催眠、抗惊厥作用；⑧治疗血管栓塞：用于脑血栓形成、脑梗死、心肌梗死前综合征、动脉硬化、中心性浆液性脉络膜视网膜病变、血栓性静脉炎等；⑨其他作用：治疗急性传染性肝炎、痢疾、淋巴管炎红肿性痛、疔肿（泛指多种疮疡）、湿性疮。

【不良反应】肌内注射部位疼痛；过敏反应。

【禁忌】尚不明确。

【注意事项】孕妇慎用。

【药物相互作用】宜单独注射；药物相互作用尚不明确。

【用法用量】肌内注射：一次 2~4ml，一日 1~2 次。小儿酌减。

【剂型规格】注射液：每支装 2ml（含原阿片碱 0.4mg）。

【典型案例与分析】

案例[12]：夏天无注射液致皮肤过敏反应

案例简介：患者，男，27 岁，风湿性关节炎。注射夏天无注射液一次 4ml，一日 1 次。第 3 日用药 5 分钟后，自觉头昏、乏力、全身疲软，皮肤潮红、丘疹高出皮肤、压之褪色，血压 100/60mmHg，心肺(−)，立即给予苯海拉明 i.m.，静脉滴注氢化可的松 200mg 缓解。

药师点评：由于夏天无化学成分复杂，可能是工艺原因残留有机杂质所致过敏。提示过敏体质患者在使用中药注射剂时，医务人员要严格掌握功能主治、用法用量。权衡利弊，谨慎使用并备好抢救用药，一旦出现过敏性休克立即抢救。

四、黄瑞香注射液（祖师麻注射液）

【药物组成】黄瑞香，辅料为聚山梨酯 80、氢氧化钠、苯甲醇。（祖师麻注射液是由瑞香科植物黄瑞香的根皮与茎皮提取的灭菌水溶液）。

【功能主治】祛风除湿，活血化瘀，散寒止痛。用于肢体关节肿胀、冷痛或刺痛，活动屈伸不利，阴雨天加重，舌有瘀斑，脉沉弦者。

【方解】黄瑞香味苦、辛温、有小毒。辛温者善通经络，气行血脉，散寒祛瘀。所治疾病以寒湿阻络证、瘀血阻络证为宜，风湿热痹证者慎用。

【临床应用】用于风寒湿邪侵袭而致的关节酸冷痛、伸屈不利、手足麻木、肢体瘫痪、痛经、胸痛、冠心病、风湿性关节炎、血栓闭塞性脉管炎。治疗风湿性关节炎和类风湿关节炎引起的疼痛、坐骨神经痛等病症[13]。治疗类风湿关节炎，可明显缩短晨僵时间、减少肿胀关节数、减轻关节压痛、增加双手握力[14]。

【不良反应】严重的可致过敏性休克，一般的为皮疹、血小板

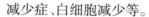

减少症、白细胞减少等。

【禁忌】儿童禁用。

【注意事项】因含苯甲醇,儿童禁用。本品为中药制剂,不宜与其他药物在同一容器内混合使用;保存不当可能影响质量,所以使用前应对光检查,发现药液混浊、沉淀、变色、漏气时不能使用。

【药物相互作用】宜单独注射;药物相互作用尚不明确。

【用法用量】肌内或穴位注射,一次 2~4ml,一日 1~2 次,10日为一个疗程。

【剂型规格】注射液:每支装 2ml。

【典型案例与分析】

案例[15]:黄瑞香提取制剂祖师麻注射液致一例过敏性休克

案例简介:患者,男,48 岁,无药物过敏史。该患者因右膝关节关节炎,松解剥离术后局部注射复方丹参注射液 2ml 药物治疗,未出现不良反应。一周后复诊,治疗同前,局部改为黄瑞香注射液 2ml 局部注射。1 分钟后患者感觉胸闷、口干、呼吸困难、烦躁不安、语言震颤,逐渐加重,3 分钟后神志不清。查体:BP 40/30mmHg,脉搏细弱不清。按过敏性休克处理,20 分钟后逐渐好转,60 分钟后恢复正常。

药师点评:黄瑞香主要成分为香豆素、木脂素、黄酮和二萜,其成分复杂且均为大分子物质,容易致人发生过敏反应。因此,在使用前要询问患者药物、食物过敏史,严格按照药品说明书用法用量使用药品。做好药物过敏急救措施,一旦发生过敏性休克立即救治。

五、红茴香注射液

【药物成分】红茴香,辅料为聚山梨酯 80。

【功能主治】消肿散瘀,活血止痛。用于腰肌劳损、关节或肌肉韧带伤痛及风湿痛等。

【方解】红茴香性温,味苦、涩,有毒。有通经活血,散寒止痛,祛风除湿之功。

【临床应用】[16]

1. 风湿性关节炎、肩周炎。

2. 软组织损伤、腰肌劳损。

3. 治疗梨状肌损伤综合征、颈椎后纵韧带骨化症及急慢性腰腿痛等[17]。

【不良反应】有心律失常导致过敏性休克的报道。

【禁忌】妇女经期及孕妇忌用。

【注意事项】妇女经期及孕妇忌用。有出血倾向的患者禁用。

【药物相互作用】宜单独注射；药物相互作用尚不明确。

【用法用量】痛点、穴位或肌内注射，一次 1~2ml，一日或隔日一次。3~5 次为一个疗程；或遵医嘱。

【剂型规格】注射剂：每支装 1ml、2ml。

【典型案例与分析】

案例[18]：红茴香注射液致心律失常

案例简介：患者，男，67 岁，农民，坐骨神经痛，给予肌内注射红茴香注射液 2ml，q.d.，辅以针推（针灸推拿）。第 2 次用药后感胸闷、心悸，查 ECG（心电图）示：频发室性期前收缩，立即停用，给予抗心律失常药后观察，再次复查 ECG 正常。未使用抗心律失常药，第 4 日复用红茴香注射液肌内注射，再次发生心律失常。

药师点评：红茴香具一定的毒性，每支 1ml 相当于原生药 50mg。主要作用于神经系统，先兴奋后麻痹，剂量过大会危及生命。一般在使用本品半小时后出现症状，可有口渴、眩晕、呕吐、腹痛、心律失常、四肢麻木、抽搐甚至惊厥等，最后会出现呼吸循环衰竭。使用时应注意个体差异，更不可盲目加大剂量，做好药物过敏急救措施，一旦出现不良反应立即进行处置。

六、健骨注射液

【药物组成】战骨茎，辅料为聚山梨酯 80、苯甲醇。

【功能主治】活血散瘀，强筋健骨，祛风止痛。用于脊椎骨质增生,对风湿性关节痛亦有疗效。

【方解】[19]战骨是壮药,气微,味淡,具有活血散瘀、强筋健骨、祛风止痛之功效。所治疾病症见寒湿症或瘀血阻络之特性,证属湿热偏盛型热痹者忌用。

【临床应用】①脊椎骨质增生症[20];②肥大性脊椎炎;③肩周炎、风湿性关节炎等疾病引起的腰腿痛、关节痛[21]。

【不良反应】反复肌内注射本品可引起臀肌挛缩症;有过敏反应发生的报道。

【禁忌】儿童禁用。

【注意事项】[22]

1. 应尽量避免给予儿童臀部注射含苯甲醇溶媒的药品,以降低其罹患臀肌挛缩症的概率。

2. 本品不作青霉素的溶剂应用。

3. 证属湿热偏盛型热痹者忌用。

【药物相互作用】宜单独使用,药物相互作用尚不明确。

【用法用量】肌内注射:一次 2ml,一日 1~2 次。痛点封闭:一次 4ml,一周 2 次,10 日为一个疗程,停药 3 日再进行下一个疗程,一般用药 1~3 个疗程。

【剂型规格】注射剂:每支装 2ml。

七、伊痛舒注射液

【药物组成】细辛、当归、川芎、羌活、独活、防风、白芷,辅料为聚山梨酯 80,苯甲醇。

【功能主治】[23]祛风散寒胜湿,活血祛瘀镇痛。用于多种原因引起的头痛、牙痛、神经痛、风湿及肌纤维炎等引起的疼痛。按中医辨证用药,尤其对寒邪和瘀血所致的痛证有较好的效果。

【方解】[24]伊痛舒注射液根据明代龚廷贤《寿世保元》清上蠲痛汤方化裁而来。活血化瘀,疏通气血。方中辛温之细辛祛风散寒止痛,为君药;当归补血活血,兼能散寒止痛,川芎辛散温通,既能行气活血,又能祛风止痛,为臣药;羌活善发散表邪,宜治病邪在上在表者,独活长于祛筋骨间风湿,宜治病邪在下在里者,二活一治游风,一治伏风,合用可除一身尽痛,防风为祛风之圣药,既散肌表风邪,又除经络留湿,且止痛功良,白芷祛风散寒,善治阳明风湿之邪,以上共为佐药,以达散风除湿、通痹止痛之用。诸药合用,共奏祛风散寒胜湿、活血祛瘀镇痛之功[25]。全方寒热平调、活血祛风,对于多种头痛均有良好疗效。本方配伍严谨、寒热平调,用于头痛时要将药物剂量作一些调整。白芷、细辛、羌活、防风辛温以疏风散寒,独活、羌活苦温祛风而胜湿,当归、川芎补血、活血通络,含"治风先治血"之意,诸药合用用于寒邪和瘀血所致的各种疼痛。

【临床应用】[26-27]临床上常用于本虚标实之血虚血瘀,外受风邪,湿浊上蒙。可用于治疗以急慢性头痛为主要症状的疾病,如多种原因引起的头痛、牙痛、神经痛、风湿痛,以及肌纤维炎、骨关节炎、癌症和胃肠、胆、肾疾病等引起的疼痛、血管性头痛等。

【不良反应】[28]反复肌内注射本品可引起臀肌挛缩症。

【禁忌】儿童禁用。

【注意事项】[29]不宜用于阴虚头痛。因方中药物多辛燥外散,故对肝肾阴虚、风阳上扰之头晕、头痛及气虚、血虚之头痛者忌用,故不推荐。

【药物相互作用】宜单独注射。与阿托品、氢溴酸山莨菪碱合用,因会引起低血钾而导致心律失常,故应禁止联合用药。

【用法用量】肌内或穴位注射,每次2~4ml,一日1~2次。

【剂型规格】注射剂:每支装2ml。

【典型案例与分析】

案例[30]:伊痛舒注射液致呼吸、心搏骤停

案例简介:患者,男,32岁,因"突发右侧腰腹部疼痛半小时"就诊。B超、尿常规、血常规、X线检查(腹部平片)、腹部CT检查,均未发现异常。1小时后右肾区疼痛加剧,难以忍受。临床初步诊断为肾结石(后经螺旋CT复查,发现右肾盂约2mm小结石)。给予硫酸阿托品注射液0.5mg,i.v.,10分钟疼痛未缓解,即给予伊

痛舒注射液(当归、川芎等提取物)2ml,i.m.。15分钟内,疼痛一直未能减轻。加用氢溴酸山莨菪碱20mg加入5%葡萄糖注射液500ml,i.v.,患者自感疼痛明显减轻。当液体输入约150ml时,患者渐感全身不适、四肢麻木、烦躁不安并出现意识异常。立即停止输液。此时患者出现心跳、呼吸骤停。立即进行心肺复苏(人工呼吸、心外按摩),并将输液更换为复方氯化钠注射液,另取盐酸肾上腺素注射液0.5mg,用0.9%氯化钠注射液10ml稀释后静脉注射,约2分钟心肺复苏成功,患者苏醒后感觉四肢无力。对血液进行血清钾检验,结果为:1.40mmol/L(成人参考值:3.6~5.5mmol/L),心电图检查为低血钾。在心电监护下,给予10%氯化钾注射液40ml加入5%葡萄糖注射液500ml中,并加入胰岛素8U,iv.gtt.,开始滴速控制在1.6ml/L,患者逐渐好转,未再使用其他药品。次日临床症状消失,上午9时查血清钾,恢复正常(4.56mmol/L),第3、4日血清钾正常,所有临床症状完全消失。跟踪随访近两年未复发。

药师点评:中药注射剂成分复杂,其引起过敏反应的因素很多,致敏机制也不尽相同。应全面了解中药注射剂引起过敏反应的原因,确保其安全、有效。此患者经专家会诊及跟踪分析,排除其他病理性、摄入等方面的原因所引起低钾血症,心跳、呼吸骤停前后未使用过其他任何药物,所用药物单剂量未超量,故考虑为阿托品、伊痛舒、氢溴酸山莨菪碱联用所致。药品均具有解痉作用,合用使药理效应增强。但本例引起低钾血症的机制还不十分明了,有待进一步探讨。

八、雪莲注射液

【药物组成】天山雪莲花,辅料为聚山梨酯80、氯化钠、碳酸氢钠。

【功能主治】消炎镇痛,消肿,活血化瘀。用于急、慢性风湿性关节炎、类风湿关节炎及骨关节炎引起的关节疼痛等症。

【方解】雪莲花味苦、辛,性温,入肝、脾、肾经,有消炎镇痛、消肿、活血化瘀的作用。所致疾病应具有寒湿证之特性,证属湿热闭阻、风湿热痹者忌用。

【临床应用】[31]用于急、慢性风湿性关节炎,类风湿关节炎及骨关节炎引起的关节疼痛等。

【不良反应】[32]该品可能导致过敏反应:皮疹,全身瘙痒,散在性红斑,眼睑水肿,胸闷,心悸。偶尔可能出现流感样症状。

【禁忌】过敏者禁用。

【注意事项】反复肌内注射本品可引起臀肌挛缩症。

【药物相互作用】宜单独注射;药物相互作用尚不明确。

【用法用量】肌内注射,一次 2~4ml,一日 1 次,10 日为一个疗程。

【剂型规格】注射剂:每支装 2ml。

【典型案例与分析】

案例[33]:雪莲注射液致眼、鼻黏膜、全身皮肤过敏反应

案例简介:患者,女,51 岁,患风湿性关节炎 3 年,雪莲注射液 2ml 肌内注射,10 分钟后出现流涕、多泪、喷嚏、眼结膜充血、双睑轻度水肿、头皮发痒发红,可见散在的红色斑疹及斑丘疹,胸闷、心悸。查体:血压正常,心率 112 次/min,律齐,心音有力,两肺未出现异常。立即给予 50% 葡萄糖注射液 40ml+ 地塞米松 5mg+10% 葡萄糖酸钙 20ml 静脉注射后,自觉症状稍有好转。继给 10% 葡萄糖注射液 500ml、氢化可的松 200mg 静脉滴注,1 小时后过敏症状逐渐消失。

药师点评:给患者使用中药注射剂前应详细询问药品、食物等过敏史,对过敏体质者应谨慎使用并做好救治准备。动物实验研究表明,雪莲注射液在正常用法用量下,一般不会引起全身主动过敏反应和被动皮肤过敏反应。无明显肌肉刺激性和溶血性。因此,要严格根据药品说明书的用法用量使用[33]。

九、复方风湿宁注射液

【药物成分】两面针、七叶莲、宽筋藤、过岗龙、威灵仙、鸡

骨香。

【功能主治】祛风除湿,活血止痛。用于风湿痛,关节疼痛。

【方解】[34]两面针味苦、辛,性温,有小毒,归肝、胃经;具行气止痛,活血化瘀,祛风通络功效,用于气滞血瘀引起的跌打损伤、风湿痹痛、胃痛、牙痛、毒蛇咬伤;七叶莲祛风止痛,舒经活络,用于风湿痹痛、腰腿疼痛、跌打伤痛等。两药合用,祛风消肿,散瘀止痛为君药,两面针长于行气,七叶莲祛风消肿。过岗龙味苦、辛,性平,善活血化瘀,具有独特的祛风除湿、舒筋活络的作用,尤其长于活血散瘀;鸡骨香行气止痛,祛风除湿,偏于畅行气滞,合用使气血畅通,通则痛止,共为臣药。威灵仙走窜通络,宽筋藤舒筋活络,助君药的祛风湿、散寒邪、通经络的功效。宽筋藤具舒筋活络,清热利湿之功,治风湿筋骨痛,腰肌劳损,两药为佐药。七叶莲味苦、甘,性温,具止痛之功,与过岗龙合用加强了祛风除痹、散寒止痛之功效,共为君药。全方体现了跌打损伤治以活血化瘀为先、以行气为主,兼顾清热、化痰等次症,兼补肝肾的治则。

【临床应用】[35]适用于风湿性关节炎、类风湿关节炎、腰椎骨质增生疼痛、脊椎炎、腰腿痛、骨结石、痛风、坐骨神经痛。祛风和络,活血止痛,利尿消肿。

【不良反应】有导致过敏性休克的报道。

【禁忌】对复方风湿宁注射液中药材过敏者禁用。

【注意事项】处方中两面针所含的生物碱过量使用可导致平滑肌松弛、心脏及呼吸肌抑制等,请在医药师指导下使用,严格按药品说明书的用法用量使用药品。

【药物相互作用】宜单独注射;药物相互作用尚不明确。

【用法用量】肌内注射,一次 2~4ml,一日 1~2 次。

【剂型规格】注射剂:每支装 2ml。

【典型案例与分析】

案例[36]:肌内注射风湿宁注射液致过敏性休克

案例简介:患者,男,42 岁,因"类风湿关节炎 10 余年,1 周来全身关节红肿酸痛"于 1992 年 10 月 13 日就诊。予以风湿宁注射液 2ml 肌内注射后, 随即自觉全身发热、头昏、胸闷、疲倦乏力、面色苍白、呼吸急促、脉搏细微、四肢湿冷并不省人事约 10 分钟。测血压 37.5/75mmHg, 脉搏 136 次 /min。心电图示: 窦性心动过速。考虑为风湿宁注射液导致的过敏性休克。立即给予吸氧, 1% 肾上腺素 1mg 皮下注射, 地塞米松 10mg 加 50% 葡萄糖 20ml 静脉注射, 多巴胺 120mg、重酒石酸间羟胺注射液 40mg 加 10% 葡萄糖 500ml 静脉滴注。5 分钟后血压上升至 67.5/37.5mmHg, 患者意识渐恢复。1 小时后血压 97.5/67.5mmHg, 呼吸平稳, 心律齐, 心率 96 次 /min, 面色转红润, 脉搏有力, 四肢温暖, 尿量增多, 病情基本稳定。

药师点评: 风湿宁注射液是非甾体抗炎药, 常应用于风湿性关节炎、类风湿关节炎发作期治疗。因其副反应较其他抗风湿类药物少, 控制症状疗效较好, 临床应用较多。该患者经肌内注射后立即出现过敏性休克尚属少见。本药为中药制剂, 由于个体对植物蛋白反应过敏不能排除, 给患者使用前应询问过敏史, 过敏体质要慎用。

十、鸡矢藤注射液

【药物组成】鸡矢藤, 辅料为氯化钠、聚山梨酯 80。

【功能主治】祛风止痛。用于风湿痹阻、瘀血阻滞所致的筋骨痛、外伤和手术后疼痛、腹痛等[37]。

【方解】[38]鸡矢藤性平, 味甘、微苦, 归肝、脾经, 具有祛风利湿、止痛解毒功效。《采药书》记载:"治风痛肠痈, 跌打损伤、流注风火, 痈毒, 散郁气"。鸡矢藤注射剂具祛风和络、活血止痛、利尿消肿之功。

【临床应用】[39]用于癌症的镇痛, 妇产科疾病的镇痛, 腹痛的镇痛, 抗类风湿性关节炎, 治疗消化系统疾病, 治疗高脂血症。还具有消食化积、活血消肿之效, 能治疗胆肾绞痛等。

【不良反应】有过敏性休克的报道; 偶见肌内注射疼痛。

【禁忌】鸡矢藤过敏者禁用。

【注意事项】严格按药品说明书使用。

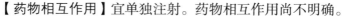

【药物相互作用】宜单独注射。药物相互作用尚不明确。

【用法用量】肌内注射,一次 2~5ml,每 4 小时一次。

【剂型规格】注射剂:每支装① 2ml;② 5ml。

【典型案例与分析】

案例[40]:鸡矢藤注射液致过敏性休克

案例简介:患者,女,30 岁,因"腰骶痛"于 2013 年 6 月 7 日至医院中医科就诊。12:00 予穴位注射鸡矢藤注射液;30 分钟后,患者全身多处片状皮疹、瘙痒、疹色鲜红、高于皮面,无明显呼吸困难。查体:BP 131/87mmHg,P 89 次 /min,R 22 次 /min,神志清醒。遵医嘱去枕平卧,予静脉注射地塞米松针剂 5mg。15 分钟后患者突发呼吸困难,查体:BP 126/60mmHg,P 96 次 /min,R 16 次 /min,立即面罩吸氧并加大氧流量至 5L/min,静脉滴注 5% 葡萄糖注射液 250ml 加维生素 C 2g,同时静脉注射地塞米松 10mg、葡萄糖酸钙 20ml。用药后患者呼吸困难缓解,皮疹无明显消退。自诉下腹痛。考虑肠道黏膜水肿,予 5% 葡萄糖注射液 250ml 加西咪替丁 0.4g 静脉滴注。继续吸氧留观。14:00 患者再次突发呼吸急促,胸闷,胸口压榨性疼痛。查体:BP 120/85mmHg,P 88 次 /min,R 26 次 /min。予地塞米松 10mg 静脉注射后皮疹消退,呼吸急促,胸闷症状稍缓解。14:20 突发症状加重,胸口压榨性疼痛明显,呼吸困难,血压、心率测不出,脉搏搏动弱,双肺未闻及啰音,立即肌内注射肾上腺素 1mg,予心电监护,同时扩容升压及静脉滴注 5% 葡萄糖注射液 500ml 加氢化可的松 30mg 后症状缓解,血压心率平稳,皮疹逐渐消退。继续监护留观。2013 年 6 月 8 日 01:50 患者再次全身复发皮疹,无呼吸困难,遵医嘱肌内注射苯海拉明 20mg、静脉注射 50% 葡萄糖注射液 40ml 加葡萄糖酸钙 20ml、静脉滴注地塞米松针剂 20mg 加 0.9% 氯化钠注射液 250ml,半小时后皮疹逐渐消退。6 月 8 日,皮疹反复片状发作 3 次、瘙痒、高出皮肤表面,依旧静脉滴注地塞米松及静脉注射 50% 葡萄糖注射液 40ml 加葡萄糖酸钙 20ml。于 10:00 请皮肤科会诊,拟诊结果是:①荨麻疹;②咽炎;③血管部位性水肿。医嘱:①口服酮替芬 1mg b.i.d.,左西替利嗪片 10mg q.d.;②地塞米松 10mg 每日静脉滴注;③维生素 C、钙剂协助治疗;④必要时抗感染;⑤暂停高蛋白饮食。6 月 9 日 10:00 患者治愈出院。

药师点评:鸡矢藤为无色澄明或微带乳白色荧光的液体,主要成分为鸡矢藤,辅料为氯化钠、聚山梨酯 80,肌内注射,一次 2~5ml,每 4 小时一次;疼痛剧烈时酌加用量。鸡矢藤是纯中药制剂,不良反应和副反应少。在上述个案中出现过敏性休克,提示用药前应详细询问过敏史、家族史、用药史;另外,使用前应告知患者及家属用药目的以及可能发生的药品不良反应,以免造成不必要的误解。

十一、野木瓜注射液

【药物组成】野木瓜,辅料为盐酸、氢氧化钠、聚山梨酯 80、苯甲醇。

【功能主治】祛风止痛,舒筋活络,用于风邪阻络型三叉神经痛,坐骨神经痛。

【方解】野木瓜味甘、性温,归心、肾经。根、根茎及茎叶入药。有祛风和络、活血止痛、利尿消肿功效。主风湿痹痛,胃、肠道及胆道疾患之疼痛;三叉神经痛;跌打损伤;痛经;小便不利;水肿[41]。

【临床应用】用于三叉神经痛、坐骨神经痛。

【不良反应】有引起急性左心衰竭、过敏等病例报道;偶见肌内注射部位疼痛。

【禁忌】本品含苯甲醇,禁止用于儿童。

【注意事项】儿童禁用。

【药物相互作用】宜单独注射;药物相互作用尚不明确。

【用法用量】肌内注射,一次 2~4ml,一日 2 次。

【剂型规格】注射剂:每支装 2ml。

【典型案例与分析】
案例[42]:野木瓜注射液致急性左心衰

案例简介:患者,男,71 岁,因"风湿性关节炎"用野木瓜注射液治疗。用药后马上出现唇舌胀麻、唇绀,气促心悸,双肺底可闻细湿啰音。即予吸氧、去乙酰毛花苷、氨茶碱、呋塞米、异丙嗪、氢

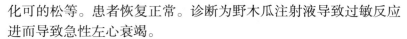

化可的松等。患者恢复正常。诊断为野木瓜注射液导致过敏反应进而导致急性左心衰竭。

药师点评:由于中药注射剂成分复杂,提取、分离、纯化等一系列工艺等原因,其纯度不高,这是中药注射剂引起过敏的主要原因之一。该病例出现急性左心衰竭为严重药品不良反应,若处置不及时会危及患者生命。该不良反应的发生可能与药物制剂不纯有关。

十二、丁公藤注射液

【药物成分】丁公藤,辅料为聚山梨酯 80、苯甲醇。

【功能主治】祛风,消肿,止痛。用于风湿性关节炎。治疗以风寒湿痹证为宜,热痹证者慎用。

【方解】[43] 丁公藤辛温,有小毒,归肺经、肝经,具解表发汗、疏风祛湿、舒筋活络、消肿止痛等功效。

【临床应用】[44-46] 用于急慢性风湿性关节炎、类风湿关节炎、肥大性腰椎炎、坐骨神经痛、腰痛、腿痛、手脚麻痹等疾病的治疗;对缓解青光眼、肾绞痛有明显效果。

【不良反应】[47]

1. 剥脱性皮炎症见皮肤潮红、刺痒、红斑等。

2. 过敏性休克。

【禁忌】孕妇、儿童禁用。

【注意事项】

1. 本品含苯甲醇,禁止用于儿童肌内注射。

2. 孕妇忌用。

3. 不能作青霉素的溶剂应用。

【药物相互作用】宜单独注射;药物相互作用尚不明确。

【用法用量】肌内注射,一次 2ml,一日 1~2 次;或遵医嘱。

【剂型规格】注射剂:每支装 2ml。

【典型案例与分析】

案例一[48]:丁公藤注射液致剥脱性皮炎

案例简介:患者,女,58 岁,因"风湿性关节炎"而肌内注射丁公藤注射液 2 支(每支 2ml)。约 10 分钟后,患者全身皮肤潮红、刺痒不适。次日潮红处出现绿豆大至鸽蛋大不等之水疱,继而水疱溃破、糜烂。2 个月前,患者曾因注射当归致皮肤过敏,此次发病前未用过其他中药或西药。入院时检查:面、颈、胸背上部、四肢及手足背均见弥漫性浸润性红斑,颈前、胸背上部及上肢见大小不等的糜烂面,甚多浆痂及血痂,臀部亦见小片糜烂面,下肢及足背肿胀,并见多个大小不等之水疱,疱液澄清,疱壁松弛;口腔黏膜未见溃烂。给予抗过敏治疗,3 日后渗液明显减少,痂渐脱落,四肢及躯干表皮大片脱落,手足表皮手套样剥脱,糜烂面大部愈合后痊愈出院。

药师点评:丁公藤不仅有抗氧化作用,同时还具有促氧化作用,在豚鼠全身主动过敏试验(ASA)的结果显示,氯原酸为潜在致敏原,具有致敏性,可能是氯原酸导致组织胺的释放引起了过敏样反应,且有剂量相关性。因此,在使用丁公藤之前要详细询问患者问过敏史,严格按照药品说明书用法用量给药,以减少药品不良反应的发生。

案例二[49]:丁公藤注射液致过敏性休克

案例简介:患者,女,53 岁,因"左侧腰背痛 10 天余,行动不便"就诊,诊断为腰椎间盘突出。否认食物、药物过敏史及手术外伤史。在门诊给予丁公藤注射液 2ml 肌内注射。约 3~5 分钟,患者出现咽部及眼睛痒、心悸、气促、大汗淋漓伴皮肤潮红、全身皮肤可见散在针尖帽样大小的皮疹、口唇发绀、气促明显。查体:T 35.5℃,P 130 次/min,R 28 次/min,血压未测及,心音弱,脉搏细速,考虑为"过敏性休克",立即进行抢救,给予低分子右旋糖酐 500ml 静脉滴注扩容、肾上腺素 1mg 皮下注射,多巴胺 60mg、阿拉明 38mg+5% 葡萄糖氯化钠注射液 500ml 静脉滴注。氯苯那敏 10mg 肌内注射、吸氧以及心电监测等。1.5 小时后血压回升至 115/75mmHg,P 125 次/min,SPO$_2$ 96%。约 3 小时后恢复正常,行 CT 扫描:L$_{4-5}$ 椎间盘轻度膨出,转入骨科以活血化瘀、止痛等药对症治疗,好转出院。

药师点评:

1. 丁公藤有小毒,具较强的发汗作用,中毒表现为汗出不止、四肢麻痹,对神经动作电位传导阻滞作用很可能是可逆的一种去极化阻滞作用。

2. 在使用丁公藤之前要详细询问过敏史,严格根据药品说明书的用法用量给药可减少药品不良反应的发生。

参考文献

[1] 葛红星,李庆,雷招宝. 正清风痛宁的不良反应与合理用药建议 [J]. 中成药, 2010, 32 (02): 287-289.

[2] 黄金铸. 正清风痛宁注射液致过敏性休克 1 例 [J]. 医学理论与实践, 2007, 20 (02): 127.

[3] 谢志忻,王冕,龙丽萍. 正清风痛宁缓释片不良反应的 Meta 分析 [J]. 中国药物警戒, 2016, 13 (09): 547-556.

[4] 王文君,王培训,李晓娟. 青藤碱抗炎机理 - 青藤碱对人外周血单个核细胞环氧化酶活性及其基因表达的影响 [J]. 中国中药杂志, 2003, 28 (04): 352-354.

[5] 陈京. 当归寄生注射液肌注致过敏性休克 1 例 [J]. 山东中医杂志, 1989 (2): 26.

[6] 刘宝华,郭秀英. 当归寄生注射液肌注致过敏性休克 1 例报告 [J]. 新中医, 2000 (02): 24.

[7] 吕娟丽,刘振华,陈红英,等. 中药和西药的相互作用及临床意义 [J]. 武警医学, 2004 (05): 381-383.

[8] 王俊,王国基,颜辉,等. 槲寄生的化学成分及药理作用研究进展 [J]. 时珍国医国药, 2005, 16 (04): 300-303.

[9] 刘晶. 夏天无对脑梗死脑源性神经营养因子及高敏 C- 反应蛋白影响的实验研究 [D]. 太原:山西医科大学, 2010: 5.

[10] 盛瑞,顾振纶,蒋航. 夏天无对小鼠学习记忆及脑内乙酰胆碱酯酶的影响 [J]. 中草药, 2003, 34 (06): 549-545.

[11] 马子琪,绪盛霞. 夏天无注射液过敏反应一例报告 [J]. 西北国防医学杂志, 1986 (03): 42.

[12] 曾文亮. 夏天无植物化学成分及生物活性研究 [D]. 济南:山东大学, 2005: 5.

[13] 朱丽光,王熠. 黄瑞香注射液治疗类风湿性关节炎临床观察 [J]. 天津中医学院学报, 1999, 18 (09): 26.

[14] 董培智,朴晋华,高天铣,等. 祖师麻注射液的抗炎作用研究 [J]. 山西

医科大学学报, 1999, 30 (S1): 51-53.

［15］李胜利, 周玉梅. 肌肉注射祖师麻注射液引起过敏性休克两例 [J]. 中国疼痛医学杂志, 2007, 13 (S): 75.

［16］王云琴. 红茴香针剂导致严重心律失常 2 例 [J]. 药物不良反应杂志, 1999 (03): 188.

［17］徐卫东, 熊道海, 张东红, 等. 红茴香注射液为主治疗急慢性腰腿痛 80 例 [J]. 浙江中医杂志, 2009, 44 (11): 857.

［18］陈烨丹, 高昂, 巩江. 红茴香药学研究概况 [J]. 安徽农业科学, 2011, 39 (14): 8376-8377.

［19］朱江龙, 苏波, 王大伟. 健骨注射液肩峰下注射治疗肩峰下撞击综合征的临床疗效观察 [J]. 中医正骨, 2012, 24 (05): 60-63.

［20］戴春燕, 陈光英, 朱国元. 战骨茎的化学成分研究 [J]. 中成药, 2007, 38 (01): 35-36.

［21］宋紫辉. 柏皮素对急性免疫性肝损伤的保护作用 [D]. 开封: 河南大学, 2009: 5.

［22］韦记青, 石天松, 蒋运生, 等. 壮药战骨综合研究分析 [J]. 时珍国医国药, 2009, 20 (04): 965-966.

［23］周仲瑛, 薛博瑜. 周仲瑛实用中医内科学 [M]. 北京: 中国中医药出版社, 2011: 146.

［24］刘静, 陈丽梅, 曹林青. 伊痛舒注射液对血瘀大鼠的活血祛瘀作用 [J]. 西北药学杂志, 2004, 19 (06): 260-261.

［25］吉海旺, 惠选柱, 罗强. 伊痛舒注射液治疗骨性关节炎 300 例临床观察 [J]. 中国医药学报, 2002, 17 (05): 291-292.

［26］曾聪彦, 梅全喜. 中药注射剂安全应用案例分析 [M]. 北京: 人民卫生出版社, 2015: 263.

［27］呼延东, 杨志琴. 清上蠲痛汤治疗头痛 62 例 [J]. 陕西中医, 2016, 37 (07): 818-819.

［28］刘丽鹤, 尹利辉, 金少鸿. 中药注射剂过敏反应体外评价方法研究进展 [J]. 药物分析杂志, 2013, 33 (08): 1439-1446.

［29］杨文明, 韩明向. 伊痛舒注射液治疗消化道疾病所致疼痛疗效观察 [J]. 中国中医药信息杂志, 2000, 7 (012): 67-68.

［30］陈密, 冯玲华, 陈当. 解痉镇痛药联用致重症低钾血症 1 例 [J]. 中国药师, 2006, 9 (10): 951-953.

［31］赵新华, 谭力明. 肌注雪莲注射液发生过敏反应 2 例 [J]. 新疆中医药, 1995, 52 (01): 15.

［32］任芳.雪莲注射液防治骨关节炎的作用及其机制探讨 [D]. 武汉：湖北中医学院 , 2008. 16-19

［33］陶海英 , 王雪莲 , 刘燕 , 等 . 雪莲注射液特殊安全性实验研究 [J]. 新疆中医药 , 2008, 26 (01): 10-11.

［34］关业枝 , 袁征 , 茹丽 , 等 . 复方风湿宁注射液的抗炎作用研究 [J]. 现代药物与临床 , 2011, 26 (04): 290-293.

［35］徐丽瑛 , 丁琦 , 肖小华 . 复方风湿宁注射液安全性试验研究 [J]. 药品评价 , 2006, 3 (02): 123-125+136.

［36］吴贤仁 , 陈协辉 . 肌注风湿宁注射液致过敏性休克 1 例 [J]. 急诊医学 , 1993 (04): 250-251.

［37］王绍军 , 吴闯 , 赵赶 . 鸡矢藤提取物对糖尿病模型小鼠的保护作用 [J]. 中国实验方剂学杂志 , 2015, 21 (11): 150-152.

［38］刘梅 . 鸡矢藤环烯醚萜苷镇痛作用及机制的实验研究 [D]. 合肥：安徽医科大学 , 2009.

［39］熊中奎 , 郎娟 . 鸡矢藤的药理学作用及临床应用 [J]. 中国现代医生 , 2012, 50 (20): 27-29.

［40］覃璇 . 鸡矢藤注射液致过敏性休克 1 例抢救成功的护理体会 [J]. 中国保健营养 , 2013 (07): 913.

［41］田波 . 野木瓜注射液穴位注射配合针刺治疗肩关节周围炎的临床研究 [D]. 武汉：湖北中医药大学 , 2013: 34-35.

［42］潘民蟋 . 野木瓜注射液过敏反应 1 例报告 [J]. 新医学 , 1984 (06): 21.

［43］魏敏 , 周莉玲 , 李锐 . RP-HPLC 法测定总东莨菪内酯血药浓度 [J]. 中药新药与临床药理 , 2000, 11 (01): 11-13.

［44］叶文博 , 姜芳 , 丁韶萍 , 等 . 丁公藤注射液对牛蛙坐骨神经结构和传导的影响 [J]. 上海师范大学学报 (自然科学版), 1999, 28 (01): 82-88.

［45］梁霭湄 , 陈业芳 . 丁公藤注射液引起剥脱性皮炎一例报告 [J]. 广西中医药 , 1984 (03): 36.

［46］杨秋浪 , 尤艳彩 . 丁公藤注射液致过敏性休克 [J]. 药物不良反应杂志 , 2005 (05): 390.

［47］梅全喜 . 中成药的引申应用 [M]. 武汉：湖北科学技术出版社 , 1991: 272.

［48］谭建宁 , 高振霞 . 丁公藤的研究进展 [J]. 广西科学院学报 , 2008, 24 (01): 49-52.

［49］杨秋浪 , 尤艳彩 . 丁公藤注射液致过敏性休克 [J]. 药物不良反应杂志 , 2005 (5): 390.

其他类中药注射剂的合理应用

该类中药的主治功效较为广泛,难以归为上述章节,故第八章单独讲述该类中药注射剂在临床中的使用情况。

思考题:

一、益母草注射液的不良反应都有哪些?

二、使用消痔灵注射液的注意事项有哪些?

三、使用复方麝香注射液期间应该注意些什么?

一、补骨脂注射液

【药物组成】补骨脂,辅料为聚山梨酯、注射用水。

【功能主治】温肾扶正。用于治疗白癜风、银屑病(俗称牛皮癣)。

【方解】补骨脂为豆科植物补骨脂的干燥成熟果实,味辛、苦,性温,归肾、脾经。收敛神明,能使心包之火与命门之火相通,故元阳坚固、骨髓充实、涩以治脱也。有温肾助阳、纳气平喘、温脾止泻的功效。

【临床应用】用于治疗白癜风、银屑病(牛皮癣)。

【不良反应】过敏性休克,头晕,血压升高,文献报道引起的不良反应有头痛、恶心、呕吐。

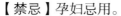

【禁忌】孕妇忌用。

【注意事项】

1. 在治疗白癜风时,注射后 1 小时左右,患部配合照射人工紫外线 1~10 分钟或日晒 5~20 分钟。

2. 局部如出现红肿、水疱,应暂停用药。

3. 用药后偶见头晕、血压升高。

4. 高血压者慎用。

【药物相互作用】根据《中药注射剂临床使用基本原则》,中药注射剂禁忌与其他药品混合配伍,宜单独使用。

【用法用量】肌内注射,一次 2ml,一日 1~2 次,10 日为一个疗程;或遵医嘱。

【剂型规格】注射液:每支装 2ml。

【典型案例与分析】

案例一[1]:补骨脂注射液致头昏、头痛和严重消化道反应

案例简介:患者,男,28 岁,因"颈部有白色斑疹"就诊。查体:BP 125/82mmHg,HR 81 次 /min,诊断为白癜风。治疗:补骨脂注射液,2ml,i.m.,q.d.;卡介苗多糖核酸注射液 1ml,i.m.,每周 2次。首次用药,两药分别肌内注射,患者用药十几分钟后,即出现头晕、头痛、行走不便、恶心、呕吐等症状,阵发性呕吐,直至胃内容物全部吐出,相继出现臀部疼痛。第 2 日停药,上述不良症状消失,第 4 日只注射卡介苗多糖核酸注射液,注射后,未发生头晕、头痛、恶心、呕吐等症状。

药师点评:补骨脂为豆科植物补骨脂果实,含挥发油约 20%,其余为有机酸、甲基糖苷、碱溶性树脂、不挥发性萜类油、皂苷。补骨脂注射液是按照部颁标准采用醇提法制备而成,主要成分比较复杂。动物实验表明,其查耳酮(补骨脂乙素)可扩张动物冠状血管,还能加强动物心肌收缩力,对心肌氧消耗量增加不明显。卡介苗多糖核酸注射液是卡介苗菌体热酚乙醇提取物灭菌 0.9% 氯化钠注射液,其主要成分为多糖核酸等多种具有免疫活性的物质,此药未见其他不良反应。患者用药后,短时间出现内头昏、头痛、恶

心、呕吐等现象。在第 1 次注射补骨脂注射液后第 4 日单独使用卡介苗多糖核酸注射液,并未出现任何不良反应。故考虑此不良反应是补骨脂注射液所致。建议应用补骨脂注射液应单独使用,不宜与其他注射剂同时使用。本例补骨脂注射液与卡介苗多糖注射液虽未出现相互作用,也值得商榷,没有必要合并使用。

案例二[2]: 补骨脂注射液致过敏反应

案例简介:患者,男,40 岁,主因"白癜风"来皮肤科门诊,遵医嘱给予补骨脂注射液(规格:2ml),肌内注射,2ml,一日 1 次。首次注射 5 分钟后,自诉咽喉发痒、全身皮肤瘙痒,随即背部出现散在荨麻疹,因其发现颈部有白色斑疹,立即给予地塞米松注射液5mg,静脉注射,氧气吸入 4L/min,10 分钟后上述症状缓解。询问患者既往无过敏史,无其他疾病史,近期未服用其他药物。

药师点评:综合患者症状判断,按照关联性评价要素,该患者的症状属于补骨脂注射液引发的过敏反应。因此,在注射补骨脂前,一定要仔细询问患者有无过敏史,注射后必须观察 15~20 分钟,患者无不适才能离开治疗室,如出现过敏反应症状,应立即处理。

二、羚羊角注射液

【药物组成】羚羊角水解液。

【功能主治】平肝息风、清热镇惊、解毒,主治高热神昏、惊痫抽搐。

【方解】羚羊角为牛科动物赛加羚羊的角,性味咸寒,归肝、心经,具平肝舒筋、定风安魂、散血下气、辟恶解毒之功效。

【临床应用】用于流行性感冒、上呼吸道感染、扁桃体炎、麻疹、小儿肺炎及原因不明的高热等;文献报道可用于手足口病、病毒性脑炎[3-4]。

【不良反应】可能会引起过敏性休克。

【禁忌】对本品过敏者禁用,过敏体质者慎用。

【注意事项】

1. 应在医生指导下使用。

2. 静脉滴注时,初始速度应缓慢,观察 15~20 分钟,并注意巡视。

3. 临床使用发现不良反应时,应立即停药,停药后症状可自行消失或酌情给予对症治疗。

4. 不宜与其他药物在同一容器中混合滴注。

5. 本品出现混浊、沉淀、颜色异常加深等现象不能使用。

【药物相互作用】根据《中药注射剂临床使用基本原则》,中药注射剂禁忌与其他药品混合配伍使用,应单独使用羚羊角注射液。

【用法用量】肌内注射:一次 2~4ml,一日 2 次,小儿酌减。

【剂型规格】注射液:每支装 2ml。

【典型案例与分析】

案例[5]: 羚羊角注射液致过敏性休克

案例简介:患者,男,37 岁,因"发冷、发热、咽痛 2 天"就诊。查体:T 38.5 ℃,P 100 次 /min,R 25 次 /min,BP 17.5/10.5kPa, 神清,咽充血,心肺无异常。血常规正常,胸透正常。诊断为上呼吸道感染。立即肌内注射羚羊角注射液 2ml。10 分钟后出现头晕、恶心、呕吐、晕厥。查体:痛苦病容、面色苍白,微汗,皮肤、四肢湿冷,脉细弱无力,心音弱,血压 60/41mmHg。诊断为过敏性休克。立即进行抗休克、抗过敏等治疗,经抢救 30 分钟后脱险。

药师点评:羚羊角注射液为羚羊的角提取而成,活性成分主要是氨基酸、小分子肽、多糖。导致该患者过敏性休克的原因:

1. 动物蛋白易致敏 虽然羚羊角注射液采用现代生物提取技术,已去除无效成分和易引起过敏反应的异体蛋白、大分子物质,考虑注射剂中仍残留少量的动物蛋白,具有抗原性,易致抗原 - 抗体反应。

2. 患者之间存在个体差异 不良反应也与患者的个体差异有关,患者的基因特性、生理病理状况不同,对药物的敏感性不同,不良反应发生率及发生类型也不同。故在使用中药注射剂特别是含有动物类药物的中药注射剂时应考虑动物蛋白的抗原性。

三、复方蛤青注射液

【药物组成】蟾蜍、黄芪、白果、苦杏仁、紫菀、前胡、五味子、附子、黑胡椒,辅料为氢氧化钠、聚山梨酯 80。

【功能主治】补气敛肺,止咳平喘,温化痰饮。用于肺虚咳嗽,气喘痰多,老年慢性气管炎、肺气肿。喘息性支气管炎更宜。对反复感冒者有预防作用。

【方解】复方蛤青注射液中:黄芪性微温、味甘淡,可健脾补中、升阳举陷、益卫固表、利水消肿、托毒生肌,为君药。苦杏仁味苦、性微温,有小毒,归肝、大肠经,可降气止咳平喘、润肠通便;紫菀味辛、甘、苦,性温,归肺经,可润肺下气、化痰止咳;前胡性微寒,味苦、辛,归肺、脾、肝经,可疏散风热、降气化痰;蟾蜍、黑胡椒、附子可温化痰饮,六药共为臣药;白果性平,味甘、苦、涩,有小毒,入肺、肾经,可敛肺定喘、止带、缩尿;五味子敛肺,滋肾,生津,收汗,涩精,两药共为佐药。诸药相配,共奏补气、敛肺、平喘、化痰之功。本品主要用于肺虚久咳、寒痰阻肺所致的气喘、咳嗽、痰多。本品尚能补气敛肺、益气固表,对体虚咳喘患者反复感冒有一定预防作用,但本方中无辛散发表的药物,感冒初期不宜使用,也不可仅为预防感冒用药。五味子、白果具有敛肺定喘作用,对于表证未解、麻疹未透带喘或肺热咳喘者不宜使用,以免留邪。

【临床应用】用于肺虚咳嗽,气喘痰多,老年慢性气管炎、肺气肿、喘息性支气管炎;对反复感冒者有一定预防作用。

【不良反应】尚不明确。

【禁忌】孕妇禁用。

【注意事项】

1. 禁烟、酒和刺激性食物。

2. 蟾蜍含儿茶酚胺类化合物、吲哚乙烷基类化合物,具有强心苷样作用,有毒,有心律失常者应慎用。

【药物相互作用】根据《中药注射剂临床应用指导原则》,中药注射剂禁忌与其他药品混合配伍使用,应单独使用。

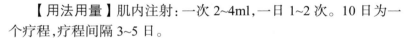

【用法用量】肌内注射：一次 2~4ml，一日 1~2 次。10 日为一个疗程，疗程间隔 3~5 日。

【剂型规格】注射液：每支装 2ml。

四、刺五加注射液

【药物组成】刺五加。

【功能主治】平补肝肾，益精壮骨。主治风寒湿痹、腰膝疼痛、筋骨痿软、行动迟缓、体虚羸弱、跌打损伤、骨折、水肿、脚气、阴下湿痒。

【方解】刺五加味辛、苦，微甘，性温。归脾、肺、心、肾经，能补心脾之气、益肺气；益气养血、安神益智，所治病症为心、脾、肺气虚导致的病症。临床应用应根据患者病情辨清虚实，按刺五加注射液的功能主治谨慎使用，不能盲目扩大用药的功能主治，不要超剂量长期使用。

【临床应用】

1. 用于肝肾不足所致的短暂性脑缺血发作、脑动脉硬化、脑血栓形成、脑栓塞等。

2. 用于冠心病、心绞痛合并神经衰弱及更年期综合征等。

【不良反应】[6]

1. 全身反应　过敏性休克。

2. 皮肤及附件损伤　颜面潮红、皮疹、瘙痒、荨麻疹。

3. 呼吸系统　呼吸困难。

4. 用药局部反应　注射局部疼痛。

5. 神经系统　头痛、头晕。

6. 消化系统　恶心、呕吐。

【禁忌】对本药过敏者、阴虚内热者、邪实体壮者、对本药注射液有严重不良反应史者禁用。

【注意事项】

1. 过敏体质者慎用。

2. 感冒发热患者慎用。

3. 高血压、心脏病、肝病、肾病等慢性病严重者慎用。

4. 儿童、孕妇、哺乳期妇女慎用。

5. 糖尿病患者慎用颗粒剂。

6. 本品宜餐前服用。

7. 使用本品出现过敏性休克时可用盐酸肾上腺素注射液急救。

8. 用药期间忌不易消化、辛辣、生冷、油腻食物。

【药物相互作用】刺五加注射液与常用溶媒(0.9% NS、GS、GNS)配伍后,室温放置 4 小时内外观、pH、含量无变化。不宜与喹诺酮类药物合用,如氧氟沙星、环丙沙星、洛美沙星等,易产生混浊或胶状沉淀;与维拉帕米注射液、双嘧达莫注射液配伍后立即产生沉淀;不宜与维生素 C 注射液合用,配伍后可导致 pH 升高,总黄酮量降低;不宜与鱼腥草注射液合用。因刺五加成分复杂,应尽量应避免与多种药物配伍混合静脉滴注,做到安全、合理、有效用药[7]。

【用法用量】静脉滴注:一次 300~500mg,一日 1~2 次。20ml 规格的注射液可按 7mg/kg 的比例加入 0.9% 氯化钠注射液或 5%~10% 葡萄糖注射液中使用。

【剂型规格】注射液:每支装 20ml(含总黄酮 100mg);100ml(含总黄酮 300mg);250ml(含总黄酮 500mg)。

【医保】《国家基本医疗保险、工伤保险和生育保险药品目录》(2021 年版)医保乙类,限二级及以上医疗机构。

【典型案例与分析】

案例[8]:刺五加注射液致严重过敏性休克

案例简介:患者,女,65 岁,因"反复头痛、头晕 2 年"就诊。经做头部 CT 后,临床诊断为脑动脉硬化,收入家庭病房。既往无药物过敏史。给予 5% 葡萄糖注射液 250ml+ 刺五加注射液 60ml,静脉滴注 10 分钟,液体进入约 30ml,患者出现呼吸困难,继之喘憋明显、面色青紫、意识不清、二便失禁,立即停止输液,速转院急诊科。查体:BP 60/30mmHg,脉搏细弱,呼吸 14 次 /min,四肢发凉,双侧瞳孔直径 2mm,光反射弱,可见三凹征,双肺布满喘鸣音,心率 110 次 /min,律齐。诊断为:过敏性休克(刺五加注射液所致)。立即给予面罩吸氧,肌内注射 0.1% 盐酸肾上腺素 1mg、盐酸异丙嗪注射液 12.5mg。同时快速建立两组静脉通路:一组首先静脉注射地塞米松 20mg,再静脉注射 50% 葡萄糖注射液 20ml加氨茶碱 0.25g,扩容,给予复方乳酸钠葡萄糖注射液、多巴胺、呋塞米等;另一组给 5% 葡萄糖注射液 500ml 加地塞米松 10mg,加氨茶碱 0.25g 维持,1 小时后血压上升 110/75mmHg,脉搏有力,双肺喘鸣音明显减轻。2 小时后症状逐渐消失,双肺呼吸音粗糙,无干、湿啰音。3 小时后停止给氧,观察 1 日出院。

药师点评:刺五加注射液是一种常用的中药注射剂,主要成分为中药五加科植物刺五加,它含有异嗪皮啶、β- 谷甾醇丁香苷、金丝桃苷等多种皂苷和黄酮化合物等活性成分。临床用于肝肾不足所致的短暂性脑缺血发作,脑动脉硬化,脑血栓形成,脑栓塞等。该药在使用说明书中未注明任何毒副反应及过敏反应,但是据报道,刺五加注射液可引起多种不良反应,包括:皮疹、瘙痒、头晕、头痛、心悸、寒战、发热、恶心、呕吐、注射部位疼痛等。严重时可出现过敏性哮喘、呼吸困难、喉头水肿、过敏性休克甚至死亡等。患者于静脉滴注刺五加注射液后 10 分钟,发生休克,而同一批号的刺五加注射液及葡萄糖注射液对其他患者均无不良反应出现,故诊断为严重过敏性休克。故提醒临床医护人员,使用中药制剂静脉注射时,高度警惕可能出现的上述严重不良反应。

五、消痔灵注射液

【药物组成】有效成分:明矾、低分子右旋糖酐注射液、鞣酸、三氯叔丁醇。辅料:甘油、枸橼酸钠、亚硫酸氢钠。

【功能主治】收敛、止血。用于内痔出血,各期内痔,静脉曲张性混合痔。

【方解】明矾系含有结晶水的硫酸钾和硫酸铝的复盐。味酸涩,性寒,有毒,入肺、脾、胃、大肠经,具有很强的致炎性,可以促进组织的纤维化,有止血的作用;鞣酸系由五倍子中得到的一种鞣质,为收敛剂;三氯叔丁醇具有很好的止痛防腐的作用,为止痛剂;甘油、低分子右旋糖酐可以延缓组织的吸收,增强无菌致炎作用和硬化作用。以上药物配伍后共奏收敛、止血。

【临床应用】用于内痔出血,各期内痔、静脉曲张性混合痔。

【不良反应】出血、便血、过敏样反应、过敏性休克、肛周脓肿、哮喘等。

【禁忌】内痔嵌顿发炎及皮赘性外痔者忌用。

【注意事项】

1. 急性肠炎、内痔发炎时须待消炎后使用。

2. 运动员慎用。

3. 消痔灵注射液为清热利湿类中药,主要治疗湿热引起的疮痈肿痛,不适宜于风邪、寒邪、燥邪引起的疾病。

4. 本品为局部注射硬化剂,不可用于静脉滴注,临床应仔细诊断,准确辨证,正确使用本品,尽量减少不良反应的发生。

【药物相互作用】本品宜单独使用,不宜与其他药物混合配伍使用。

【用法用量】注射液:肛门镜下内痔局部注射。

1. 内痔出血,早期内痔　用本药原液注射到黏膜下层,用量相当于内痔的体积为宜。

2. 中、晚期内痔和静脉曲张性混合痔　按四步注射法进行。第一步注射到内痔上方黏膜下层动脉区;第二步注射到内痔黏膜下层;第三步注射到黏膜固有层;第四步注射到齿线上方痔底部黏膜下层。第一步和第四步用 1% 普鲁卡因注射液稀释本药原液,使成 1:1。第二步和第三步用 1% 普鲁卡因注射液稀释本药原液,使成 2:1。根据痔的大小,每个内痔注入 6~13ml,总量 20~40ml。

【剂型规格】注射液,每支装 10ml:0.4g。

【医保】《国家基本医疗保险、工伤保险和生育保险药品目录》(2021 年版)医保甲类。

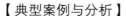

【典型案例与分析】

案例[11]：消痔灵注射液致严重过敏性休克

案例简介：患者，男，22岁，因"Ⅱ期内痔"来院行消痔灵、利多卡因局部注射治疗。先用2%利多卡因5ml加0.9%氯化钠注射液5ml作肛周三点局部麻醉，扩肛消毒后，用2%利多卡因5ml、0.9%氯化钠注射液10ml配伍消痔灵15ml，按四步注射法（加强第四步洞状静脉区的注射量）行局部注射，共用消痔灵混合液30ml，于10分钟内注射完毕。当最后用示指按摩注射区时，患者开始气喘、咳嗽，出大汗、畏寒，即让其平卧。5分钟后患者发冷寒战，面色苍白，极度哮喘，呼吸困难。查心音不全，血压测不出，肺部充满喘鸣音，全身肌肉痉挛，神志不清，瞳孔对光反射存在。故给氧，静脉注射50%葡萄糖注射液40ml加地塞米松10mg，并静脉滴注10%葡萄糖注射液加盐酸异丙嗪50mg、地塞米松10mg、维生素C 1.0g、庆大霉素16 000U。3小时后症状消失。

药师点评：文献报道，消痔灵注射液最多的不良反应是出血[9-10]，其次是过敏样反应和过敏性休克。消痔灵注射液为局部注射使用治疗内痔，使用时须严格遵守四步注射法。上述出血、感染等不良事件大都与操作不规范有关。如果注射不均匀或无菌操作不严格则可能引起注射区溃疡、继发性感染（可见淋巴肿大）。如果注射时注射量大或局部集中可引起组织坏死（明矾中铝离子和钾离子接触血液会引起血管收缩，进而引起坏死），继之可出现出血。使用消痔灵注射液治疗内痔时，按照四步注射法需要按照比例混合麻醉剂一起使用，临床多选择使用利多卡因。如果利多卡因使用量过大或浓度过高，可能引起过敏，严重者可引起休克。上述过敏样反应、过敏性休克等不良事件的发生可能与利多卡因有关。药品保存不当也会引起出血风险，高温环境可提前使药品变质，储存该药品要符合国家规定。临床使用消痔灵注射液应注意以下几方面因素：①使用本品应经过培训，或在专业医师指导下使用，使用时应严格按照四步注射法进行；②建议使用0.5%利多卡因用于稀释消痔灵注射液起到麻醉作用，以减少利多卡因过量引起的中毒反应；③请按说明书规定的功能主治范围、规定剂量用药,不要超功能主治范围及超量使用;④药品保存要符合国家规定,药品性状改变时禁用;⑤用药前应详细询问患者过敏史,使用本品后应密切观察患者反应。

六、复方当归注射液

【药物组成】当归、川芎、红花,辅料为聚山梨酯80。

【功能主治】活血通经,祛瘀止痛。用于痛经、经闭、跌仆损伤、风湿痹痛等。

【方解】复方当归注射液为辛温之品,行气活血力强,主治寒凝经脉、气滞血瘀等有寒证。当归味甘、辛、苦,性温,归肝、心、脾经,具补血活血、行瘀消肿、调经止痛、润燥滑肠之功效,为血家之圣药;川芎味辛,性温,归肝、胆、心包经,具活血祛瘀、行气开郁、祛风止痛之功效,善"上行头目,下调经水,中开郁结",为"血中之气药";红花善走心、肝二经,性温,味辛,具活血通经、散瘀止痛之功效。三药合用共奏活血通络、祛瘀止痛之功效,常用于痛经、闭经、风湿痹痛及中风后遗症等。

【临床应用】临床用于痛经、经闭、跌仆损伤、风湿痹痛等。

【不良反应】偶尔可引起皮疹,过敏性休克。

【禁忌】孕妇及对本品过敏者忌用。

【注意事项】

1. 有出血倾向者及妇女月经过多时慎用。

2. 药品性状发生改变时禁止使用。

3. 请将此药品放在儿童不能接触的地方。

4. 适用于实证所致的瘀血、疼痛、月经不调,对心火旺盛、血热出血、血虚阴虚等有热证、虚证患者不宜使用。

5. 临床应辨清寒热虚实,对症下药,切不可将其作止疼药滥用。

【药物相互作用】本品宜单独使用,不宜与其他药品混合配伍使用。

【用法用量】肌内、穴位或腱鞘内注射。肌内注射:一次1~2支,一日1次;穴位注射:一穴0.3~1ml,一次2~6穴,一日或隔日1次;腱

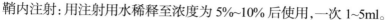

鞘内注射：用注射用水稀释至浓度为 5%~10% 后使用，一次 1~5ml。

【剂型规格】注射液：每支装 2ml。

【典型案例与分析】

案例一[12]：复方当归注射液致过敏反应

案例简介：患者，男，48 岁，既往无药物致过敏反应史。2010 年 7 月 8 日来院门诊就诊，诊断为腰椎间盘突出。选择右侧腰 4~5 椎体疼痛区域封闭，注射复方当归注射液 20ml，注射后观察 0.5 小时，未见不适。次日早晨起床后，患者双肘和双膝部皮肤出现红色丘疹、瘙痒，无恶心、呕吐、胸闷等，疑为蚊虫叮咬所致，自行涂抹复方地塞米松乳膏，未就医。2010 年 7 月 10 日早晨起床后，患者双肘、双前臂到双手腕和双膝至双股部皮肤出现对称性红色丘疹，剧烈瘙痒，无恶心、呕吐、胸闷等。于 2010 年 7 月 10 日 9：00 就诊，体检：体温 36.5℃，呼吸 20 次 /min，血压 130/84mmHg（1mmHg=0.133kPa）胸部 X 线检查无异常，心电图正常，血常规无异常发现。因在用药过程中并未使用其他药品，诊断为复方当归注射液致过敏性皮疹。给予葡萄糖酸钙注射液 2.0g/d+0.9% 氯化钠注射液 250ml 静脉滴注，盐酸西替利嗪片 10mg p.o.，q.d.。当日瘙痒明显改善；2010 年 7 月 12 日瘙痒消失，丘疹逐渐消退；2010 年 7 月 14 日丘疹完全消退，随访无其他症状，痊愈。

药师点评：该患者无过敏反应史，在用药过程中并未使用其他药品，但在使用该药后引起药疹，属于迟发型过敏反应。提示医护人员在用药前应详细询问患者过敏史，使用本品后应密切观察患者反应。

案例二[13]：复方当归注射液致肝损伤

案例简介：患者，男，56 岁，既往体健，无肝病史，因"右侧腰骶部疼痛 2 周"到院就诊，考虑腰肌及骶棘突肌韧带劳损，给予复方当归注射液（每支 2ml）局部注射治疗，选择右腰 4~5 椎体旁和梨状肌疼痛区域两个点行局部封闭，剂量为 6ml，并予以肌内注射 5 日。而后患者逐渐出现四肢酸软无力、尿黄、面色苍黄。查体：皮肤、巩膜黄染，心、肺听诊阴性，腹软，无压痛、反跳痛，肝脾肋下未及。查生化全套示：谷丙转氨酶 1 675U/L，谷草转氨酶 772U/L，总胆红素 117mol/L，碱性磷酸酶 223U/L，γ- 谷氨酰转肽酶 195U/L，总胆汁酸 12.4mol/L，葡萄糖 6.1mmol/L。查乙肝三系：表面抗原阴性，e 抗体阴性，核心抗体阴性。B 超示：弥漫性肝大，前列腺囊肿。查肿瘤标志物：甲胎蛋白、癌胚抗原、糖类抗原 19-9、糖类抗原 125、前列腺特异性抗原、游离前列腺特异性抗原均阴性。查肝炎病毒系列：甲肝抗体、丁肝抗体、丁肝抗原、戊肝抗体、庚肝抗体、丙肝抗体均阴性。既往无肝病史、无大量饮酒史，故排除其他原因致肝损伤，考虑与复方当归注射液有关，予以停用复方当归注射液。给予甘草酸二铵、还原型谷胱甘肽、促肝细胞生长素护肝、促肝细胞修复治疗 7 日。复查肝功能明显好转：谷丙转氨酶 664U/L，谷草转氨酶 456U/L，总胆红素 37mol/L，碱性磷酸酶 264U/L，γ-谷氨酰转肽酶 233U/L，总胆汁酸 58.4mol/L。继续治疗 2 周后，再复查肝功能各项指标均转为正常，尿色正常，患者痊愈出院。

药师点评：当归为伞形科当归的干燥根，味甘平、性温。功能是补血、和血、调经止痛、润肠通便。主治血虚萎黄、眩晕心悸、月经不调、经闭痛经、虚寒腹痛、肠燥便秘、痈疽疮疡。我国最早的药学著作《神农本草经》就有关于当归的记载，至今仍广泛应用于临床，素有"十方九归"之称。当归的水溶性成分含有阿魏酸、当归多糖等，挥发油中主要含藁本内酯、丁烯基苯酞等 40 多种成分。当归对多种动物模型的实验性肝损伤有防护作用，特别是在抑制化学性肝损伤诱发肝组织细胞脂质过氧化反应方面具有明确的药理效应。而且阿魏酸等有效成分显示出更好的效果，有利于对酒精性肝病、病毒性肝病的治疗。本例在单独使用复方当归注射液后，出现肝功能异常并且出现相应的临床症状，故可判断为使用该药物所致，并且本例使用的是复方制剂，增加了药物产生副反应的机会。加上患者体质差异，也是产生不良反应的原因之一，值得我们重视。因此，临床上对使用当归等中成药而肝功能异常的患者，应严格掌握用药剂量、指征和疗程，并随时观察有无药物的不良反应。

七、地龙注射液

【药物组成】广地龙,辅料为苯酚。

【功能主治】平喘止咳。用于支气管哮喘所致的咳嗽、喘息。

【方解】地龙性咸、寒,入肝经、肺经、膀胱经,具有清热息风、平肝降压活络通痹、清肺平喘、利水通淋之功效。用于治热邪壅肺、肺失肃降之喘息不止。对于风寒束肺引起的咳喘及其他咳喘有寒证者不宜使用。临床应辨清疾病寒热。

【临床应用】用于支气管哮喘所致的咳嗽、喘息。也可用于上呼吸道感染、支气管炎、肺炎所致的咳喘,慢性支气管炎、肺气肿、肺心病所致的咳喘。

【不良反应】文献报道发生过过敏性休克[14]。

【禁忌】对本品过敏者、孕妇、低血压或休克患者禁用。

【注意事项】

1. 有出血倾向者及妇女月经过多者慎用。

2. 药品性状发生改变时禁止使用。

3. 请将药品放在儿童不能接触的地方。

【药物相互作用】本品宜单独使用,不宜与其他药物混合配伍使用。

【用法用量】肌内注射:一次 2ml(首次 1ml),一日 1~2 次。

【剂型规格】注射液:每支装 2ml。

【典型案例与分析】

案例[14]:地龙注射液致过敏性休克

案例简介:患者,女性,35 岁,因"咳嗽、流涕、鼻塞 1 天",在个体诊所拟诊为"上呼吸道感染",给予地龙注射液 2ml 肌内注射。约 5 分钟后,患者出现心悸、呼吸急促、面色苍白、口唇发绀,继之不省人事,当时测不到血压。立即给予 0.1% 盐酸肾上腺素 1mg 皮下注射,氧气吸入,迅速建立静脉通道等处理。同时呼叫"120"出诊,约 7 分钟后救护车赶到该诊所,患者神志已转清,但呼吸急促,R 28 次 /min,BP 10.64/8.0kP,P 102/min,口唇及肢端发绀。即予地塞米松 10mg 静脉注射,高流量吸氧,并转送上级医院急诊科抢救室继续抗过敏、抗休克、对症等治疗。约 20 分钟后,患者呼吸平稳,口唇及肢端转红润,BP109/69mmHg,P 84 次 /min,R 20 次 /min。病情稳定,留观 3 小时后离院。

药师点评:因注射地龙注射液引起过敏性休克者极为罕见。地龙注射液采用中药地龙提制的灭菌水溶液,每支 2ml 相当于原药材 2g。地龙为钜蚓科动物参环毛蚓、通俗环毛蚓、威廉环毛蚓或栉盲环毛蚓等的干燥体,味咸、性寒,能清热解痉、平喘、利尿。临床上主要用于支气管哮喘,尤其对热喘疗效更为显著。本品一般无严重副反应,但其有较轻微血管扩张作用,对血压不稳,血压过低患者慎用,对高度过敏体质者亦慎用。本例患者既往体健,无药物及食物过敏史,但使用该药后却出现严重的过敏反应。因此,第一次使用地龙注射液时应重视询问过敏史,注射后严密观察 30 分钟方可离开,一旦发生过敏反应,应及时果断采取抢救措施。

八、驱虫斑鸠菊注射液

【药物组成】驱虫斑鸠菊,辅料为氯化钠和聚山梨酯 80。

【功能主治】熟化和清除异常黏液质,温肤着色。用于白热斯(白癜风)。

【方解】驱虫斑鸠菊维吾尔药名为"卡理孜然",味苦性凉,入肝、大肠经,具有清热消肿、杀虫疗癣之功效。驱虫斑鸠菊种子含斑鸠菊黄烷苷对羟苯甲酯、斑鸠菊黄烷苷、斑鸠菊大苦素、斑鸠菊醇等。其中,斑鸠菊醇和斑鸠菊大苦素具有抗肿瘤活性[15]。

【临床应用】用于痰饮浮肿、湿痹疼痛、肠内寄生虫、白癜风。如咽喉肿痛、目赤肿痛、瘀血肿胀、跌打损伤、皮肤红肿痛或疥疮、疥癣、皮肤斑等。

【不良反应】可出现恶心呕吐,胃肠不适,过敏性休克,皮疹、瘙痒。

【禁忌】尚不明确。

【注意事项】

1. 服药期间,加强锻炼,增强体质。

2. 早期治疗、病程短、面积小的白斑,见效快、治疗效果好,大多数患者可以临床治愈。

3. 坚持治疗,90 日为一个疗程,正常表皮细胞的生长周期约为 19 日。患白癜风时,白斑内受损的黑色素细胞恢复比正常表皮细胞生长周期长很多。一般需要 6~12 周。因此,局限型白斑一般要治疗 2 个月,节段型、肢端型与泛发型一般要治疗 3 个月才能判断疗效。

【药物相互作用】本品宜单独使用,不宜与其他药物混合配伍使用。

【用法用量】肌内注射:一次 2~4ml(1~2 支),每晨 1 次,注射 1 小时后,配合晒太阳或照长波紫外线灯。

【剂型规格】注射液:每支装 2ml。

【典型案例与分析】

案例[16]:驱虫斑鸠菊注射液致过敏反应

案例简介:患者,男,40 岁,汉族,临床诊断为白癜风。在门诊注射驱虫斑鸠菊注射液 4ml,2 小时后患者胸部、双胳膊出现红色丘疹、瘙痒。患者到原地医院就诊为药疹,认为是驱虫斑鸠菊注射液所致过敏反应,立即吸入低流量氧气,肌内注射地塞米松注射液 10mg,一日 1 次;静脉注射 5% 葡萄糖注射液 200ml+ 葡萄糖酸钙注射液 20ml+ 维生素 C 注射液 2g,一日 1 次。共治疗 3 日,上述症状消失。

药师点评:驱虫斑鸠菊注射液(卡理孜然注射液)是用于治疗白癜风的维吾尔医经典方剂之一。它具有调节异常黏液质、活血着色、增加黑色素细胞的功能。由此患者用药和不良反应发生的时间来看,确属该药引起的过敏反应。以前虽然发现驱虫斑鸠菊注射液的不良反应,但是近几年来随着过敏体质人群的不断增多,使用此药产生的不良反应案例也不断增多。

九、益母草注射液

【药物组成】益母草总生物碱,辅料为苯甲醇、注射用水。

【功能主治】子宫收缩药。用于止血,调经。

【方解】益母草味辛、苦,性微寒,入肝、心包、膀胱经;具活血、祛瘀、调经、消水之功效,为妇科要药。治月经不调、胎漏难产、胞衣不下、产后血晕、瘀血腹痛、崩中漏下、尿血、泻血、痈肿疮疡等。

【临床应用】用于血瘀所致的月经不调,症见经水量少。

【不良反应】[17]

1. 有本品致孕妇流产的报道。

2. 有造成肾脏髓质受损,引起急性肾功能衰竭的报道。

3. 益母草注射液能导致用药者全身无力、周身酸痛,严重的伴有出汗和虚脱的症状,可兴奋呼吸中枢,使呼吸加快增强,对神经-肌肉有筒箭毒样肌松作用,泌尿系统损伤表现为血尿、腰疼等。

4. 益母草注射液可导致过敏反应,过量使用可导致腹泻。

【禁忌】

1. 胎盘未排出前禁用。孕妇忌用。

2. 本品含苯甲醇,禁止用于儿童肌内注射。

【注意事项】

1. 过敏体质者慎用。

2. 气血两虚引起的月经量少、色淡质稀,伴头晕心悸、疲乏无力者慎用。

3. 月经量多者慎用。

4. 高血压、心脏病、肾病、糖尿病患者慎用。

5. 青春期少女及更年期妇女慎用。

6. 气血不足、肝肾亏虚所致的月经不调,不宜单独使用本药。

7. 用药过程中出现不良反应应停药。

8. 本药不得过量使用。过量使用4~6小时后可出现中毒反

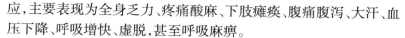

应,主要表现为全身乏力、疼痛酸麻、下肢瘫痪、腹痛腹泻、大汗、血压下降、呼吸增快、虚脱,甚至呼吸麻痹。

9. 用药期间忌食辛辣、生冷食物。

【药物相互作用】本品宜单独使用,不宜与其他药物混合配伍使用。

【用法用量】肌内注射,1 次 1~2ml,1 日 1~2 次。

【剂型规格】注射液:每支装 1ml。

【医保】《国家基本医疗保险、工伤保险和生育保险药品目录》(2021 年版)医保乙类,限生育保险。

十、止喘灵注射液

【药物组成】麻黄、洋金花、苦杏仁、连翘。辅料为聚山梨酯80、注射用水。

【功能主治】宣肺平喘,祛痰止咳。用于痰浊阻肺、肺失宣降所致的哮喘、咳嗽、胸闷、痰多;支气管哮喘、喘息性支气管炎见上述证候者。

【方解】麻黄味辛、微苦,性温,归肺、膀胱经,具发汗散寒、宣肺平喘、利水消肿之功效。洋金花味辛,性温,有毒,归心、肺、脾经,止咳平喘、止痛镇静。苦杏仁味苦,性微温,有小毒,归肝、大肠经,降气止咳平喘、润肠通便。连翘味苦,性凉,入心、肝、胆经,具清热、解毒、散结、消肿之功效。麻黄、洋金花、苦杏仁兼有止咳平喘之功效,辅以连翘清热解毒,对痰浊阻肺、肺失宣降所致的哮喘、咳嗽、胸闷、痰多患者有较好疗效。

【临床应用】用于痰浊阻肺、肺失宣降所致的哮喘、咳嗽、胸闷、痰多;支气管哮喘、喘息性支气管炎见上述证候者。

【不良反应】少数患者出现一过性面红、口干、轻度嗜睡,视物一过性模糊,短时间内可自行消失。

【禁忌】青光眼患者禁用。

【注意事项】

1. 本品含有洋金花,主要含有东莨菪碱等成分。

2. 孕妇慎用。

3. 严重高血压、冠心病、前列腺肥大、尿潴留患者在医生指导下使用。

【药物相互作用】本品宜单独使用,不宜与其他药物混合配伍使用。

【用法用量】肌内注射:一次 2ml,一日 2~3 次;7 岁以下儿童酌减。1~2 周为一个疗程,或遵医嘱。

【剂型规格】注射液:每支装 2ml。

【医保】《国家基本医疗保险、工伤保险和生育保险药品目录》(2021 年版)医保乙类,限二级及以上医疗机构。

【典型案例与分析】

案例[18]:止喘灵注射液引起尿量增多

案例简介:患者,女,33 岁,因"间断憋喘、咳嗽 26 年,加重 2 天"以"支气管哮喘持续状态"于 1995 年 8 月 15 日收入院。既往无特殊病史。查体:呼吸 24 次 /min,憋喘貌,口唇发绀,双肺广泛哮鸣音,无湿啰音,膀胱区叩鼓音。入院后用止喘灵注射液 2ml 肌内注射一日 2 次治疗。8 月 16 日,尿量即增至约 3 500ml;17 日排尿 8 次,总尿量 4 200ml;18 日排尿 8 次,总尿量 5 100ml;于 19 日停止喘灵注射液,当日尿量即降至 3 500ml;至 21 日恢复至 2 000ml。

药师点评:止喘灵注射液为最新抗哮喘纯中药制剂,以其疗效迅速、确切、副反应少日益受到临床工作者青睐。本例患者应用止喘灵注射液很快出现尿量明显增多,停用即可恢复,多尿由此引起可以肯定。考虑发生的机制;止喘灵注射液主要成分麻黄中含麻黄碱、伪麻黄碱。麻黄碱有明显的中枢和交感神经兴奋作用,能收缩血管。而伪麻黄碱有明显的利尿作用。应用止喘灵注射液的个别患者出现多尿的原因,可能是本品中伪麻黄碱的含量有差异,以及患者对伪麻黄碱利尿作用的敏感性存在个体差异。医护人员在使用该药前要和患者充分沟通,做好用药交代,用药过程中密切观察。

十一、复方半边莲注射液

【药物组成】半边莲、半枝莲、白花蛇舌草。

【功能主治】清热解毒,消肿止痛。用于多发性疖肿、扁桃体炎、乳腺炎等。

【方解】半边莲、半枝莲、白花蛇舌草均有清热解毒、利水消肿之功效,合用可使清热解毒疗效增强。本品各药味均为寒凉之品,为治疗热毒所致的疮痈肿毒之良药;寒证患者不宜使用,以免损伤阳气。临床应用应辨清疾病的寒热,避免真热假寒而错用。切不可将其直接当作抗炎药物滥用。

【临床应用】用于多发性疖肿、扁桃体炎、乳腺炎等。文献报道本品可用于治疗肺炎、气管炎、支气管炎、外感高热、小儿秋季腹泻等。

【不良反应】有本品致过敏性休克、皮疹、瘙痒等过敏反应的文献报道。

【禁忌】孕妇禁用。

【注意事项】注射时局部可产生轻微疼痛。

【药物相互作用】本品宜单独使用,不宜与其他药物混合配伍使用。

【用法用量】肌内注射,一次 2~4ml,一日 1~2 次;或遵医嘱。

【剂型规格】注射液:每支装 2ml。

【典型案例与分析】

案例[19]:复方半边莲注射液致过敏性休克

案例简介:患者,女,39 岁,因"咽痛、干咳、发热 3 天"于 2004 年 3 月 10 日入医院五官科住院治疗。入院查体:T 38.9℃,P 86 次 /min,BP 110/70mmHg(1mmHg=0.133kPa), 神志清醒,精神正常。咽部充血,右侧扁桃体 II 度肿大,双肺呼吸音正常,未闻及干、湿啰音,心音正常,其他均为阴性。诊断为上呼吸道感染,急性扁桃体炎。患者对多种抗菌药物(青霉素、头孢菌素、链霉素)有过敏反应史。给予复方半边莲注射液 8ml 加入 5% 葡萄糖注射液

500ml 中静脉滴注,滴注约 10 分钟时,患者出现大汗、寒战,继而面色苍白、胸闷、呼吸急促、视力模糊。BP 65/50mmHg,P 115 次 /min,诊断为过敏性休克。立即停止输液,给予肾上腺素 1mg 肌内注射、地塞米松 10mg 静脉注射、氧气吸入。20 分钟后患者逐渐恢复正常。

　　药师点评:复方半边莲注射液所含化学成分主要为山梗菜碱、山梗菜酮碱、黄酮苷、皂苷、三十一烷、豆甾醇、熊果酸及氨基酸等,具有清热、利水、消肿、解毒的功效,且对癌细胞供氧有抑制作用,从而在治疗多发性疖肿、扁桃体炎、乳腺炎等疾病及胃癌、乳腺癌、肾癌等方面具有治疗作用。使用方法为肌内注射,一次 2~4ml。患者使用静脉滴注给药途径,但超剂量使用,属于超说明书用药。在用药后即发生过敏反应,可能是药物中的抗原成分与 IgE 结合,通过炎症介质的作用,引起毛细血管扩张、血管通透性增加及平滑肌收缩等反应,临床上即表现为血压下降、呼吸困难等过敏性休克表现。中药注射剂成分复杂,尤其是复方制剂,医师在用药过程中须严格按照说明书给药。

十二、复方麝香注射液

　　【药物组成】人工麝香、郁金、广藿香、石菖蒲、冰片、薄荷脑。辅料为聚山梨酯 80。

　　【功能主治】豁痰开窍,醒脑安神。用于痰热内闭所致的中风昏迷。

　　【方解】复方麝香注射液来源于古方"安宫牛黄丸",为纯中药制剂,其主要成分为人工麝香、郁金、石菖蒲、广藿香、冰片、薄荷脑。本品所治之症主要为热闭所致的神昏,即由温热之邪内陷心包所致,症见高热烦躁、神昏谵语、痰厥、感受秽浊之气而痰浊蒙蔽心窍等。对于寒邪、气郁、中恶等引起的闭证以及脱证、阳明腑实证引起的神昏不宜使用。

　　【临床应用】用于痰热内闭所致的中风昏迷。文献报道也可用于重型脑损伤、脑出血、急性脑梗死、重症中暑及急性高热引起的昏迷[20]。

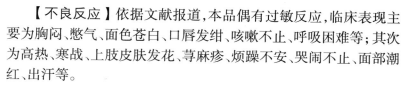

【不良反应】依据文献报道,本品偶有过敏反应,临床表现主要为胸闷、憋气、面色苍白、口唇发绀、咳嗽不止、呼吸困难等;其次为高热、寒战、上肢皮肤发花、荨麻疹、烦躁不安、哭闹不止、面部潮红、出汗等。

【禁忌】

1. 孕妇、新生儿、婴幼儿禁用。

2. 对本品过敏或过敏体质的患者禁用。

3. 支气管哮喘患者慎用。

【注意事项】

1. 医护人员应在用药前仔细询问患者的过敏史,对使用该药品曾发生过不良反应的患者、过敏体质者(包括对其他药品易产生过敏反应的患者)禁用。

2. 临床使用应辨证用药,严格按照药品说明书规定的功能主治使用,禁止超功能主治用药。

3. 本品应单独使用,禁忌与其他药品混合配伍使用。谨慎联合用药,如确需联合使用其他药品时,应谨慎考虑与本品的间隔时间以及药物相互作用等问题。

4. 医护人员应严格按照说明书规定用量用药,不得超剂量、高浓度应用;儿童、老人应按年龄或体质情况酌情减量。本品稀释前温度应达到室温并现配现用。

5. 本品为芳香性药物,开启后立即使用,防止挥发。

6. 本品是纯中药制剂,保存不当可能影响产品质量。本品使用前应对光检查,发现药液出现混浊、沉淀或瓶身有漏气、裂纹等现象时不得使用。如经葡萄糖注射液或氯化钠注射液稀释后,出现混浊亦不得使用。

7. 加强用药监护　用药过程中,应密切观察用药反应,特别是开始30分钟。发现异常,立即停药,采用积极救治措施。

8. 对老人、儿童、肝肾功能异常患者等特殊人群和初次使用本品的患者应慎重使用,加强监测。对长期使用的患者,在用药的每个疗程间要有一定的时间间隔。

9. 运动员慎用。

【药物相互作用】本品宜单独使用,不宜与其他药物混合配伍使用。

【用法用量】肌内注射,一次 2~4ml,一日 1~2 次。静脉滴注,一次 10~20ml,用 5%、10% 葡萄糖注射液或 0.9% 氯化钠注射液 250~500ml 稀释后使用;或遵医嘱。

【剂型规格】注射液:每支装 2ml。

【典型案例与分析】

案例一[21]:复方麝香注射液致过敏性休克

案例简介:患者,女,50 岁,因"颅脑外伤"在本院急诊治疗。患者主诉除有头部眩晕症状外,无其他身体不适。医生给予天麻素注射液 6ml 加入 0.9% 氯化钠注射液 250ml 静脉滴注,滴速 40~50 滴 /min。输完后患者仍感觉头晕,但未见其他症状。之后医师又给予复方麝香注射液 20ml,加入 0.9% 氯化钠注射液 250ml 中静脉滴注,滴速 40~50 滴 /min。约 10 分钟后患者出现面部潮红、心悸症状,心率 100 次 /min 以上,立即停止输液,给予 0.9% 氯化钠注射液 250ml 加地塞米松 10mg 静脉滴注,症状逐渐好转。

药师点评:复方麝香注射液成分复杂,其中石菖蒲的主要成分是挥发油,不易提纯。麝香的主要成分是麝香酮、雄激素,并含有多种甾醇,有兴奋中枢神经系统以及使呼吸、心率加快和复苏的作用。复方麝香注射液有豁痰开窍、醒脑安神的作用,亦有较强的扩张毛细血管作用。此病例从时间关联来看确属复方麝香注射液引起的过敏性休克。从用法分析,20ml 加入 250ml 溶媒中,对照说明书可知溶媒过少,也可能是引起此次过敏反应的原因。过敏反应是中药注射剂最常见的不良反应,应引起临床上的高度重视。医师在用药过程中严格按照说明书给药,在首次用药初期需密切观察患者病情变化,注意患者的临床反应,随时做好抢救准备,确保患者生命安全。

案例二[22]:复方麝香注射液致呼吸困难

案例简介:患儿,男,8 岁,因"发热、咽痛 2 天",诊断为"上呼吸道感染,急性扁桃体炎"。给予 5% 葡萄糖注射液 250ml+ 复方麝香注射液 4ml 静脉滴注,约 1 分钟后,患儿即出现剧烈咳嗽、面色通红,继而出现呼吸困难、憋气、口吐白沫;听诊双肺呼吸音粗,未闻及干、湿啰音,心率 120 次 /min、律齐无杂音。立即停用该组液体,予 5% 葡萄糖注射液静脉滴注、地塞米松 5mg 静脉注射,3 分钟后症状缓解。

药师点评:该患者既往无药物过敏史,本次治疗无其他合并用药,且输复方麝香注射液 1 分钟后即出现不适,和该药有明确的因果关系。此病例患者为儿童,复方麝香注射液说明书用法用量中无儿童的用法和推荐剂量。此病例属于超说明书用药。医师在用药过程中须严格按照说明书给药,无儿童使用循证依据的药品,尽量避免用于儿童。

十三、芍倍注射液

【药物组成】柠檬酸、没食子酸、芍药苷,辅料为注射用水。

【功能主治】收敛固涩,凉血止血,活血化瘀。用于各期内痔及静脉曲张型混合痔治疗中的止血,使痔核萎缩。

【方解】芍倍注射液是根据中医"酸可收敛、涩可固脱"的理论,提取中药乌梅、五倍子和赤芍的有效成分柠檬酸、没食子酸和芍药苷组成,共奏收敛固涩、凉血止血、活血化瘀的功效。

【临床应用】用于各期内痔及静脉曲张型混合痔治疗中的止血,使痔核萎缩。

【不良反应】用药后(术后)部分患者有肛门疼痛、坠胀感,肛门周围潮湿感,并偶见硬结发生。偶见一过性术后小便不畅,一般数日内自行缓解,亦可对症处理。偶见窦性心律不齐、心动过缓、S-T 段改变,但这与药物的关系尚未确定[23-24]。

【禁忌】

1. 孕妇禁用。

2. 禁止静脉内和齿线下注射。

3. 严重房室传导阻滞者及对利多卡因过敏者禁用。

【注意事项】

1. 本品为中药复方制剂,保存不当可能会影响产品质量,使用前应对光检查,发现药液出现变色、沉淀等时不能使用。

2. 在注射治疗时,局部应严格消毒,注射时药液避免过于表浅、过深或过于集中,应在痔核黏膜下均匀注射。注射过浅或药量过于集中于局部,注射部位会立即变黑,应及时停止在该部位继续注射。用药后观察有无便暗色血,若无,可不用特殊处理,若有,可给予局部抗炎、止血处理,直至便血消失。局部抗炎持续时间不超过 7 日。注射过深,局部不会立即充盈,术后出现较明显的坠胀感,且持续时间超过 2 日,个别病例同时出现局部糜烂出血,处理方法同上。

3. 用药后处理　为了预防感染,术后合理使用抗菌药物 3~5 日;尽量在术后 24 小时后排大便;便后温水清洗肛门或中药坐浴。

4. 目前尚无老年人、哺乳期妇女、产妇及儿童用药的经验。

【药物相互作用】本品宜单独使用,不宜与其他药物混合配伍使用。

【用法用量】首先常规消毒,然后肛门局部麻醉或肛管麻醉,(查到无误)麻药用 0.5%~1% 利多卡因。痔疮内注射用本品浓度为 1∶1,即本品用 0.5% 利多卡因注射液稀释 1 倍。对 I、II 期内痔及静脉曲张型混合痔,在肛门镜下暴露每处痔核,于痔核表面中心隆起部位斜刺进针,遇肌性抵抗感后退针给药,每处注射量以痔核均匀、饱满、充盈,表面黏膜颜色呈粉红色为度,每处用量 3~5ml。对 III 期内痔、静脉曲张型混合痔伴直肠黏膜松弛者,还应在痔核上松弛直肠黏膜下及齿线附近用本品(1∶1 浓度)注射,每点用量为 1~3ml;退肛门镜,暴露痔,对 III 期内痔的注射方法同 I、II 期内痔。每位患者一次 10~20ml,平均 15ml,最大用量不超过 40ml。每位患者一般只注射一次。

【剂型规格】注射液:每支装 10ml。

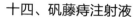

十四、矾藤痔注射液

【药物组成】白矾、黄藤素、赤石脂。

【功能主治】彝医：墨利毒麻诺；中医：清热解毒，收敛止血，消肿止痛。用于治疗痔疮。

【方解】矾藤痔注射液主要成分是白矾、黄藤素、赤石脂。方中白矾具有收敛止血、抑菌的作用；而赤石脂能涩肠、止血、敛疮、生肌；黄藤素具有清热解毒的作用。以"酸可收敛、涩可固脱"为理论指导，三药合用起到清热解毒、收敛止血、消肿止痛的效用。临床用于治疗各种痔病，属于硬化剂。

【临床应用】属于硬化剂，用于治疗痔疮。

【不良反应】尚不明确。

【禁忌】孕妇禁用。

【注意事项】

1. 本品为局部注射液，不能作静脉注射和普通肌内注射用。

2. 注射后短期有局部坠胀感、便意感为正常反应，一般无须处理。

3. 稀释后的注射液应一次用完，剩液不得再用。

【药物相互作用】本品宜单独使用，不宜与其他药物混合配伍使用。

【用法用量】直肠内痔核底局部封闭注射，每一痔核注入0.3~0.7ml（视痔核大小而定），根据痔核多少，一般一次可注射完毕；若有 5 个以上，可分两次注射；两次间隔 1 周左右。

【剂型规格】注射液：每支装 2ml。

十五、喘可治注射液

【药物组成】淫羊藿、巴戟天，辅料为氯化钠。

【功能主治】温阳补肾，平喘止咳，有抗过敏、增强体液免疫与细胞免疫的功能。主治哮证属肾虚挟痰证。症见喘促日久、反复发作，面色苍白，腰酸肢软，畏寒，汗多；发时喘促气短，动则加重，喉有痰鸣，咳嗽，痰白清稀不畅；以及支气管炎哮喘急性发作期间见上述证候者。

【方解】喘可治注射液主要由巴戟天、淫羊藿等组成,两药配伍共奏补肾固本、健脾化痰、止咳平喘之效。本品主要治疗脾肾阳虚所致的咳喘。可减轻咳喘等呼吸道症状,对畏寒肢冷、下肢水肿、食少纳呆、体倦乏力等脾肾阳虚的症状有效。该药为纯阳之品,阴虚火旺者忌用。

【临床应用】可用于哮喘、慢性阻塞性肺疾病等呼吸系统疾病的治疗。

【不良反应】尚不明确。

【禁忌】孕妇慎用。

【注意事项】

1. 阴虚火旺者慎用。

2. 如果发现变色沉淀、异物或混浊,不可使用。

【药物相互作用】本品宜单独使用,不宜与其他药物混合配伍使用。

【用法用量】肌内注射。成人:一次 4ml,一日 2 次。儿童:7岁以上,一次 2ml,一日 2 次;7 岁以下,一次 1ml,一日 2 次。

【剂型规格】注射液:每支装 2ml。

【医保】《国家基本医疗保险、工伤保险和生育保险药品目录》(2021 年版)医保乙类,限二级及以上医疗机构支气管哮喘急性发作的患者。

十六、薏苡仁油注射液

【药物组成】薏苡仁油甘油三酯。

【功能主治】益气养阴,消瘀散结。适用于不宜手术的气阴两虚、脾虚湿困型原发性非小细胞肺癌及原发性肝癌。配合放、化疗有一定的增效作用。对中晚期肿瘤患者有一定的抗恶病质和止痛作用。

【方解】薏苡仁为禾本科植物薏苡的干燥成熟种仁,性凉,味甘、淡,健脾渗湿,除痹止泻。可治疗水肿、脚气、小便不利。本品

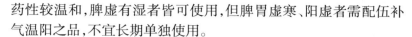

药性较温和,脾虚有湿者皆可使用,但脾胃虚寒、阳虚者需配伍补气温阳之品,不宜长期单独使用。

【临床应用】适用于不宜手术的气阴两虚、脾虚湿困型原发性非小细胞肺癌及原发性肝癌。

【不良反应】临床偶见脂过敏现象,如寒战、发热、轻度恶心及肝转氨酶可逆性升高,使用 3~5 日后此症状大多可自然消失而适应。偶见轻度静脉炎。

【禁忌】

1. 在脂肪代谢严重失调时(急性休克、急性胰腺炎、病理性高脂血症、脂性肾病变等患者)禁用。

2. 肝功能严重异常者慎用。

3. 孕妇禁用。

【注意事项】

1. 如偶有患者出现严重脂过敏现象可对症处理,并酌情停止使用。

2. 本品不宜加入其他药物混合使用。

3. 静脉滴注时应防止渗漏血管外而引起刺激疼痛;冬季可用 30℃温水预热,以免除物理性刺激。

4. 使用本品应采用一次性输液器(带终端滤器)。

5. 如发现本品出现油、水分层(乳析)现象,严禁静脉使用。

6. 如有轻度静脉炎出现,可在注射本品前和后适量(50~100ml)输注 0.9% 氯化钠注射液或 5% 葡萄糖注射液。

【药物相互作用】本品应单独使用,禁忌与其他药品混合配伍使用。谨慎联合用药,如确需联合使用其他药品,应谨慎考虑用药间隔时间以及药物相互作用等问题。

【用法用量】静脉滴注,一次 200ml,一日 1 次,21 日为一个疗程,间隔 3~5 日后可进行下一疗程。联合放、化疗时,可酌减剂量。首次使用,滴注速度应缓慢,开始 10 分钟滴速应为 20 滴 /min,20 分钟后可持续增加,30 分钟后可控制在 40~60 滴 /min。

【剂型规格】注射液：100ml（10g）。

【典型案例与分析】

案例[25]：薏苡仁油注射液致发冷、寒战、大汗淋漓等过敏反应

案例简介：患者，女，73岁，因"进食梗阻20余天"于2011年2月9日来本院就诊。患者主诉于2009年9月因"进食梗阻"在某院行相关检查。诊断为：食管中段癌，遂于2009年9月23日行食管癌根治术，术后病理：(食管)鳞状细胞癌，分化中等。侵及深肌层，送检切缘及上下两切端均未见癌累及，食管旁7枚淋巴结均未见癌转移。后患者未再行其他任何治疗。20余日前患者再发进食梗阻，进食干硬食物明显，目前仅能进食半流质饮食。门诊行血常规检查：白细胞3.76×10^9/L，血红蛋白96g/L。胸部CT示：考虑食管上段吻合口处肿瘤复发。颈部彩色多普勒超声示：右锁骨上窝肿大淋巴结，右颈部淋巴结可见。门诊以"中段食管癌术后复发"收入院治疗。患者既往体健，否认药物过敏史。入院后进行肝功能、肾功能、电解质、肿瘤标志物、心电图等检查无明显异常。于2011年2月14日始行中上段食管病灶放疗，200cGy/次，每周5次，给予薏苡仁油注射液100ml静脉滴注，每日1次。患者滴入约60ml时（约滴注20分钟），突然出现全身发冷、寒战、大汗淋漓、呼吸急促，立即停止输注薏苡仁油注射液，更换为0.9%氯化钠注射液静脉滴注，地塞米松注射液10mg静脉注射，患者10分钟后症状缓解，20分钟后症状消失。

药师点评：该患者既往无药物过敏史，本次治疗是在放疗后给予薏苡仁油注射液，无其他合并用药，且输注薏苡仁油注射液20分钟后即出现不适。和该药有明确的因果关系，考虑为薏苡仁油注射液所引起的不良反应。患者在治疗前血红蛋白偏低，身体消瘦，患食管癌1年多，且年龄偏大，输注过程中液体滴速约60滴/min，速度偏快。这些提示我们，对于年龄较大的、身体虚弱的患者，给予薏苡仁油注射液时需要减慢液体输注速度，同时密切观察，以防出现严重药品不良反应。

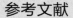

［1］ 赵宏. 补骨脂注射液不良反应 2 例分析 [J]. 中国药师, 2010, 13 (03): 417-418.

［2］ 郝晓娟, 许婷. 补骨脂注射液肌肉注射致过敏反应 1 例 [J]. 中国药业, 2015, 24 (19): 133.

［3］ 张庚莲, 李勇兵. 羚羊角注射液治疗手足口病疗效观察 [J]. 齐齐哈尔医学院学报, 2012, 33 (24): 3363.

［4］ 吕春禄, 吕宏, 杨云莲, 等. 羚羊角注射液治疗小儿病毒性脑炎疗效观察 [J]. 中国社区医师, 2012, 18 (18): 40.

［5］ 李秀琴. 羚羊角注射液致过敏性休克 2 例 [J]. 中国新药杂志, 1995, 4 (02): 45.

［6］ 胡晶, 商宏才, 李晶, 等. 944 篇 521 例刺五加注射液不良反应文献分析 [J]. 中国循证医学杂志, 2010, 10 (02): 182-188.

［7］ 汤召峰, 方垒, 刘云. 刺五加注射液与多种药物配伍情况分析 [J]. 中国药业, 2007, 16 (16): 48.

［8］ 郭丽, 斩淑萍. 刺五加注射液致不良反应 1 例 [J]. 陕西中医, 2007, 28 (01): 99.

［9］ 杨乐. 浅析消痔灵注射液治疗痔疮的安全性风险 [J]. 中国药物警戒, 2012, 19 (05): 297-298.

［10］ 包艳红, 张茵, 杨会清. 27 例消痔灵注射液治疗内痔引起 Ⅱ、Ⅲ 期出血临床分析 [J]. 黑龙江药品与药房, 2009, 32 (02): 51.

［11］ 章方兵. 消痔灵利多卡因治疗内痔致过敏 1 例 [J]. 医学信息, 2006, 19 (03): 550.

［12］ 汪涛, 侯晓, 胡卫东. 复方当归注射液致药疹 1 例 [J]. 医药导报, 2011, 30 (08): 1113.

［13］ 李璐, 李献英, 陈伟富. 复方当归注射液致肝损伤 1 例 [J]. 实用医学杂志, 2012, 28 (01): 63.

［14］ 黄彩云, 冯广革. 肌注地龙注射液致过敏性休克 1 例 [J]. 右江民族医学院学报, 2000, (04): 642.

［15］ 王加利. 驱虫斑鸠菊化学成分及其药理活性评价研究 [D]. 北京中医药大学, 2018.

［16］ 热孜万古丽·乌买尔, 塔依尔江·吐尔逊. 驱虫斑鸠菊注射液致变态反

应 6 例 [J]. 中国社区医师 (医学专业), 2012, 14 (34): 35.

[17] 解娜 . 益母草注射液的临床应用及不良反应 [J]. 中医临床研究 , 2014, 6 (17): 146-147.

[18] 谢颖先 , 马绪伟 . 止喘灵注射液致多尿 2 例 [J]. 现代中西医结合杂志 , 1996, 5 (02): 146.

[19] 严远质 . 复方半边莲注射液静滴致严重过敏 2 例 [J]. 药物不良反应杂志 , 2005, (01): 40.

[20] 姚文冰 . 复方麝香注射液的临床应用 [J]. 中国实用医药 , 2011, 6 (18): 245.

[21] 任会琴 , 吴剑涓 . 复方麝香注射液引起不良反应报告 1 例 [J]. 天津医学 , 2010, 22 (01): 32.

[22] 赵书芬 , 陈卫华 , 陈秋虹 . 复方麝香注射液致呼吸困难 1 例 [J]. 中国实用医药 , 2009, 4 (29): 156.

[23] 王家坡 , 杨兴东 , 许爱国 , 等 . 芍倍注射液治疗二、三期内痔 180 例疗效观察 [J]. 临床合理用药 , 2013, 6 (02): 23.

[24] 安阿玥 , 王晏美 , 范学顺 , 等 . 芍倍注射液注射治疗痔疮的临床疗效观察 [J]. 中国医药学报 , 2004, 19 (增): 51.

[25] 黄开云 . 康莱特注射液致不良反应一例 [J]. 山西医药杂志 , 2011, 40 (09): 888.

附：思考题参考答案

第三章　清热解毒类中药注射剂的合理应用

一、清开灵注射液临床辨证用药和主治病症是什么?

答：

1. 清开灵注射液的临床辨证用药：本品有清热解毒、化痰通络、醒神开窍、镇静安神之功。该药药性寒凉,所治疾病应具有热证之特性,寒证患者不宜使用。有表证恶寒发热者应慎用。

2. 清开灵注射液的主治病症：用于热病神昏,中风偏瘫,神志不清;急性肝炎、上呼吸道感染、肺炎、脑血栓形成、脑出血见上述证候者。

（1）热病神昏、中风偏瘫、神志不清;急性肝炎、上呼吸道感染、肺炎、脑血栓形成、脑出血见上述证候者。

（2）外感高热：因外感温热邪毒所致高热烦躁、口渴饮冷、胸闷咳喘、痰多色黄,甚至神昏谵语、四肢抽搐、角弓反张,或斑疹、舌绛苔黄、脉数。

（3）上呼吸道感染、肺炎见上述证候者。

（4）中风：因热毒内盛、痰阻清窍所致的突然昏倒、不省人事、半身不遂、口眼㖞斜、言语不利、牙关紧闭、面赤气粗、舌苔黄腻、脉弦滑。

（5）脑血栓形成、脑出血见上述证候者。

（6）急性肝炎：因肝胆热盛所致高热烦躁、肋痛、口苦、纳呆、腹胀、尿赤、便结，或见黄疸、舌红苔黄、脉弦数。

二、醒脑静注射液临床应用注意事项有哪些?

答：

1. 醒脑静注射液为治疗热闭的常用方，外感发热、寒闭神昏忌用。

2. 对本品过敏者慎用，出现过敏症状时，应立即停药，必要时给予对症处理。

3. 临床应用应按正常用法用量使用，严禁超剂量使用。超剂量应用可能增加发生不良反应的发生率。

4. 本品为芳香性药物，应置阴凉干燥处避光保存，开启后应立即使用，防止挥发。

5. 慢性乙醇中毒，颅脑外伤中、后期慎用。

6. 醒脑静注射液多含芳香走窜药物，故孕妇忌用。

7. 醒脑静注射液为中药注射液，针对儿童等特殊人群的用药安全性研究资料较少，一般不建议儿童使用，而且药品说明书中也缺少儿童用法用量的情况，厂家未完善说明书中的儿童用法用量前，应限制使用于儿童。

8. 本品含有郁金，不宜与含有丁香的药物同时使用。不建议与氯化钾、胰岛素配伍。

9. 本品一般不宜与其他药物混用，以免发生不良反应。

10. 本品性味寒凉，故应避免空腹用药。

三、莲必治注射液对特殊人群的使用禁忌有哪些?

答：

1. 对本品有过敏史者禁用。本品可能引起皮疹、头晕、胃肠道反应、过敏样反应等。

2. 孕妇及哺乳期妇女禁用。

3. 老年人、儿童应慎用。

4. 肾功能不全者禁用。少数患者可能出现急性肾功能损伤。本品不宜与氨基糖苷类药物及其他可能造成肾损伤的药物合用。用药期间注意监测肾功能。如果出现肾功能损伤情况,应立即停药,并作相应处理。用药过程中建议尽量多饮水。

四、痰热清注射液的禁忌证有哪些?

答:

1. 对本品或含有黄芩、熊胆粉、山羊角、金银花、连翘制剂或醇类有过敏史者禁用。过敏体质者或严重不良反应病史者禁用。

2. 肝肾功能衰竭者禁用。

3. 严重肺心病伴有心衰者禁用。

4. 孕妇、24 个月以下婴幼儿禁用。

5. 有表寒证者忌用。本品用于风温肺热病属痰热阻肺证及风热感冒等,对寒痰阻肺和风寒感冒属不对症治疗范畴,故而在临床使用过程中要注意寒热辨证,合理应用。

第四章 活血化瘀类中药注射剂的合理应用

一、丹参注射液的临床应用注意事项有哪些?

答:

1. 过敏体质者慎用。

2. 月经期及有出血倾向者慎用。

3. 对于阳气虚衰如面白乏力、唇色舌质淡白者不宜单独使用,有出血倾向者慎用。

4. 服药期间饮食宜清淡,忌辛辣、油腻食物、鱼腥发物。

5. 在治疗期间,心绞痛持续发作,宜加用硝酸酯类药。若出现剧烈心绞痛,或见气促、汗出、面色苍白者,或心肌梗死,应及时急诊救治。

6. 药物有混浊、沉淀、颜色异常加深、漏气或瓶身细微破裂，均不得使用。

7. 本品不宜在同一容器中与其他药物混用。

8. 本品是纯中药制剂，保存不当可能影响产品质量，所以使用前必须对光检查，发现药液出现混浊、沉淀、变色、漏气等现象时不能使用。

二、大株红景天注射液的功能主治有哪些？

答：

活血化瘀。用于治疗冠心病稳定型劳累性心绞痛，中医辨证为心血瘀阻证，症见胸部刺痛，绞痛，固定不移，痛引肩背及臂内侧，胸闷，心悸不宁。唇舌紫暗，脉细涩。

三、注射用血塞通（冻干）与注射用血栓通（冻干）的功能主治有哪些？

答：

注射用血塞通（冻干）功能主治：活血祛瘀，通脉活络。用于中风偏瘫、瘀血阻络证；动脉粥状硬化性血栓性脑梗死、脑栓塞、视网膜中央静脉阻塞见瘀血阻络证者。注射用血栓通（冻干）功能主治：活血祛瘀；扩张血管，改善血液循环。用于视网膜中央静脉阻塞，脑血管病后遗症，内眼病，眼前房出血等。两个药物都偏向脑血管疾病，建议用于脑梗死、视网膜中央静脉阻塞疾病的患者。

第五章　补益类中药注射剂的合理应用

一、生脉注射液处方组成及方解是什么？

答：

生脉注射液的处方组成为红参、麦冬、五味子。本方红参是

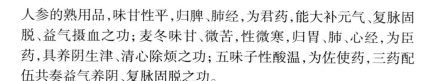

人参的熟用品,味甘性平,归脾、肺经,为君药,能大补元气、复脉固脱、益气摄血之功;麦冬味甘、微苦,性微寒,归胃、肺、心经,为臣药,具养阴生津、清心除烦之功;五味子性酸温,为佐使药,三药配伍共奏益气养阴、复脉固脱之功。

二、参附注射液的临床应用有哪些?

答:

参附注射液的临床应用如下:

1. 治疗炎症反应疾病,用于治疗关节炎,溃疡性结肠炎、胰腺炎、支气管炎,保护胃黏膜。

2. 肿瘤的辅助治疗,主要作用是减轻各种化疗方案导致的免疫功能低下、骨髓抑制、脏器损伤等副反应,提高患者生存质量。

3. 休克治疗,可用于失血性休克、烧伤性休克的治疗。

4. 用于治疗慢性充血性心力衰竭、慢性心律失常、冠心病、急性心肌梗死、病毒性心肌炎等心血管疾病。

5. 用于治疗脑血管疾病,如急性脑梗死、急性颅脑损伤、血管性痴呆、局灶性脑缺血损伤与急性脑缺血再灌注损伤等多种脑血管疾病。

第六章　抗肿瘤类中药注射剂的合理应用

一、艾迪注射液可能发生的不良反应有哪些?

答:

偶有面红、荨麻疹、发热等,个别患者有心悸、胸闷、恶心等反应,一般做对症处理即可。

二、复方苦参注射液的用药注意事项是什么?

答:

1. 首次用药应在医师指导下使用。根据病情可以用 0.9% 氯化钠注射液 250~500ml 稀释应用。给药速度开始每分钟不宜超过 40 滴，30 分钟后如无不良反应，给药速度可控制在 60 滴 /min。

2. 哺乳期妇女慎用。

3. 本品不宜加入其他药物混合使用。如需与其他药品联合使用时，应注意与本品用药时间的间隔，输液器应单独使用。

4. 配液时应在洁净条件下进行，输液室使用精密药液过滤器。

5. 使用过程中应密切观察患者的反应。在静滴初始 30 分钟应加强监护，如发现不良反应，应及时停药，处理遵医嘱。本品是中药制剂，应按规定条件储存，使用前应对光检查，若出现混浊、沉淀、变色或瓶身破损等情况，均不能使用。

6. 常温下保存，忌冷冻及高温。

第七章　祛风类中药注射剂的合理应用

一、正清风痛宁注射液不良反应发生机制及处置方法是什么？

答：

1. 正清风痛宁注射液具有强烈的释放组胺作用，部分患者在注射后 1~10 分钟出现瘙痒、潮红、出汗，痛肿加重现象。一般无须特殊处理，在 0.5~1 小时内上述现象可自行消失（一过性）；反应严重者，剂量可适当减少或停药，必要时，可用异丙嗪 25~50mg 对抗。

2. 注射过程中，患者若出现手足或口唇发麻、胸闷、胸痛等症，可能是误入血管致快速降压所致，应立即停止给药，必要时进行对症处理。

3. 偶见报道个别患者出现过敏性休克，立即给予吸氧、肌注 0.1% 肾上腺素注射液 0.5~1mg，静推或肌注地塞米松注射液 5~10mg 进行抢救，滴注生理氯化钠溶液及时补充血容量。

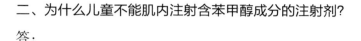

二、为什么儿童不能肌内注射含苯甲醇成分的注射剂?

答:

儿童禁止肌内注射含苯甲醇的注射剂。苯甲醇能防腐助溶、局部止痛,常用作小容量注射剂助溶防腐,但反复肌内注射会引起臀肌肌肉挛缩症。臀肌挛缩症是由多种原因造成的臀肌及其筋膜纤维变性、挛缩,引起髋关节功能受限所表现的特有步态、体征的临床证候群。儿童反复多次臀部肌内注射药物,特别是含苯甲醇的注射剂,可引起局部化学性炎症,进而发生纤维组织增生,形成纤维瘢痕挛缩束带,出现患儿臀部疼痛、髋关节功能障碍、骨盆变型,见站立时下肢外旋、不能完全靠拢,行走时步态不稳、外八字状、快步时呈跳跃状态并跑跳无力,下蹲后像蛙形腿等症,极大影响患儿生存质量,国家食品药品监督管理局于 2005 年、2012 年分别出台了《关于加强苯甲醇注射液管理的通知》和《关于组织开展含苯甲醇的注射液说明书检查的通知》,要求苯甲醇或含苯甲醇的注射液药品说明书中必须明确标注禁止用于儿童肌内注射。

第八章 其他类中药注射剂的合理应用

一、益母草注射液的不良反应都有哪些?

答:

益母草的不良反应如下:

1. 有本品致孕妇流产的报道。

2. 有造成肾脏髓质受损,引起急性肾功能衰竭的报道。

3. 益母草注射液能导致用药者全身无力,周身酸痛,严重的伴有出汗和虚脱的症状,其可兴奋呼吸中枢,使呼吸加快增强,对神经 - 肌肉有筒箭毒样作用,泌尿系统损伤表现血尿、腰疼等。

4. 益母草注射液可导致过敏反应,过量使用可导致腹泻。

二、使用消痔灵注射液的注意事项有哪些?

答：

使用消痔灵的注意事项如下：

1. 急性肠炎、内痔发炎时须待消炎后使用。

2. 运动员慎用。

3. 消痔灵注射液为清热利湿类中药，主要治疗湿热引起的疮痈肿痛，不适宜于风邪、寒邪、燥邪引起的疾病。

4. 本品为局部注射硬化剂，不可用于静脉滴注，临床应仔细诊断，准确辨证，正确使用本品，尽量减少不良反应的发生。

三、使用复方麝香注射液期间应该注意些什么?

答：

使用复方麝香注射液应注意的事项如下：

1. 医护人员应在用药前仔细询问患者的过敏史，对使用该药品曾发生过不良反应的患者、过敏体质者（包括对其他药品易产生过敏反应的患者）禁用。

2. 临床使用应辨证用药，严格按照药品说明书规定的功能主治使用，禁止超功能主治用药。

3. 本品应单独使用，禁忌与其他药品混合配伍使用。谨慎联合用药，如确需联合使用其他药品时，应谨慎考虑与本品的间隔时间以及药物相互作用等问题。

4. 医护人员应严格按照说明书规定用量用药，不得超剂量、高浓度应用；儿童、老人应按年龄或体质情况酌情减量。本品稀释前温度应达到室温并现配现用。

5. 本品为芳香性药物，开启后立即使用，防止挥发。

6. 本品是纯中药制剂，保存不当可能影响产品质量。本品使用前应对光检查，发现药液出现混浊、沉淀或瓶身有漏气、裂纹等现象时不得使用。如经葡萄糖注射液或氯化钠注射液稀释后，出现混浊亦不得使用。

7. 加强用药监护。用药过程中,应密切观察用药反应,特别是开始 30 分钟。发现异常,立即停药,采用积极救治措施。

8. 对老人、儿童、肝肾功能异常患者等特殊人群和初次使用本品的患者应慎重使用,加强监测。对长期使用的患者,在用药的每个疗程间要有一定的时间间隔。

9. 运动员慎用。